JN262354

LONG-TERM PSYCHODYNAMIC PSYCHOTHERAPY: A BASIC TEXT, SECOND EDITION

精神力動的精神療法

グレン・O・ギャバード 著　狩野力八郎 監訳　池田暁史 訳

基本テキスト

岩崎学術出版社

Long-term Psychodynamic Psychotherapy: A Basic Text, Second Edition
by Glen O. Gabbard
First published in the United States by
American Psychiatric Publishing, Inc., Washington D.C. and London, UK.
Copyright © 2010. All rights reserved.
Japanese translation rights arranged with
American Psychiatric Publishing, Inc., c/o John Scott Co., Kimberton, Pennsylvania
through Tuttle-Mori Agency, Inc., Tokyo

本書は株式会社岩崎学術出版社が株式会社タトル・モリ エイジェンシーを通じて，American Psychiatric Publishing, Inc. との契約に基づき翻訳出版したものです。American Psychiatric Publishing, Inc. の許可なしに，いかなる部分も無断での複写，複製をすることはできません。

目　次

監訳者まえがき　vii

はじめに　xi

第1章　主要概念　1

　　精神力動的精神療法の主要概念　4
　　研究から分かることとは？　18
　　要　約　24

第2章　査定，適応，そして定式化　29

　　査　定　29
　　適　応　41
　　精神力動的定式化　44
　　要　約　48

第3章　精神療法の勘所　51

　　いざ開始　51
　　実践上の配慮点　57
　　境界と枠の問題　60
　　料　金　65
　　贈り物　67
　　守秘義務への配慮　68
　　要　約　69

第4章　治療的介入──治療者は何をいい，何をするのか？　71

　　中立性，匿名性，そして禁欲　71

　　　　治療者の介入　*74*
　　　　性愛転移の多層的性質　*79*
　　　　非解釈的介入　*81*
　　　　性別の組合せと転移　*87*
　　　　要　約　*93*

第 5 章　目標と治療作用　*95*
　　　　目　標　*96*
　　　　治療作用の多重モード　*101*
　　　　神経科学の寄与　*102*
　　　　治療的変化を育むための技法戦略　*106*
　　　　要　約　*114*

第 6 章　抵抗に取り組む　*119*
　　　　行動化――アクティング・アウト／アクティング・イン　*122*
　　　　転移に気付くことへの抵抗　*128*
　　　　性格抵抗　*132*
　　　　健康への逃避　*135*
　　　　遅刻と欠席　*136*
　　　　要　約　*139*

第 7 章　力動的精神療法における夢と空想の使用　*141*
　　　　夢　*142*
　　　　空　想　*148*
　　　　要　約　*155*

第 8 章　逆転移を見定め，取り組む　*157*
　　　　投影同一化と逆転移のエナクトメント　*159*
　　　　逆転移のマネジメント　*164*
　　　　いろいろな逆転移　*169*
　　　　要　約　*178*

第 9 章　やり通すこと，そして終結　*181*
　　　　メンタライゼーションを促進する　*185*

行き詰まり　*187*
　　　終　結　*192*
　　　要　約　*201*

第10章　スーパービジョンの使用　*203*

　　　スーパービジョンのデータ　*203*
　　　スーパービジョン同盟　*206*
　　　スーパービジョンにおける境界問題　*209*
　　　スーパービジョンでよく目にする諸問題　*213*
　　　スーパービジョンからコンサルテーションへ　*217*
　　　要　約　*218*

第11章　長期精神力動的精神療法における中核能力を評価する　*221*

　　　精神療法の能力の諸領域　*222*
　　　最適な経験　*224*
　　　評価方法　*226*
　　　要　約　*230*

訳者あとがき　*231*

索　引　*235*

●付属DVDの使い方

・本製品はDVD-VIDEOです。一般のDVDプレイヤーあるいはDVD再生に対応したパーソナルコンピュータなどでご覧になることができます。
・本DVDの著作権は原著者および原出版社が保有します。無断での引用・上映・あるいは複製などは禁止されています。
・本DVDの日本語字幕に関する著作権は（株）岩崎学術出版社が保有します。
・本製品は書籍の付録として添付されているDVDのため，ユーザーサポートの対象外とさせていただいております。ご了承ください。

●DVDの内容（臨床ヴィネット：収録時間約23分）

・第4章　性愛転移（本文p.79を参照）
・第6章　精神療法での抵抗に取り組む（本文p.122を参照）
・第6章　去り際の台詞（本文p.130を参照）

監訳者まえがき

　力動的あるいは精神分析的精神療法の若き指導者である池田暁史氏による本書の翻訳出版を心から喜びたい。次代のわが国の精神療法を担う同氏が，G.O.ギャバードによる現代にフィットした形の力動的精神療法の教科書を翻訳するというのはなにか時代を象徴しているように思うからである。実際，本書はコンパクトであるにもかかわらず，精神分析的あるいは精神力動的精神療法に関する豊かな知識と知恵，古典的なものと最新のものとが無理なく織り込まれており，精神保健の分野における若い臨床家だけでなく，教育指導に携わる先生方にも是非お読みいただきたいと思うような仕上がりになっている。
　さてG.O.ギャバードの「……精神力動的精神療法は，精神科医と他のあらゆる精神保健専門家にとって，根本的な治療様式であり続けている。たいていの患者は，他の人とは違う固有性を備えた個人として，話を聞いてもらい，理解され，認識されることを切望している」（本書の「はじめに」の第2パラグラフ）という言葉は，じつに感銘深い。精神療法の本質を言い当てているだけでなく，この文章には若い研修医にいかにして精神療法の基礎を身につけるべく働きかけるかという精神科卒後教育のエッセンスが込められているからである。
　精神療法の実践と精神療法教育という作業は，40年近い私の精神科医としての仕事の中心に，いつもあり続けたといってよい。その過程で得た私の信念は，若い研修医（あるいは臨床心理士，精神科ソーシャルワーカー，看護師といった精神保健の専門家）は，第1に，2種類以上の異なった形態の精神療法を学ぶべきこと，第2に，異なった複数の指導者に同一化したり葛藤したりすることによって最終的には自分固有の立ち位置あるいは職業的同一性を確立すべきこと，であった。しかし，同時に私の抱えてきたジレンマは，上記のごとき信念はすぐれて精神分析的（あるいは精神力動的）であるという自覚をすればするほど，教育者である私はそういう自分の精神分析的考えを若き研修医に権力的に押し付けることなくいかにして伝達するかということであった。異なった2種類以上の精神療法を学ぶ必要性を着想したのも，そうしたジレンマの

過程からであった。

　そういう努力を重ねながら，ギャバードの言うような精神療法の本質を学ぶには，やはり長期力動的精神療法という方法の実践なしでは達成できないだろうとも考えるのである。すなわち先のジレンマは決して解消することはないのである。おそらく，ギャバードもまた同じジレンマを抱えているに違いない。さて彼は，国際精神分析学会の重鎮であり続けながら，他の領域の精神科医，精神医学研究者から最も高い評価を得ている力動的精神科医でもある。わが国にも何回か訪問されているし，米国でベストセラーにもなった『精神力動的精神医学』（わが国では岩崎学術出版社から邦訳出版されている）という臨床精神医学一般における必読のすぐれた教科書の著者でもある。彼によって書かれた本書は，ひとことでいえば，力動的精神療法あるいは精神分析の本質を堅持しながら，米国の医療経済状況に自らを適応しようとした，すぐれてしたたかな書になっている。

　ここで冒頭のギャバードの言葉に戻らねばならない。精神療法の本質をついた言葉だといいながら，その理由に触れないできたからである。精神療法過程において，患者は自分がそれまでの人生で体験したさまざまな人物との関係，情緒，欲望，思考にまつわるもろもろの表象を治療関係の中へ移し変える。しかし，今に転送されたそれらは過去のそれらと厳密に同じではなく何らか歪曲されていたり新たな意味を含みこんだりしているのである。治療者は，このような認識をもとにして，面接を重ねていくと，いつ知らず，眼前の患者の固有性すなわちユニークさを知るのである。そして，患者の人生には無視したり排除したり否認してよいといった部分はなく，すべてパーソナルな意味を持っているという理解に至るのである。これを概念化すると，転移とか共感とか治療同盟という治療関係を表現する必須の言葉になるのである。

　これらの諸概念をもっているというか，あるいはそれらに基礎付けられている，といったほうが適切かもしれないが，そういう事実こそ，精神保健の専門家の行う精神療法を，他の社会で行われている「説得」「助言」といったアプローチから差異化する決定的な要素なのだと私は考えている。であるからこそ，力動的精神療法（あるいは精神分析）が生み出したいろいろな概念は，たとえ力動的精神療法とは形態を異にする精神療法（たとえば認知行動療法，行動療法，支持的療法，森田療法など）であっても，それらを考えるとき，それらに通底した基本的思考になるのである。

　精神療法に関する問題で無視できない現実的困難に触れておきたい。精神医

学という医学の一分野が成立して以来，国際的に見て卒後研修のために特定の精神療法が採用されたということは1940年代から1980年代の米国における力動的（あるいは精神分析的）精神療法を除いてほとんどない，というのは興味深い事実である。さらに，1990年代，米国でも医療保険制度の崩壊や医療経済的圧力のため，精神分析だけでなく，精神科医による精神療法は高額のため退潮せざるをえなくなってきた，という事情に押されて，時間のかかる精神療法は精神医学や精神保健領域における他の職種にまかせ，精神科医は，精神科薬物療法を前提とした，短い面接と薬物療法管理のための診察をもっぱらにするという事態が進行してしまったのである。

　こうした精神療法軽視の動向に対して，2002年，米国精神科レジデント審査委員会（Psychiatry Residency Review Committee: RRC）は，精神科卒後研修教育において，精神科医が必須の能力を身につけるためには，5つの異なった形態の精神療法を教えられるべきだとし，2004年に米国精神医学出版会はG.O.ギャバードを編集者とし，5つの精神療法それぞれのための5冊の新刊書を出版した。それら5つの精神療法とは，長期精神力動的精神療法，支持的療法，認知行動療法，短期精神療法，薬物療法との併用療法，である。その後2010年になって必須の精神療法は長期精神力動的精神療法，認知行動療法，支持的療法の3つに改められた。

　この改定に際し，ギャバードは，本書も改訂し，最新の情報にもとづき，実証研究からの知見を更新するとともに，使用しているヴィネットに関しDVDを添付した。実は，池田暁史氏の翻訳は，2010年前からつまり2004年度版について始まっていてほとんど完成しかかっていたのである。ところが2010年版が出版されるという情報が入ったため，2010年版出版後再度訳のほうも改訂せざるをえなくなったという事情で，邦訳出版が遅れざるを得なかった。しかし塞翁が馬のたとえで，むしろ翻訳がずっとこなれたものになっているのは喜ばしいことである。また，このDVDでは，ギャバードが模擬患者と面接しているので，読者にとってはとかく分かりづらいとされる力動的精神療法について理解しやすくなっている。ちなみに邦訳出版に際し，岩崎学術出版社は日本語字幕入りのDVDを添付することを決意された。邦訳に関わったものとしてこの英断に心から感謝する次第である。

2012年7月末　猛暑の東京にて

狩野　力八郎

はじめに

　そもそも長期精神力動的精神療法に関するこの入門書を執筆するきっかけとなったのは，あらゆる精神科レジデントは5つの相異なる精神療法の能力について訓練されているべきであるという，精神科レジデント審査委員会が2002年に発した指令であった。2004年に初版を出す際，そのことをこころに留めつつも，私は精神科レジデントを超えたもっと広い読者層のために本書を書いた。その他多くの精神保健の専門家――未来の心理士，ソーシャルワーカー，認定カウンセラー，看護師など――もまた，この様式を教える訓練プログラムに身を置いている。彼らもこれを有用な入門書であると思ってくれた。

　この第2版も，同じく広範な読者を想定しながら準備された。精神科レジデント審査委員会は，現在，精神療法の訓練義務数を5つから3つに減らしている。それら3種類のうちの1つである精神力動的精神療法は，精神科医と他のあらゆる精神保健専門家にとって，根本的な治療様式であり続けている。たいていの患者は，他の人とは違う固有性を備えた個人として，話を聞いてもらい，理解され，認識されることを切望している。初版から第2版までの間に，精神力動的精神療法の有効性と価値とを裏付ける綿密な調査研究がたくさん，主要な精神医学や心理学の専門誌に登場してきている。これらの新データは，本書に収載されている。

　第2版におけるもう一つの変化は，本書の付録DVDで観られる臨床ヴィネットを追加したことである。訓練生は，上級者が面接するところをみてみたいと強く思っている。機密保持の必要があるので，彼らを指導する教授陣からのこの要求に便宜を図るのは，なかなか面倒なことである。患者の個人情報を守るため，本DVD収蔵のヴィネットでは，プロの役者を使っている。精神療法の事例から，実際にあったエピソードを，適宜修正を加えた形で使用し，役者に患者役を実際に起こった状況の通りに演じるよう指示した。私は，これらのヴィネットを本文に組み入れるため，読者がどこでどの臨床事例をみるのがよいかを示唆し，読者がDVDでみているものが何であるのかをハッキリさせる

上で手助けとなる注釈を提供した。多くの訓練生が，患者と面接する私を目にすることは，私がこの本の中で主張した多くの点を整理するのに役立ったと述べてくれた。

　力動的治療の実践家に関係する分野における進歩を反映して，この本の各章にも変更を加えた。私はまた，初版に記した理論上および技法上の問題についての精緻化も行った。私は臨床家として成長し続けており，さまざまな点で自分の考えを見直し続けている。これらの見直しは，そうした修正を反映するものである。

　初版と同様，本書の素材の大部分は，ベイラー精神科クリニック症例検討会での訓練生――職種は主要な精神保健職すべてにわたる――との毎週の経験から生じてきたものである。毎水曜日の朝，訓練生である精神科医，心理士あるいはソーシャルワーカーが，精神療法で出くわした臨床的問題を提示するのである。そこはよい治療技法の原則を教えるための巣としての役を果たしている。私は，どのような話題が取り上げられるべきかを決め付けることなく，訓練生が突き当たっている困難に症例検討会の標準を合わせるようにしてきた。このアプローチのおかげで，私は初心の治療者が経験するジレンマや，彼らの学生としてのニーズについて非常に多くのことを学ぶことができた。私は，彼らの苦闘を思い浮かべながらこの教科書を書くように努めた。そうすることで，初学者が，症例やそれらによって例証される原則を彼らの学習体験にじかに適用できそうであると感じてくれればと思う。私はまた，本書を訓練責任者のことも脳裏に浮かべながら書いた。私は，能力の査定に関する私の考えが，彼ら自身の教育プログラムにおいて有用であるということに気付いてくれることを望んでいる。

　簡便な教科書で複雑な治療を包括的に網羅できるものなどない。それゆえ私は，第1章（「主要概念」）で理論的原則の概要を説明しておいたが，読者には，精神力動的精神医学の主要な理論モデルだとか，特定の精神障害へのアプローチに関するより詳しい議論を知りたければ，私の成書『精神力動的精神医学 その臨床実践 第4版 Psychodynamic Psychiatry in Clinical Practice, 4th Edition』（Gabbard 2005）を紐解くことをお勧めしておきたい。同様に，教科書は，授業による学習や毎週のスーパービジョンを受けながら読むことが意図されている。長期精神力動的精神療法は集中した指導や経験が必要な一つの技術であり，これらの付加的な訓練方式を用いてのみ，この治療を実践する能力を身につけることができるであろう。

紙幅を鑑みて，精神保健の財政や，精神療法的関係のプライバシーに第三者が侵入してくる時代に長期精神力動的精神療法を実践することに内在する問題についての議論は除外した。精神科治療に対する財源が一般に縮小されているという事実にも関わらず，相当な数の患者が，守秘義務を負う専門家との関係の中で理解されたと感じることのできる長期の治療関係を探し求め続けている。そのうえ，長期力動的治療の実践において学び取られる原則——共感，治療同盟，無意識の意味，転移，抵抗，そして臨床家の逆転移の影響——は，精神科のあらゆる治療に対しても，より一般的に適用できる。

　力動的治療は，家族治療や合同治療という集団での設定や，子どもや思春期の患者に対しても取り入れられているが，私は本書の焦点を，成人との長期力動的個人療法に絞っている。他の諸領域に足を踏み入れようとすると，私に託された紙幅の制限内にはとても収まりきらないであろう。私はまた，薬物療法と精神療法との組み合わせについて論議することをも省くことにした。なぜなら，この話題は，この教科書に「追加」するにはあまりに広範すぎて，網羅し切れないからである。

　しかしながら，成人との長期力動的個人療法でさえ，治療そのものは多種多様である。どのような理論的指向性のもとで訓練を受けるかによって，治療者が患者の問題をどう概念化するかや，治療的介入をどう用いるかが決定されるかもしれない。加えて，治療者のパーソナリティにより，実施中の治療にもその人個人の色が出てくる。それゆえ，一冊の教科書で長期精神力動的精神療法へのあらゆるアプローチを網羅することは不可能である。本巻で記述されたアプローチは，今日の現場での多元主義や，種々の概念的枠組みに対する自分なりの統合を反映した，いくつかの理論モデルを採用している。この本で教える治療は，30年以上にわたる実践——そこで私は試行錯誤しながら非常に多くを学んできた——により発展してきた私の個人的なやり方をも反映している。私のやり方にもっともな反対意見を述べる読者もいるであろう。視座によりそうした違いがあるのは当然のことであり，私は全面的に受け入れるつもりである。

　私は，ベイラー精神科クリニックの同僚や教え子たちに深く感謝している。彼らの支えがあるからこそ，私は日々の教育や診療に打ち込むことができている。私は幸運にも，相互支援，快活さ，それに患者への献身といったものが日常のこととなっている環境の中で働くことができている。本書に臨床ヴィネットを提供してくれた優秀な同僚や教え子たちにも感謝したい。このような形で

貢献してくれたのは，アリ・アシュガー‐アリ，フェイ・ブラウン，キム‐ラン・ツェルスタ，ガブリエル・ホブデイ，クリスティン・カッソウ，テレーザ・ラウ，レベッカ・マクスウェル，そしてダニエル・ロジャースの各博士である。加えて，3人の最高の役者陣——シャノン・エメリック，ジョン・フレイジャー，そしてケリー・カンケル——にも感謝の意を表したい。彼らは，DVDでの演技において，私の患者の本質を素晴らしく上手に捉えることができている。DVD製作に当たっては，エリック・アーノルド氏の技や，辛抱強さ，細部にいたるまでの細やかな注意にも感謝申し上げる。私はまた，米国精神医学出版の編集長であるボブ・ヘイルズと，編集局長のジョン・マクダフィにも深く感謝している。彼らは，本書を執筆している間，変わらぬ支援や思慮深い助言を与えてくれた。たいていの執筆事業がそうであるように，本書も私一人の力で書かれたものではない。頼もしくて，いつも前向きな私のアシスタントであるダイアン・トリィ・クレイは，本書の原稿の多くをタイプし，挫けそうになる私をいつも元気付けてくれた。

　最後に，私は私の患者諸氏に感謝の意を表したい。彼らは長きにわたって，どんな教師や同僚たちでも敵わないほどたくさんのことを私に教えてきてくれた。戦術や判断，タイミング，そして解釈といったさまざまな点での私の失敗を赦し，私が長期精神力動的精神療法の技を身につけるのに付き合ってくれた彼らに私は感謝している。

文　献

Gabbard GO: Psychodynamic Psychiatry in Clinical Practice, 4th Edition. Washington, DC, American Psychiatric Publishing, 2005

第1章 主要概念

　4年4カ月続いた長期力動的精神療法過程の最後の月に，38歳の専門職につく女性Aは，治療をどう体験したかについて治療者に話した。

　A：何でこの治療は，こんなに時間がかかるのかようやく分かった気がします。
　治療者：どういう意味ですか？
　A：えーとですね，振り返ってみて，私が，ここでの多くの時間を自分からも先生からも逃げるために使っていたということが分かったんです。これを先生に告げるのはちょっと気恥ずかしいのですが，私は，自分が全くもって健康で感じのいい人物であるということを先生に印象付けようとして時間を費やしていました。でも，あるとき私は気付いたんです。公平でしかも受け入れてもらっているっていう関係の中で，ありのままの自分を誰かに本当に知ってもらう，その絶好の機会を自分が避けているということに。いまどき，こんな場所が他にあるとは思えません。私は，ついにガードを解いて先生にすべてを語り始めたのです。
　治療者：憶えていますよ。
　A：でも皮肉ですよね。私が思っていた『すべて』なんて，実は始まりでしかないんです。ようやく魂の奥底に辿り着いたと思ったら，先生の手助けによって，その下にさらに暗く深い地下が広がっていることが分かったのです。私はそんなものが存在することすら知りませんでした。精神療法のせいで，私は望んでもいないところへ向かうことになりました。
　治療者：本当にそうなんですか？
　A：ええ。当時は，そんなところに行きたくなかったんです。でもいまは……，結果に満足しています。私は自分をこんなにも深いところまで知ることができるなんて思っていませんでした。私が自分を知ることができたのは，先生が私についての諸々を私とは別の見方でみてくれているからです。生まれて初めて，私は自分の人生を生きているように思います。単に皆が望むような私でいるだけでなく，ありのままの自分で生きているという感覚があるんです。

患者が感謝を述べるこの様子から明らかになるのは，長期精神力動的精神療法が終結に近づき，その過程を振り返ってみるまでは，その真価を分からない人がしばしばいる，ということである。この手の治療を受けてみようとすると気後れを感じるものであり，安全感が幾ばくか脅かされることがしばしばある。けれども，より短期の治療形態では，自分が切望している答えを手にできないし，熟練の治療者に自分が望んでいるような深い意味で自分のことを知ってもらうには時間が足りないということを，多くの人は直観的に知っている。実際，治療期間が長くなれば長くなるほど，患者の満足度は高くなるようである（Consumer Reports 1995）。「その場凌ぎ」と遺伝子還元主義のこの時代，長期力動的精神療法の価値は，際立っている。

しかしながら，長期力動的精神療法は人気を保ち続けているにも関わらず，広く誤解されている。よくある誤認とは次のようなものである。

1. 精神力動的治療者はほとんど黙ったままである。
2. 抑圧された記憶が突如解放されるときの，劇的な情緒的カタルシスで転回が起こる。
3. そうした治療の主な焦点は患者の性欲である。
4. 治療者へのあらゆる反応は，過去の関係に基づく現実状況の曲解である。
5. （ウッディ・アレンの映画の主人公が受ける治療のように）治療は終わることがなく無益なものである。
6. 精神力動的治療者は感情を表に出さないまっさらなスクリーンであり，患者に対する治療者自身の個人的な反応は一切開示しない。
7. 精神力動的治療者は，患者の述べたことについてある判断を伝えるような意見は決して表明しない。

長期の精神力動的治療は精神分析に由来するけれども，フロイト Freud でさえも，精神力動的治療に関するこれらのさまざまな誤解とは驚くほど違ったやり方で実践していた。今日の精神力動的治療者は，より積極的に患者と関わり合い，患者の情動状態に情緒的に共鳴し，受身性や無表情から離れ，有用であれば口数も増やし，患者の治療者理解に自らがどのように寄与しているかということに気を配るようである。治療者はまた，深く埋もれた過去の驚くべき事実には，めったに深く関与しようとしない。

現代の長期精神力動的精神療法を特徴付けようとするなら，以下の定義が

使えるかもしれない。「治療者 - 患者間の相互作用に細心の注意を払う治療で、二人の場への治療者の寄与を巧みに理解し、その上でタイミングを慎重に見計らって転移解釈や抵抗解釈を行うもの」(Gunderson and Gabbard 1999, p.685)と。この治療の概念モデルには、自我心理学、対象関係論、自己心理学、そして愛着（アタッチメント）理論に由来する無意識の葛藤が含まれている。

精神療法過程を文献的に比較検討して、ブレジスとヒルゼンロート（Blagys and Hilsenroth 2000）は、認知行動療法と精神力動的な治療とを区別する7つの技法を同定した。これらの特徴は、表1-1にまとめられている。

これらの特徴は、程度の差はあれ、患者のニーズによって決まるというところがある。精神力動的精神療法を実践する上でのさらにもう一つの大きな特徴は、その個人に特有のところ、独特のところ、そして他の人とは異なるところに焦点化することである。精神力動的な治療者は、患者が他の誰とも異なる人生を生きてきており、技法と戦略は患者個人の特徴に合わせて仕立てられるものであると考えている。

かつて長期の精神力動的治療は、もっぱら終点を設定しない無期限過程のものばかり意味していたけれど、今日では、開始から40セッションや52セッションと終点を設定するが、長期の精神力動的治療に固有の原則と同じものをしっかり用いて行う治療もある（Barber et al. 1997; Svartberg et al. 2004; Winston et al. 1994）。マネージド・ケアの時代となり、8〜12セッションが［医療経済的に］許される目一杯というところなので、期限設定療法でも40〜52セッションのものは、定義上、長期の治療としての包括的な説明に加えるべきである。こうして2つのカテゴリーがあることになる。1) 期限設定、セッションの回数が予め決められたもの。そして2) 無期限、治療が自然と終わりを迎えるように設定されたもの。定義をしっかりさせるためには、ある一定

表 1-1　精神力動的精神療法の技法における顕著な特徴

情動と情緒表出とへの焦点化
体験の諸相のうち回避したがるものの探索
反復するテーマやパタンの同定
過去の経験についての話し合い
対人関係への焦点化
治療関係への焦点化
願望や夢、空想の探索

のところで線を引いて区切らねばならない。この分割点というものが本来恣意的なものであるということをしっかり念頭に置いた上で，本書では24セッション以上，あるいは6カ月以上の治療を**長期**と定義する。

一連の基本的な理論と原則が精神力動的治療の基礎を構成しており，これらは私の成書『精神力動的精神医学 その臨床実践 第4版 Psychodynamic Psychiatry in Clinical Practice, 4th Edition』（Gabbard 2005）で詳しく説明されている。かいつまんだ概要をここに供し，根本的な概念とそれらの理論的な含蓄を提示しておく（表1-2）。

精神力動的精神療法の主要概念

無意識の精神機能

フロイトは無意識のこころを見つけ出したわけではないが，それに中心的な役割を与える理論と技法を苦心して練り上げた。無意識の精神生活に重きを置くことは，精神力動的精神療法や精神分析的精神療法の中心であり続けている。しかしながら，無意識の精神機能についてのわれわれの考え方は，フロイトの初期の著作の時代からかなり発展している。フロイトはもともと，意識，前意識，無意識という階層からなるこころの**局所論的モデル** topographic model に焦点を当てていた。無意識の中の素材は簡単には意識化されないが，前意識の内容は単に注意を切り替えるだけで，引き出しうるものであった。フロイトの著作の大部分が，「無意識」，すなわち力動的に抑圧された内容――葛藤を生じるがゆえに意識から締め出されたもの――に満ちた貯水池に焦点を当てていた。精神分析に対するフロイトの初期のアプローチは，これらの無意識内容をよく

表1-2　精神力動的精神療法の基本原則

精神生活の大部分は無意識である。
幼少期の経験は，遺伝的要因とあいまって成人期を決定する。
患者の治療者に対する転移が主な理解の源となる。
治療者の逆転移は，患者が他者に引き起こすものについて適切な理解を与える。
治療過程に対する患者の抵抗が，治療の主な焦点になる。
症候や行動は種々の機能を果たしており，それを決定するのは複合的で多くの場合無意識的な力である。
精神力動的治療者は，患者が自分は真っ当でかけがえのない存在だという感覚に到達できるよう援助する。

調べて理解することができるように，抑圧障壁を乗り越えて表面化させようとするものであった。けれども，フロイトはすぐに，カタルシス的な除反応を通して記憶を抑圧から解放しても永続的な変化には至らないということを学んだ。

　フロイトのモデルは，徐々により複雑なものへとなっていき，辿り着いたのが，1923 年の，自我，イド，超自我の 3 部からなる構造論の導入であった（Freud 1923/1961）。構造論モデルでは，自我は攻撃欲動や性欲動とは異なるものとしてみなされる。自我の意識的側面には，意思決定，知覚データの統合，暗算といったこころの実行機能が含まれる。自我の無意識的側面には，イドの中に匿われている強力な本能欲動に対抗するように設計された防衛機制が含まれる。性欲と攻撃性とが基本欲動とみなされており，それらが人の機能に対して破壊的にならないようにするため，自我は防衛のための相当な努力を要求される。

　図 1-1 で示されるように，イドは完全に無意識であり，自我の無意識の側面と，超自我と呼ばれる第 3 の機関との双方から制御されている。超自我は大部分が無意識であり，両親や身近な他者の道徳的価値観が内在化されたものを表象している。ときによって超自我は，自我理想と道徳意識とに細分化される。自我理想が禁止する（すなわち，自分の価値体系に基づき，何をすべきでないかを命じる）のに対して，道徳意識や本来の超自我は規定する（すなわち，自

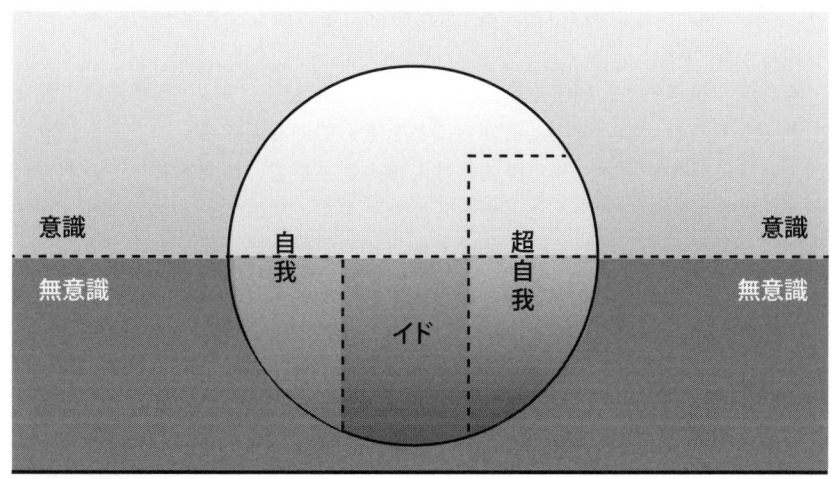

図 1-1　構造論モデル
注記　前意識は簡略化のため省略してある
出典　Gabbard GO: Psychodynamic Psychiatry in Clinical Practice, 4th Edition. Washington DC, American Psychiatric Press, 2005. より。許可を得て掲載。

分が何をすべきか命じる）。

　この構造論モデルは，無意識の葛藤の理論に適している。イド，自我，超自我という3つの精神内の機関は，性欲および攻撃性の表出と放出とを主要テーマとして，不断の葛藤状態にある。これらの機関の間での葛藤により，不安信号が生み出される (Freud 1926/1959)。この種の不安は，禁じられているように思われる攻撃性や性欲の表出を抑制するためには防衛機制が必要であるという警告を自我に発する。神経症的葛藤に関する症状の形成はこのようにして進展する。いい換えれば，葛藤が不安信号を生み出し，その結果として防衛が生じ，そして最後にイドと自我との間やイドと超自我との間での妥協に行き着く。そうすると，症状とは，願望から身を護るための妥協形成とみなすことができる一方で，願望を偽装した形で充足しているともいえる。

　無意識の葛藤は精神力動的治療で扱われる一般的な現象であり続けているが，無意識の精神活動に関するわれわれの理解は，フロイトが彼の理論を定式化してからの百年で変形をこうむってきた。フロイトの基本的な仮定，つまり精神生活の大部分は無意識であるということは，実験心理学の分野における研究によって幅広く認証されてきている (Westen 1999)。しかしながら，「無意識」を中味が存在する空間的なたとえとみなす考え方は，近年の議論ではどんどん流行らないものとなっている。今日，神経科学に通じた精神力動的治療者は，「無意識」というよりむしろ，無意識の精神機能とか無意識的表象といった物言いを好む。

　無意識の精神生活に関する驚くべき調査研究所見の一つは，人種差別主義など一切もち合わせていないと自分のことを考えている人でさえ，上手く設計された研究に参加すると，無意識的には人種差別主義者の傾向を有していると判明する場合もある，ということである。ワードら (Word et al. 1974) は，プリンストン大学の学生を募って，就職面接の状況を模擬的に作り出してみた。求職者がアフリカ系米国人の場合，雇用者側の面接官役であるプリンストンの白人学生は，白人の求職者を相手にした場合と較べて，求職者から離れて座り，いい間違いが増え，面接を早く終了するということが分かった。面接を執り行う学生に，黒人求職者に示したのと同一の非言語的行動パタンで白人求職者に接するよう求めてみたところ，白人求職者は以前に認められていたほど上手に面接を切り抜けられなくなった。そのような訳で，その研究者らは，面接官に差別的な意図が意識的には一切なくとも，職を求めるアフリカ系米国人は面接中に差別されている可能性があると結論付けた。

グリーンワルドら（Greenwald et al. 1998）によって開発された人種潜在連想テスト race-implicit association test では，被験者の目の前で黒人と白人の顔写真を明滅させ，肯定的および否定的な記述形容詞を連想させるという実験が用いられた。被験者が，黒人の顔に対して肯定的な描写を連想しようとしても，白人の顔に対してのように素早く連想することができないということに調査研究者たちは気付いた。テストを受けた全被験者のうち80％が，白人に好意的な連想をした。人種に対する規範的態度は，意識と無意識という2つのレベルで作動しており，無意識の見解は，意識的見解と完全に相容れないということもありうる。意識的には人種的平等を信じている人が，無意識に人種的偏見を示すのである。被験者たちは，相当渋々とではあったが，自分たちが意識的にはやるつもりの単純なこともできないという結論に達した。そのような訳で，生活における無意識の力が，説得力のある形で例示された。

　自分の気付きの外にある感情や情動状態が行動に影響力をもつという発想は，証明するのが難しい，賛否両論のあるものである。バーリッジとウィンキールマン（Berridge and Winkielman 2003）は，この可能性を調査するため，独創的な研究を考案した。その研究の参加者には，16ミリ秒の間，幸せ，怒り，

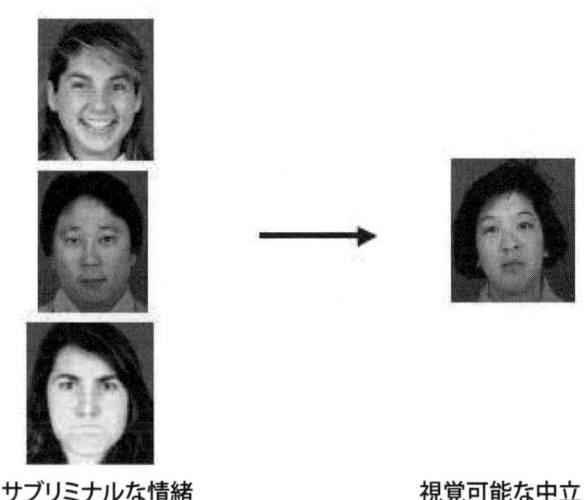

サブリミナルな情緒　　　　　　　視覚可能な中立
（16ミリ秒）　　　　　　　　　　（400ミリ秒—性別同定）

図1-2 幸せ，中立，および怒りの表情の例
出典　Berridge KC, Winkielman P: "What Is An Unconscious Emotion? (The Case for Unconscious 'Liking')." Cognition and Emotion 17: 181–211, p.189. より。許可を得て掲載。

または中立の表情が8枚，サブリミナルに提示された。その情緒的表出は，直後に続く第2の顔写真——意識的に充分知覚できるだけの時間提示される——によって覆い隠された（図1-2参照）。

　怒り，幸せ，または中立の表情に暴露された直後に，参加者は自分自身の主観的情緒を，「とても不快」から「とても快適」までの10段階で評価した。次に参加者は，ピッチャーで供されたフルーツ味の飲料を自分の好きなだけ注ぎ，飲んで評価するよう求められた。いずれも喉の渇いた参加者にあって，幸せの表情をサブリミナルに提示された参加者は，中立の表情のみを目にした場合より，フルーツ味の飲み物を注ぐ量も飲む量も50％以上多かった。サブリミナルに怒りのバージョンを目にした参加者は，サブリミナルに中立の表出をみせられた人たちより，注ぐ量も飲む量も少なかった（図1-3参照）。注いだり飲んだりする前の主観的情緒状態に何らかの変化があったという意識の気付きは

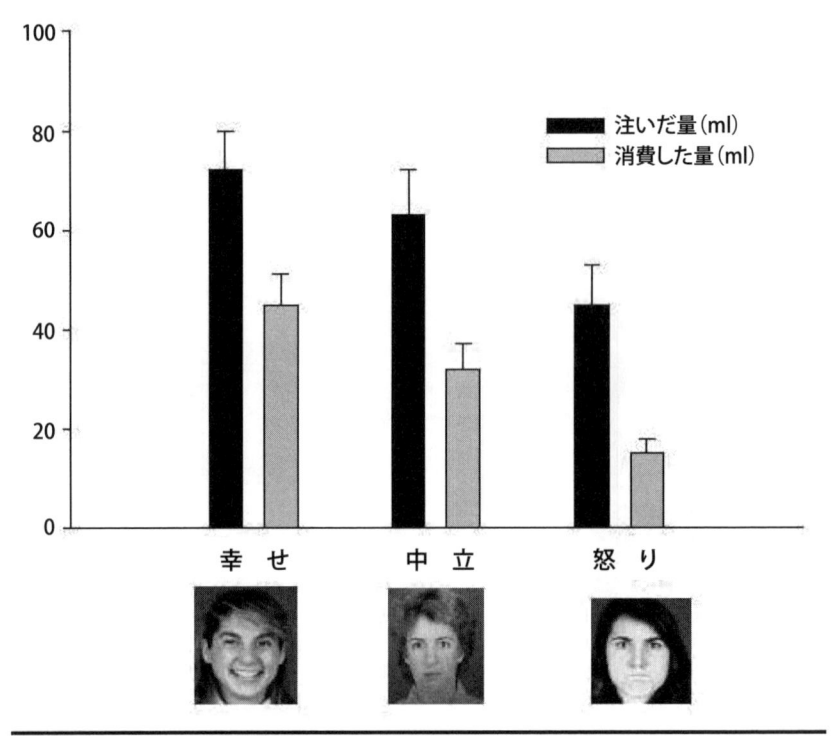

図1-3　サブリミナル情緒飲水試験

出典　Berridge KC, Winkielman P: "What Is An Unconscious Emotion? (The Case for Unconscious 'Liking')." Cognition and Emotion 17: 181–211, p.189. より。許可を得て掲載。

一切ないと被験者が報告した場合でさえ，これらの行動は生じた。この所見パターンは無意識の情動反応が行動に影響するということを例証していると，調査研究チームは結論付けた。

さらに，2008年の米国大統領選挙が，無意識の精神機能についてのもう一つの例をもたらした。ガルディら（Galdi et al. 2008）は，自動的な連想を査定するためのコンピューターによる即時分類化課題を開発した。彼らは，その自動的連想と意識的に承認された信念や選好を査定するための自己報告式指標とを比較した。誰に投票するのかをまだ決めていない参加者の自動的な連想から，1週間後において意識的に報告される信念や目玉となる選択の変化を予想できた。意識的には誰に投票するか決めていない人たちが無意識の水準ではすでに態度を決めていることがしばしばある，ということに調査研究者たちは気付いた。その研究者たちは，政治的選択という重要事項についてでさえ，人びとが自分自身の無自覚さに気付いていないということに注目した。人びとは，たとえそれらの理由が明らかに作話的なものであっても，自分の選好の理由をのびのびと説明する。研究者たちは，人びとからなぜその候補者に投票したのかという情報を得るとき，出口調査がしばしば誤解を生むということに注目した。人びとは，なぜ自分がその候補者に投票したのか分からないときでさえ，問われれば，「分からない」とはめったに答えなかった。その研究者たちは，精神過程の大部分は直接観察できないと結論付けた。

記憶の研究は，現代の精神分析的理解における無意識の精神機能の捉え方に大きな影響を与えている。記憶は，その知識の種類に応じて異なった保存のされ方をする。

陳述記憶 declarative memory は事実や一般的知識を含み，一方で手続き記憶 procedural memory はスキルを含んでいる（図 1-4）（Squire 1987; Westen and Gabbard 2002a, 2002b）。いずれの種類の記憶にも，表出や検索の様式に関して**明示的** explicit なものと**黙示的** implicit なものとがあり，それはつまり意識的気付きがあるかないかということである（Westen and Gabbard 2002a）。5年生のときの担任の名前を思い出すということが，明示的陳述記憶の一例である。なぜなら事実というものは自分の注意を切り替えしさえすれば，即座に検索できるものだからである。一方，ラジオである歌を聴くと涙が流れるのに，聴いている者にはその理由が分からないということがあれば，これは黙示的陳述記憶の一例といえるかもしれない。いいかえれば，歌に関連した出来事――恐らくはある関係の破局――が，その歌と永遠に結び付いていて，それなのに

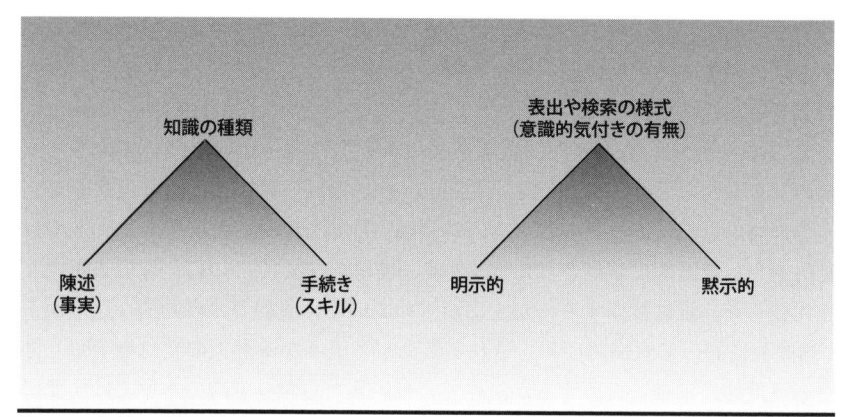

図 1-4 知識の種類 対 表出様式
出 典　Gabbard GO: Psychodynamic Psychiatry in Clinical Practice, 3rd Edition. Washington DC, American Psychiatric Press, 2000. より。許可を得て掲載

その出来事と歌との正確な結び付きが即座にはこころに浮かんでこないのである。しかしながら、治療的な探索によって、その結び付きが引っ張り出されることもあろう。

　手続き記憶は「いかに」についての知識を含み、一方で陳述記憶は「についての」知識を含んでいる（Gabbard 2005）。関係性についての「ハウツー」は人生の早い時期に内在化され、各人の他者との関わり方は、早期の経験に基づき自動化される。連日玄関を通り治療者に挨拶するときの患者と治療者との関わりのような自然さを伴っているとき、手続き記憶は概して黙示的である。黙示的手続き記憶は多くの防衛機制にも関与している。それは、不快な感覚を自分の気付きから追い出すことで自動的に処理している。しかしながら、手続き記憶は、表出様式が意識的気付きを伴っているなら、明示的でもありうる。抑制はそうした防衛機制である。もしある男性患者が治療者に腹を立てている自分に気付きつつも、怒りの表出によって関係が傷付いてしまうことを恐れているとしたら、彼は怒りを意識的に抑制し、意識的気付きの外へと押しやってしまうかもしれない。手続き記憶と陳述記憶とは統合された方法で働くので、実際、2種類の記憶を分けることはときどき困難となる。

発達論的視座

　発達論的視点が求められるということが、精神力動的なものの考え方の中核的な想定である。幼少期の経験が、個人の遺伝的特性とあいまって、成人期を

決定する。遺伝学と認知神経科学とに関する知見で，遺伝的なものを基礎とした子どもの気質が，両親との相互作用の大部分を決定するということが示唆されている。遺伝で受け継いだ特徴が，特有の反応を両親から引き起こす（Reiss et al. 1995）。すると今度は，両親の行動が，子どものパーソナリティを決定する。その際，子どもの問題を両親のせいであると非難するのは事態を単純化しすぎている。子どもが受け継いだ特性や，両親の心理的特徴，そして両親と子どもとの「相性」の間での複雑な相互作用が，発達論的視座にはきわめて重要である（Gabbard 2005）。

初期の精神分析理論は，リビドー帯に基づいた発達理解を伴っていた。子どものリビドー，あるいは性欲動は，口，肛門そして男根という身体の各領域に関連付けられた。子どもは，次いで，エディプス期に入った。エディプス期では，男の子も女の子も異性の親の愛情を独占する対象になりたいと願った。この段階になると，母親，父親，子どもからなる複雑な三角形に急速に意識が向くのであった。**陰性**エディプス布置とは，子どもが同性の親を熱望することをいう。そこでは異性の親はライヴァルとみなされる。陽性エディプスのテーマも陰性エディプスのテーマも，発達において典型的に観察される。

男児では，超自我の発達とは，エディプス期に到達した結果であるとみなされている。男児は，母親を自分のものにすることはできないという事実を受け入れる。というのも，そのようなことを望むなら，父親に対して攻撃的にならざるを得ないからである。男児は，父親からの報復を招く危険を冒すくらいなら，父親に同一化する道を選ぶほうがマシだという事実をしぶしぶながらも受け入れる。去勢不安は，エディプス期の男児の基本的な関心として認められる。男児は，父親が報復に打って出て性器を攻撃してくるかもしれないと恐れるのだ。この恐ろしい可能性を避けるため，少年は父親に同一化し，母親とよく似た女性を探す。そうすることで父親との直接の競争を避けることができる。

女児のエディプス布置は，フロイトの古典的概念化においては一貫性とは程遠いところにあった。発達に関するフェミニストの理論が，女児をペニス羨望にさいなまれる男性より劣った存在であるとみなす古典的な見解に取って代わった。女性の心理的発達に関するより現代的な見解は，女性の同一性の発達を，単なる解剖学的相違についての仮説というよりも遺伝，文化，両親との同一化そして内的対象関係に由来する複雑な寄与があわさったものとみなしている（Benjamin 1990; Chodorow 1996）。

発達理論におけるまた別の主要な特徴は，自己と他者との早期の体験が，関

連した情動状態とともに，内在化され，それらの対人相互作用の表象を産み出すという発想である（Fonagy and Target 2003）。これらの内的対象関係は，生涯を通じて何度も何度も繰り返される。そして精神療法で浮かび上がってくる患者の問題となっている相互作用は，一般に，子どものときに遭遇した早期の関係の困難さに由来する。内的表象としての親は，その表象の基になっている外的人物と正確に同じものではないかもしれない。両親について子どもが抱く空想は，親としての相互作用につきものの諸傾向を誇張するかもしれない。そうすることで特定の神経回路網に刻み込まれるようになった自己表象と対象表象とは，程度の差はあれ，外的人物の実際の特徴からかけ離れたものになるかもしれない。

　われわれが今日知っている対象関係論は主に英国で発展した。メラニー・クライン Melanie Klein が欲動論と内的対象関係との統合を試みたのだ。フェアバン W.R.D. Fairbairn やウィニコット D.W. Winnicott のような，それに続いた思索家たちが**英国独立学派** British independent として知られる視座を発展させた。ここで論じられたのは，子どもの原初の動機付けは，欲動満足（古典的フロイト派の見解）よりも対象希求であるということであった（Gabbard 2005）。

　自我心理学が精神内的葛藤を強調する一方で，ハインツ・コフート Heinz Kohut (1971, 1977, 1984) は，発達の欠損モデルに基づいて自己心理学を発展させた。コフートが示唆したのは，多くの個人は発達上，母親からの適切な共感が不足しており，これゆえ内部に欠損が残ったままであるということであった。何かが足りていないというこの感覚ゆえに，彼らは自分の足りない機能を埋め合わせてくれる反応を他者に追い求めることになる。コフートはこれらを**自己対象機能** selfobject functions と呼んだ。コフートの見解では，発達は，養育者からの自己対象反応を通して自己が徐々により凝集したものへとなっていく過程に基づいている。

　自己心理学的視座は，ダニエル・スターン Daniel Stern (1985, 1989) の乳幼児観察研究のいくつかとも合致している。母親や養育者が示す認証と肯定の反応が，乳幼児の自己感の発達にとって決定的であるとスターンは記した。これらの反応がないと，自己は断片化しがちで，極端な自己脆弱性という臨床像ができあがるとコフートは強調した。

　愛着理論 attachment theory は，対象関係論といくらかの関連はあるものの，独自に発展した。ボウルビィ Bowlby (1988) が繰り返し強調したのは，子ど

もには空想よりも**現実**の経験の方が重要であるということであり，これはクライン派の考え方と著しい対照をなしている。母親や養育者との親密さを維持することを目的とする完全な行動システムが，子どもの側にあるとボウルビィは信じていた (Fonagy 2001)。愛着理論における子どもの動機付けは，単に対象を追い求めることではなく，むしろ母親や養育者との物理的近しさに由来する精神生理学的に落ち着いた状態を達成することである。愛着のさまざまな分類が，いわゆる**新奇場面** strange situation に対する乳幼児の反応を研究することで発展してきている (Ainsworth et al. 1978)。母親からの短期の分離に晒されると，子どもは愛着分類として考えられている4つの一般的なカテゴリに属する反応を示すようである。その4つとは 1) 安定型の愛着，2) 不安 - 回避型の愛着，3) 不安 - 両価型または不安 - 抵抗型，そして 4) 解体／失見当型，である。これらの愛着カテゴリは，成人の愛着での類似のカテゴリとある程度の相関を示している。それは 1) 安定／自律型，2) 不安定／愛着軽視型（過去と現在の愛着双方を理想化し，けなし，否認し，脱価値化する成人），3) とらわれ型（近しい関係で混乱したり飲み込まれたりしてしまう成人），そして 4) 未解決／解体型（しばしば外傷や無視・放置の犠牲者にみられる），である。外傷や無視・放置に伴う不安定型の愛着は，**メンタライズ** mentalize する能力，すなわち動機付けの源として他人のこころや自分自身のこころを想像する能力の発達を妨げるようである。

　いくつかの主要な発達理論について，ここでの概説は大雑把なものであり，現代の精神分析的視点の特徴である発達についての論争や複雑性を正当に取

表 1-3　発達論モデル

理論モデル	動機付け	発達の基本構成単位	精神病理
自我心理学	欲動満足	自我 イド 超自我	葛藤／妥協形成
対象関係論	対象希求	感情によってつながった自己表象と他者表象	内的対象関係の外在化に基づく反復する不適応な関係パターン
自己心理学	自己凝集性／自己評価	自己 - 自己対象	自己断片化／自己愛脆弱性
愛着理論	物理的安全感	内的作業モデル	不安定型の愛着／メンタライゼーションの失敗

り扱っていない。（より詳細な議論のためには，Gabbard 2005 と Fonagy and Target 2003 とを参照。）いずれのモデルも，特定の臨床状況であれば，価値があるかもしれないし，精神力動的治療者は患者にその理論モデルを適用している（表1-3）。

　理論的な発達モデルがなんであれ，精神力動的視点は，首尾一貫して，重要な早期の経験での産物が現在において治療者をも含めた他者との間で繰り返され続けているものとして成人患者に取り組んでいる。

転　移

　幼少期の関係性のパタンが現在において治療者との間で繰り返されるとき，転移という主要な精神力動的概念を目にすることができる。過去の人物像の性質は医師に属するものとされ，その人物像に関連した感情は，医師との間で同じように経験される。フロイトのもともとの考えでは，転移は「印刷原版 stereotype plate」（Freud 1912/1958）であった。フロイトは，幼少期からのリビドー的あるいは性的な欲望が，分析家という人物の上に直接転移すると仮定した。クライン派と対象関係論者とは，**投影同一化**（Feldman 1997; Gabbard 1995; Joseph 1989; Ogden 1979; Spillius 1992）の概念を通して転移の発想を拡張した。投影同一化では，患者は治療者に自己表象や対象表象を無意識に投影する。そして対人関係上の圧力を及ぼすことによって，治療者を「押し」やり，投影された表象に類似の特徴を引き受けさせる。こうして治療者がイライラして，無意識に患者の過去の怒っている対象と同じようになるまで，患者はイライラさせるやり方で行動するかもしれない。

　自己心理学は，自己対象転移が患者の自己の完成形として治療者を関与させるということを強調することで，転移の理解を拡張してきた。自己は欠損した状態にあるとみなされているので，転移対象は，親の共感が不充分であったがゆえ患者には備わっていない機能を果たすことになる。こうして患者は，治療者を賞賛し認証すべきものとみなすことで，自己を完全なものにしようとするかもしれない。ストロロウ Stolorow（1995）は，転移は基本的に二次元的であると強調することで，自己心理学的理解を拡張した。フロイトが記述したように，患者が癒しとなりうるニュー・オブジェクト体験を求めるのには，反復的側面だけでなく，修復的側面もある。

　関係論，構成主義理論，そして対人関係論のような，現代精神分析におけるより新しい，ポストモダン的視座が，転移の見方に影響を与えている。転移の

構成主義モデル（Hoffman 1998）は，治療者の実際の行動が，患者が治療者をどう経験するかに常に影響していると強調している。この視座からは，相互作用には治療者の実際の特徴に基づいた現実的側面が常にあり，それが再現された過去の古い対象関係と相互に作用し合っている。事実上転移に関するすべての現代的視点が認めているといえるのは，患者による治療者の捉え方は，常に治療者の現実的特徴と過去の人物像の諸側面との混合物——要するに，古い関係と新しい関係との結合——であるということである。

逆転移

　精神力動的なものの考え方の顕著な特徴は，患者と治療者とが2つの分離した主体性を持っており，それらが治療の経過中，有意義に相互作用するということである。精神力動的治療者は，顕微鏡で標本を覗いている科学者ではない。というより，治療者も同じ人間であり，自分自身の葛藤や情緒的軋轢を抱えているのである。患者が治療者を過去に出会った誰かとして経験するのと同時に，治療者は無意識に患者を過去に出会った誰かとして経験する。このように治療者の**逆転移** countertransference は患者の転移と似ている。しかしながら，時間とともに，この逆転移に関する狭義のフロイト的視点は，逆転移を治療者の患者に対する情緒反応全体とみなす広義の視点へと拡張されてきた。この定義の拡張のおかげで，逆転移の概念は，単なる患者援助の障害ではなく患者理解の重要な情報源の一つでもあると正常化されることにもなった。いまや逆転移は，治療者に患者の内的世界について多くを教えてくれる主要な治療的かつ診断的な手段であると考えられている。

　今日，たいていの理論的視点では，逆転移とは人間としての臨床家のすべてが合わさって創り出された反応であるとみなしている。いいかえれば，患者に対する治療者の反応の一部は，治療者の過去の関係性が転移という形で現在に持ち込まれたものである。しかしながら，それだけでなく，治療者の感情の他の諸側面は患者の行動によって引き起こされている。投影同一化を通して患者は古い対象関係を再現し，そこで治療者は患者の過去における主役級の役柄を演じる（Gabbard 1995）。たとえば，もし患者が治療者を怒らせているなら，治療者の怒りは，患者の過去の対象と類似の反応を治療者に引き起こさせようとする患者の実際の行動に由来する一方で，治療者の内的世界における過去の関係性に端を発している可能性もある。

抵　抗

　精神力動的精神療法における動かぬ原則は，患者は変化に両価的だということである。患者の精神内的平衡は，痛々しい感情を寄せ付けないための特定の防衛機制を何年にもわたって用いた末に到達したものである。治療が始まるとその平衡が脅かされるので，患者は洞察と変化を生み出そうとする治療者の努力に対して無意識に反抗することがある。不快な情緒の処理を目的とした，患者の特徴的な防衛機制は，治療を受けると抵抗という形で活性化する（Greenson 1967）。抵抗と防衛機制との違いは，単に前者が治療者によって観察可能なものであるのに対し，一方後者は推論にならざるを得ないということである（Thomä and Kächele 1987）。

　抵抗は多くの形を取りうるものであり，そこには沈黙，話題がないこと，治療料金の払い忘れ，治療と無関係にみえる表面的な事柄を話すこと，治療で目指すべきゴールをはっきりさせないこと，予約時間に遅れること，薬を飲み忘れること，治療者のいったことを忘れること，あるいは治療者の介入をからかうことが含まれる。

　多くの抵抗は**転移抵抗**である。患者は，治療者が自分をどうみているかに関する特定の空想ゆえに，治療に反抗することがある。患者は，治療者が自分の最も恥ずべき秘密を暴き立てて，自分を辱め，非難するだろうと確信するがゆえに，秘密を喋りたがらないことがある。患者の抵抗のあり様は，今日のさまざまな関係性に影響を与え続けている過去の関係性が再現されたもののようである。よって抵抗は治療から取り除かれるべき単なる障害ではない。それは患者の過去の極めて重要な内的対象関係が，場を移し治療者とのこの瞬間に現れているものである（Friedman 1991）。治療者が援助を試みるのは，再現されているのは何で，それが治療で問題に取り組む患者の能力にどれほど影響しているかを患者が理解するということである。

心的決定論

　心的決定論という基本的精神分析概念が言及している発想とは，われわれが生きていく上で行うことは，力動的相互関係における無意識の力によって決定されるということである。同様に，無意識の因果関係がわれわれの手の届かないところにあるにしろ，症状や行動は一般にいくつかの役割を果たし，多くの問題を解決している（Gabbard 2007）。シャーウッド Sherwood (1969) が指摘したように「フロイトは明らかに行動の原因は，複合的（重複決定されたもの）

であると同時に（代替可能な充分条件の組み合わせが複数あるという意味で）多重的であると考えていた」（p.181）。いいかえれば，症状や行動の原因となるのは，あるときはさまざまな要素からなる精神内的布置であり，それら各要素が一緒に作用して最終的な結果をもたらす。一方で，またあるときは，別の病因となる要素が症状や行動を生み出す。満足を与える願望や安全性に関連した無意識的空想は，しばしばわれわれが他者をどう扱うか，痛々しい感情をどう制御するか，そしてわれわれの生活をどう送るかを決定する動機付けの要因となる（Fonagy and Target 2003）。

　精神科医は，遺伝的，生物学的，外傷的，そして社会的な要因もまた行動を決定することを理解している。脳損傷の患者は，力動的に重要な理由のためというより脳領域へのダメージのために健忘を示すかもしれない。それにもかかわらず，精神力動的精神療法家は，遺伝的あるいは社会的にもたらされた症状や行動の結果には意味があると信じている。これらの意味は，患者とともに効果的に探求されるべき長年の無意識的な信念や思考や感情に関連している。

患者独自の主体性

　精神力動的なものの考え方の最後の原則とは，われわれは本当には自分のことを知らないということである。種々の葛藤や制止や不安，そして防衛のために，われわれは自分から眼を逸らしがちであり，そこで精神力動的治療者の仕事とは患者の本当の自己を辿っていくこととなる。

　ウィニコット（1960/1965）は，乳幼児は自らの自発性が，それを受け入れて認証してやることのできない両親によって常に妨害されているなら，両親と結びつくための代替経路を見つけるだろうと記している。この戦略が通常伴うのが，両親が認識し評価してくれる**偽りの自己** false self を発達させることである。しかしながら，本当の自己は恥の感情に覆い隠されてしまい，わずかばかりの正当性も失われる。精神力動的治療では，治療者は各患者のために独自の主体的真実を辿っていく。治療者は患者の本当の自己を認識し認証しようとする。しかしながら，この本当の自己が一枚岩の存在であることはめったになく，大抵の患者は背景となる関係性に伴って変化する多面的自己構造をもっている。こうして患者の隠された側面を探求していくことは，多くの自己欺瞞を暴きたてることになり，患者のもっとも恥ずべき空想や恐怖や願望をひるむことなく探索することになるであろう。力動的治療の経過では，知られたい，認証されたい，認識されたいという要求は，理解したいという願望と同じくらい基本的

なものである。

研究から分かることとは？

　精神分析家や精神力動的治療者は長いことぬるま湯に浸かっていた。患者が治療者のドアの前に列を成しているので，研究は治療の実践に較べれば瑣末なものであるとみられていた。結果として，精神分析的および精神力動的な治療の成果に関する活発な研究は，たとえば認知行動療法の豊富な研究と比較して相対的に乏しい。確かに，長期にわたる精神力動的治療の研究を行うことには恐るべき障害がある (Gabbard et al. 2002)。1年から5年続く治療の成果を測定するための計画にかかる費用は，短期療法の16週間の試験にかかる費用と比較して桁外れなものとなろう。適切な比較対照群をみつけることにも問題があるであろう。精神分析的および精神力動的な治療の基本原則とは，治療は自己選択によってなされるのがよいということである。というのも，ときに苦痛を伴う探索に従事していくには動機付けが不可欠なものであるから。したがって，ある様式と別のものとに患者を無作為に振り分けることには，調査研究者にとって重大な障害がある。同様に，複数年の治療では，治療群，対照群それぞれからの脱落者の数のため，統計的解析を有意なものにすることが深刻に妨げられることになるかもしれない (Gunderson and Gabbard 1999)。

　精神療法の無作為対照化試験 randomized controlled trial (RCTs) に必然的に生じる一連の低減できない問題がある。避けられないこととして，除外基準が用いられ，一つの障害に焦点が絞り込まれる。結果として，そうした試験の患者たちは，通常の設定で治療される患者群とは本質的に別物となってしまうことがしばしばある。たとえば，併存症が適切に表されない。RCTsは障害に基づいて行われるのが典型であるが，実際の精神療法において，患者は自分の障害と人生について回る問題とを区別しないものである。いいかえると，症状の改善が精神療法の唯一の目標ではないということである。治療にやってくる多くの患者は，人間であるとはどういうことにまつわる根本的な真実に向き合いたいと望んでいる。それはつまり，関係性において葛藤は避けて通れないということ，外的出来事を制御することはできないということ，愛と憎しみは表裏一体であるという事実，そして大人になると各発達段階毎に喪の課題と向き合わざるをえないということ，である。

　実際，認知行動療法と精神力動的治療との焦点の違いは，治療の目標がある

特定の障害の症状の治療と関連しているかどうかを中心に展開することがしばしばある。CBTと精神力動的治療とにおける変化の経験を比較する研究において，ニルソンら（Nilsson et al. 2007）は，治療結果に満足した患者の語る内容が異なっていることに気付いた。CBTを受けてよかったという患者が変化について語る際には，現れている問題とそれらを取り扱うために獲得した方法に焦点が当てられた。一方，精神力動的治療を受けてよかったという患者は，全パーソナリティに関わるものとして述べるのがよさそうな，より広範囲なことについて語る傾向があった。同様に，精神療法家についての描写もこれらの患者では違っていた。「CBTの患者は，自らを実用主義的で具象的な目的を有していると描写し，治療者のことをどうやればそれが達成できるのかを知る専門家と描写した。精神力動的治療の患者は，治療者のことを自分のために安全な空間を提供してくれた人であり，そこで二人は協力して患者の人生や生き方を探索し，代替的なあり様や，より肯定的な自尊心，首尾一貫した自分史を見出すことを目指したのである，とみなした」（p.561）。

　長期力動的治療の無作為対照化モデルへの適合性に関するまた別の懸念は，RCTsに掛けられる治療が通常期限設定されているのに対し，多くの長期力動的治療者は，一人一人の患者がその人に特有の問題を処理するのに必要な期間で治療が行われることが重要であると感じているということである。本章の冒頭の会話の中でAが述べているように，過程の中でしばらくの間，身を隠したり，自分の問題に取り組むことを避けたりすることが必要なものもいる。また別の繰り返される問題としては，上述したように，適切な対照群をみつけることである。もっとも厳密な対象群とは，定評のある代替的治療である（Gabbard et al. 2002）。しかし，この計画はしばしば実施が難しい。というのも，その研究に資源を注ぎ込む人は，とりわけある一つの治療に関心をもっているのであり，代替的な治療モデルの熟練した実践家を募集することに労力を注ぐことなどほとんどしないと思われるからである。最後に，錠剤やカプセルとは違って，治療者には各々のパーソナリティがあるので，精神薬理学の調査研究に適したモデルを精神療法用に翻案することは容易ではない。精神療法が成功するかは大部分，治療者と患者との「そりが合う」かどうかに拠っている。人には誰でも他の人よりも話をしやすい人がいるというのは，人類の基本的事実である。

　精神力動的治療の研究にとってのこうした無作為対照化試験モデルの限界にも関わらず，厳密な効果研究の文献がようやく増え始めている。精神力動

的精神療法の効果の実証的エビデンスについての最近の総説で，シェドラー Shedler（印刷中）は，調査研究文献の投稿が最近多くなった結果，いまやわれわれは，実証的エビデンスが精神力動的精神療法の効果を支持しているといえるようになっていると指摘した。彼は，他の治療についての研究と精神力動的精神療法の研究とを比較して，力動的治療の効果サイズが「エビデンスに基づいている」としばしば宣伝される他の治療で報告されるものと同等の大きさを有しているということを指摘した。加えて，彼は，調査研究に追跡調査指標が設けられていると，精神力動的治療を受ける患者は治療効果が持続し，しばしば治療終結後も改善し続けるということを指摘している。諸研究についての以下の総説が例証しているように，精神力動的精神療法の効果は「徐放性」のようであり，自己リフレクションという継続性の内的過程を発動させるもののようである。

短期精神力動的精神療法

短期精神力動的治療に関する相当多数の研究が，治療の原則は妥当であるということの信憑性をいくらか提示している。アンダソン Anderson とランバート Lambert（1995）は 26 研究のメタアナリシスを行い，追跡調査時の短期力動的治療の効果は他の治療と同等であると結論付けた。3 つの別個の研究が，中核となる葛藤に関する正確な解釈がセッション中およびセッション終結後のよりよい治療成果を予測することを明らかにした（Crits-Christoph et al. 1998; Joyce and Piper 1993; Silberschatz et al. 1986）。

より最近では，レイクセンリングら（Leichsenring et al. 2004）が，1970 年から 2004 年までの短期精神力動的精神療法のメタアナリシスを行った。彼らは 40 セッションに満たないものを短期精神力動的精神療法と定義した。このメタアナリシスに含まれた障害は，大うつ病，外傷後ストレス障害，摂食障害，アヘンおよびコカイン依存，C群パーソナリティ障害，境界パーソナリティ障害，身体表現性疼痛性障害，慢性機能性消化不良，および社会恐怖であった。標的となる問題，一般的な精神科的問題，そして社会機能の変化という点で，短期精神力動的精神療法とCBTとの間には差がみられなかった。著者らは，さまざまな精神障害に対して短期精神力動的精神療法は効果的な治療であると結論付けた。

アッバスら（Abbass et al. 2006）は，誉れ高きコクランの組織的レビューのデータベースで短期精神力動的精神療法についてのもう一つのメタアナリシス

を公表した。この総説では、一般的な精神障害の成人例で、最小限の治療を提供した患者と未治療患者を対照群として、短期精神力動的精神療法の効果を査定した。そこには、一般的な精神障害の成人例に合計40時間未満の短期力動的治療を行ったRCTsがすべて含まれていた。1,431名の患者から成る23の無作為化研究には、11の精神障害が含まれていた。その研究では、社会適応のみならず、全般的症状、身体症状、不安症状、そして抑うつ症状の軽減における短期精神力動的精神療法の効果を査定した。ほとんどの障害についての結果が示唆したのは、治療群では対照群と較べて、有意に改善を示しており、中長期の追跡調査でもその改善が維持されているということであった。

それに続く発表で、アッバスとその同僚ら（2008）は、DSM-IVのパーソナリティ障害に対して、高強度の短期力動的精神療法のRCTsを実施した。DSM-IVの定義でパーソナリティ障害となる27名の患者が、高強度の短期力動的精神療法による治療と、治療開始時期を遅らせ、それまでは最低限の接触しかもたない対照条件群とに無作為に振り分けられた。治療期間と終結は、治療者と患者との間で相談して決めるという、ごく自然な方法が取られた。高強度の短期力動的精神療法で治療された患者は、対照群と較べて、主要な転帰指標すべてで有意に改善しており、簡易症状尺度 brief symptom inventory と対人問題尺度 inventory of interpersonal problem との点数が正常範囲に到達していた。長期の追跡調査で、患者群全員が治療効果を維持しており、パーソナリティ診断で83.3％の軽減がみられた。平均治療期間は27.7セッションであった。

長期精神力動的精神療法

長期精神力動的精神療法に焦点を当てたRCTsの数は大分少なくなるものの、その数は少しずつ増えつつある。そのおかげで、「科学者」の目からみる長期力動的治療の正当性はより増してきている。

ウィンストン Winston ら（1994）は、平均期間40.3セッションの力動的治療を受けていた25名のC群パーソナリティ障害患者に対照化試験を行った。抽出標本は、待機リスト上の患者を対照群として比較したところすべての指標で有意に改善していた。1.5年後の追跡調査時で、患者は改善が持続していることを示した。

スヴァルトバーグ Svartberg ら（2004）は、C群パーソナリティ障害の基準を満たす50名の患者を無作為に力動精神療法か認知療法に振り分けた。治療

者は全員，マニュアルに基づくスーパービジョンを受けた。成果は，症状の辛さ，対人関係上の問題，そして中核となるパーソナリティ病理の観点から評価された。患者の標本全体で見ると，治療中も2年間の追跡期間中も全指標で統計学的に有意な改善を示した。認知療法を受けた患者は，治療終結後は症状の辛さの有意な変化は報告されなかった。一方，力動的治療を受けた患者は治療終結後も有意に変化した。治療終結後2年で，力動的治療を受けた患者の54％と認知療法を受けた患者の42％とが症候学的に回復していた。研究者は力動精神療法では治療終結後も改善し続けると考えるに足る理由があると結論付けた。

ボストン精神療法研究（Stanton et al. 1984）では，支持療法を受けた統合失調症患者が，精神分析的指向性をもった熟練の治療者により週2回以上の頻度で精神分析的治療を供された患者と比較された。いくつかの成果指標では各群で改善に差があるように思われたが，結局，精神分析的治療を受けた患者に有利な点を有意に認めることはできなかった（Gunderson et al. 1984）。ハイニック Heinicke とラムゼイ-クレ Ramsey-Klee（1986）は，学習困難を抱える子どもに対して，高強度の（週4回）精神力動的治療と週1回のセッションとを比較した。この無作為対照化試験では，治療は1年以上続けられた。週1回面接された子どもは，週4回のセッションを受けていた群よりも速いペースで改善をみせた。しかしながら，追跡調査時には，週4回のセッションを受けた子どもがよりよい改善を示した。

ベイトマン Bateman とフォナギー Fonagy（1999）は，境界パーソナリティ障害の患者38名を，精神分析的指向性をもった部分入院治療と対照群としての標準的な精神科ケアとに無作為に振り分けた。部分入院群の主要な治療は，週1回のメンタライジングに基づく精神分析的個人精神療法と，週3回のメンタライゼーションに標準を置いた精神分析的集団療法からなっていた。対照被験者は精神療法を受けなかった。18カ月の治療終結時点で，精神分析的指向性をもった治療を受けた患者は，抑うつ症状，社会および対人機能，入院の必要性，そして自殺企図および自損行為において有意な改善を示した。これらの差は，6カ月ごとに査定された治療終結後18カ月間の追跡調査の間ずっと維持された（Bateman and Fonagy 2001）。その上，治療群では18カ月の追跡期間中も改善し続けた。研究参加から8年，メンタライゼーションに基づく治療が終了してから5年が経っても，治療を受けた群は，通常治療群よりも臨床的および統計的な優位性を示し続けていた（Bateman and Fonagy 2008）。

長期精神力動的精神療法の有効性に関するメタアナリシスが2008年の米国医師会雑誌に発表された（Leichsenring and Rabung）。このメタアナリシスでは，1960年から2008年までの長期精神力動的精神療法についての研究が，コンピューターによる検索で同定された。少なくとも50セッション以上の研究だけが対象とされた。11のRCTsと12の観察研究が，この基準を通過した。総合的な有効性，標的となる問題，全般的な精神症状，パーソナリティ機能，および社会機能に関して，効果サイズが計算された。成果が安定したものであるかを吟味するため，治療終結時と，追跡調査時とで別個に効果サイズを計算した。短期の形態の精神療法と比較すると，長期精神力動的精神療法では，標的となる問題とパーソナリティ機能に関して，成果と総合的な有効性とが有意に高かった。長期精神力動的精神療法ではまた，診断の種類に関わらず，グループ内効果サイズが，有意に大きく安定していた。とりわけ，長期にわたる併存症を呈している複雑な精神障害でそういう結果がみられた。それゆえ，併存症が重篤だったり，複雑な臨床像を呈していたりといった，より治療困難な患者では，長期精神力動的精神療法が最善の選択であると，その研究者たちは結論付けた。

　治療期間が精神力動的治療において果たす役割についてのより広い理解を得るため，フィンランドの調査研究者（Knekt et al. 2008）は，外来患者326名——84.7％が気分障害，43.6％が不安障害を有していた——について調べた。128名が長期精神力動的精神療法，101名が短期精神力動的精神療法，96名が解決志向型の治療に無作為に割り振られた。42名の患者が時期尚早に治療を止めてしまった。

　成果の測定には，研究者は抑うつ，不安，および総合的な症状についての標準指標を用いた。最初の1年間は，短期精神力動的精神療法が長期精神力動的精神療法より有意に効果的であった。しかし，3年後の追跡調査では，長期精神力動的精神療法の方が短期精神力動的精神療法よりも効果的であった。短期精神力動的精神療法と解決志向型の治療とでは，追跡調査時のいずれの査定でも有意差はみられなかった。

　その他の無作為対照化されていない研究もまた，精神分析や精神分析的精神療法の肯定的な効果を示唆している（Monsen et al. 1995a, 1995b; Sandell et al. 2000; Stevenson and Meares 1992; Target and Fonagy 1994a, 1994b）。精神力動的な研究で繰り返し示される心強い所見は，追跡調査時の測定によって，改善が持続的であることが示されていることである。これが示唆しているのは，

患者が自分の経験について治療終結後も適用できる特別な考え方を学んでいるということである。

要　約

　長期精神力動的精神療法は，転移と抵抗に関するタイミングを慎重に見計らった解釈と，治療者がどのように患者との相互作用に寄与するかについての繊細な理解とに焦点を当てた治療として定義しうる。本書の目的上，**長期**の定義は 24 セッションまたは 6 カ月以上の期間とする。一連の基礎的理論モデルはまた，力動的治療に対しても基本となる。これらには自我心理学，対象関係論，自己心理学，そして愛着理論が含まれる。これらの理論モデルに加えて，精神力動的治療者は一連の主要概念によって道を示されている。1) 精神生活の大部分は無意識である。2) 幼少期の経験は，遺伝的要因とあいまって成人期を決定する。3) 患者の治療者に対する転移が主な理解の源となる。4) 治療者の逆転移は，患者が他者に引き起こすものについて適切な理解を与える。5) 治療過程への患者の抵抗は，治療でもっとも焦点を当てられるところである。6) 症状と行動は，種々の機能を果たし，複合的でしばしば無意識的な諸力によって決定される。そして 7) 精神力動的治療者は，患者が正当性と独自性の感覚に到達できるように援助する。長期精神力動的精神療法の研究基盤は，なかなか進展していないが，既存の研究の所見は励みになるものである。

文　献

Abbass A, Hancock JT, Henderson J, et al: Short-term psychodynamic psychotherapies for common mental disorders. Cochrane Database Syst Rev 2006 Oct 18. (4)CD04687
Abbass A, Sheldon A, Gyra J, et al: Intensive short-term dynamic psychotherapy for DSM-IV personality disorders: a randomized controlled trial. J Nerv Ment Dis 196:211–216, 2008
Ainsworth MS, Blehar MC, Waters E, et al: Patterns of Attachment: A Psychological Study of the Strange Situation. Hillsdale, NJ, Erlbaum, 1978
Anderson EM, Lambert MJ: Short-term dynamically oriented psychotherapy: a review and meta-analysis. Clin Psychol Rev 15:503–514, 1995
Barber J, Morse JQ, Krakauer ID, et al: Change in obsessive-compulsive and avoidant personality disorders following time-limited expressive-supportive therapy. Psychotherapy 34:133–143, 1997
Bateman A, Fonagy P: The effectiveness of partial hospitalization in the treatment of borderline personality disorder: a randomized controlled trial. Am J Psychiatry 156:1563–1569, 1999
Bateman A, Fonagy P: Treatment of borderline personality disorder with psychoanalytical-

ly oriented partial hospitalization: an 18-month follow-up. Am J Psychiatry 158:36–42, 2001
Bateman A, Fonagy P: 8-year follow-up of patients treated for borderline personality disorder: mentalization-based treatment versus treatment as usual. Am J Psychiatry 165:631–638, 2008
Benjamin J: An outline of intersubjectivity: the development of recognition. Psychoanalytic Psychology 7(suppl):33–46, 1990
Berridge KC, Winkielman P: What is an unconscious emotion? (The case for unconscious "liking"). Cogn Emot 17:181–211, 2003
Blagys MD, Hilsenroth MJ: Distinctive features of short-term psychodynamic interpersonal psychotherapy: a review of the comparative psychotherapy process literature. Clin Psychol 7:167–188, 2000
Bowlby J: A Secure Base: Clinical Applications of Attachment Theory. London, Routledge, 1988（二木武監訳：母と子のアタッチメント——心の安全基地．医歯薬出版，1993）
Chodorow NJ: Theoretical gender and clinical gender: epistemological reflections on the psychology of women. JAm Psychoanal Assoc 44(suppl):215–238, 1996
Crits-Christoph P, Cooper A, Luborsky L: The accuracy of therapists' interpretations and the outcome of dynamic psychotherapy. JConsult Clin Psychol 56: 490–495, 1988
Feldman M: Projective identification: the analyst's involvement. Int JPsychoanal 78:227–242, 1997
Fonagy P: Attachment Theory and Psychoanalysis. New York, Other Press, 2001（遠藤利彦・北山修監訳：愛着理論と精神分析．誠信書房，2008）
Fonagy P, Target M: Psychoanalytic Theories: Perspectives From Developmental Psychopathology. London, Whurr, 2003
Freud S: The dynamics of transference (1912), in The Standard Edition of the Complete Psychological Works of Sigmund Freud, Vol 12. Translated and edited by Strachey J. London, Hogarth Press, 1958, pp97–108（小此木啓吾訳：転移の力動性について．フロイト著作集9．人文書院，1983；須藤訓任訳：転移の力動論にむけて．フロイト全集12．岩波書店，2009）
Freud S: The ego and the id (1923), in The Standard Edition of the Complete Psychological Works of Sigmund Freud, Vol 19. Translated and edited by Strachey J. London, Hogarth Press, 1961, pp1–66（小此木啓吾訳：自我とエス．フロイト著作集6．人文書院，1970；道簇泰三訳：自我とエス．フロイト全集18．岩波書店，2007）
Freud S: Inhibitions, symptoms and anxiety (1926), in The Standard Edition of the Complete Psychological Works of Sigmund Freud, Vol 20. Translated and edited by Strachey J. London, Hogarth Press, 1959, pp75–175（井村恒郎訳：制止，症状，不安．フロイト著作集6．人文書院，1970；大宮勘一郎・加藤敏訳：制止，症状，不安．フロイト全集19．岩波書店，2010）
Friedman L: A reading of Freud's papers on technique. Psychoanal Q 60:564–595, 1991
Gabbard GO: Countertransference: the emerging common ground. Int J Psychoanal 76:475–485, 1995
Gabbard GO: Psychodynamic Psychiatry in Clinical Practice, 4th Edition. Washington, DC, American Psychiatric Publishing, 2005
Gabbard GO: Bound in a nutshell. Int J Psychoanal 88:559–574, 2007
Gabbard GO, Gunderson JG, Fonagy P: The place of psychoanalytic treatments within psychiatry. Arch Gen Psychiatry 59:505–510, 2002
Galdi S, Arcuri L, Gawronski B: Automatic mental associations predict future choices of undecided decision-makers. Science 321:1100–1102, 2008
Greenson RR: The Technique and Practice of Psychoanalysis. New York, International Uni-

versities Press, 1967
Greenwald AG, McGhee DE, Schwarz JLK: Measuring individual differences in implicit cognition: the Implicit Association Test. J Pers Soc Psychol 74:1464–1480, 1998
Gunderson JG, Gabbard GO: Making the case for psychoanalytic therapies in the current psychiatric environment. JAm Psychoanal Assoc 47:679–704, 1999
Gunderson JG, Frank AF, Katz HM, et al: Effects of psychotherapy in schizophrenia, II: comparative outcome of two forms of treatment. Schizophr Bull 10: 564–598, 1984
Heinicke CM, Ramsey-Klee DM: Outcome of child psychotherapy as a function of frequency of session. JAm Acad Child Psychiatry 25:247–253, 1986
Hoffman IZ: Ritual and Spontaneity in the Psychoanalytic Process: A Dialectical-Constructivist View. Hillsdale, NJ, Analytic Press, 1998
Joseph B: Psychic Equilibrium and Psychic Change: Selected Papers of Betty Joseph. Edited by Feldman M, Spillius EB. London, Routledge, 1989
Joyce AS, Piper WE: The immediate impact of transference in short-term individual psychotherapy. Am JPsychother 47:508–526, 1993
Knekt P, Lindfors O Härkänen T, et al: Randomized trial on the effectiveness of long- and short-term psychodynamic psychotherapy and solution-focused therapy on psychiatric symptoms during a 3-year follow-up. Psychol Med 38:689–703, 2008
Kohut H: The Analysis of the Self: A Systematic Approach to the Psychoanalytic Treatment of Narcissistic Personality Disorders. New York, International Universities Press, 1971（水野信義・笠原嘉訳：自己の分析．みすず書房，1994）
Kohut H: The Restoration of the Self. New York, International Universities Press, 1977（本城秀次・笠原嘉監訳：自己の修復．みすず書房，1995）
Kohut H: How Does Analysis Cure? Edited by Goldberg A with the collaboration of Stepansky PE. Chicago, IL, University of Chicago Press, 1984（本城秀次・笠原嘉監訳：自己の治癒．みすず書房，1995）
Leichsenring F, Rabung S: Effectiveness of long-term psychodynamic psychotherapy: a meta-analysis. JAMA 300:1551–1565, 2008
Leichsenring F, Rabung S, Leibing E: The efficacy of short-term psychodynamic psychotherapy in specific psychiatric disorders: a meta-analysis. Arch Gen Psychiatry 61:1208–1216, 2004
Mental health: does therapy help? Consumer Reports, November, 1995, pp734–739
Monsen J, Odland T, Faugli A, et al: Personality disorders: changes and stability after intensive psychotherapy focusing on affect consciousness. Psychother Res 5:33–48, 1995a
Monsen J, Odland T, Faugli A, et al: Personality disorders and psychosocial changes after intensive psychotherapy: a prospective follow-up study of an outpatient psychotherapy project, 5 years after end of treatment. Scand J Psychol 36:256–268, 1995b
Nilsson T, Svensson M, Sandell R, et al: Patients' experiences of change in cognitive-behavioral therapy and psychodynamic therapy: a qualitative comparative study. Psychother Res 17:553–566, 2007
Ogden TH: On projective identification. Int JPsychoanal 60:357–373, 1979
Reiss D, Hetherington EM, Plomin R, et al: Genetic questions for environmental studies: differential parenting and psychopathology in adolescence. Arch Gen Psychiatry 52:925–936, 1995
Sandell R, Blomberg J, Lazar A, et al: Varieties of long-term outcome among patients in psychoanalysis and long-term psychotherapy: a review of findings in the Stockholm Outcome of Psychoanalysis and Psychotherapy Project (STOPP). Int J Psychoanal 81:921–942, 2000
Shedler J: The efficacy of psychodynamic psychotherapy. Am Psychol (in press)

Sherwood M: The Logic of Explanation in Psychoanalysis. New York, Academic Press, 1969
Silberschatz G, Fretter PB, Curtis JT: How do interpretations influence the process of psychotherapy? JConsult Clin Psychol 54:646–652, 1986
Spillius EB: Clinical experiences of projective identification, in Clinical Lectures on Klein and Bion. Edited by Anderson R. London, Tavistock/Routledge, 1992, pp59–73
Squire LR: Memory and Brain. New York, Oxford University Press, 1987
Stanton AH, Gunderson JG, Knapp PH, et al: Effects of psychotherapy in schizophrenia, I: design and implementation of a controlled study. Schizophr Bull 10:520–563, 1984
Stern DN: The Interpersonal World of the Infant: A View From Psychoanalysis and Developmental Psychology. New York, Basic Books, 1985（小此木啓吾・丸田俊彦監訳：乳児の対人世界, 理論編, 臨床編. 岩崎学術出版社, 1989, 1991）
Stern DN: Developmental prerequisites for the sense of a narrated self, in Psychoanalysis: Toward the Second Century. Edited by Cooper AM, Kernberg OF, Person ES. New Haven, CT, Yale University Press, 1989, pp168–178
Stevenson J, Meares R: An outcome study of psychotherapy for patients with borderline personality disorder. Am J Psychiatry 149:355–362, 1992
Stolorow RD: An intersubjective view of self psychology. Psychoanalytic Dialogues 5:393–399, 1995
Svartberg M, Stiles TC, Seltzer MH: Randomized, controlled trial of the effectiveness of short-term dynamic psychotherapy and cognitive therapy for Cluster C personality disorders. Am JPsychiatry 161:810–817, 2004
Target M, Fonagy P: The efficacy of psychoanalysis for children with emotional disorders. J Am Acad Child Adolesc Psychiatry 33:361–371, 1994a
Target M, Fonagy P: The efficacy of psychoanalysis for children: prediction of outcome in a developmental context. JAm Acad Child Adolesc Psychiatry 33:1134–1144, 1994b
Thomä H, Kächele H: Psychoanalytic Practice, Vol 1: Principles. Translated by Wilson M, Roseveare D. New York, Springer-Verlag, 1987
Westen D: The scientific status of unconscious processes: is Freud really dead? JAm Psychoanal Assoc 47:1061–1106, 1999
Westen D, Gabbard GO: Developments in cognitive neuroscience, I: conflict, compromise, and connectionism. JAm Psychoanal Assoc 50:53–98, 2002a
Westen D, Gabbard GO: Developments in cognitive neuroscience, II: implications for theories of transference. JAm Psychoanal Assoc 50:99–134, 2002b
Winnicott DW: Ego distortion in terms of true and false self, in The Maturational Processes and the Facilitating Environment. New York, International Universities Press, 1965, pp 140–152（牛島定信訳：本当の，および偽りの自己という観点からみた，自我の歪曲. 情緒発達の精神分析理論. 岩崎学術出版社, 1977）
Winston A, Laikin M, Pollack J, et al: Short-term psychotherapy of personality disorders. Am JPsychiatry 151:190–194, 1994
Word CO, Zanna MP, Cooper J: The nonverbal mediation of self-fulfilling prophecies in interracial interaction. J Exp Soc Psychol 10:109–120, 1974

第 2 章 査定，適応，そして定式化

　精神力動的精神療法が成功するかどうかは真に適切な患者を選択することにかかっている。治療は常に患者に合わせたものであるべきであり，その逆ではない。適切さの評価はインテークやコンサルテーション・ミーティングで始まり，その場で患者は自分自身の物語を自分自身のやり方で語ることになる。2 つの重要な査定がなされる。すなわち，1) 患者の臨床症状は長期精神力動的精神療法に反応しそうなものであるか？　そして 2) 患者が精神力動的アプローチに適した心理学的特徴をもっているか？　そうはいうものの，これらの決定は入り組んだものであるかもしれないし，ある患者が適切であるかは実際に治療をやってみないことには査定し難いかもしれない。インテークの過程で，臨床家のこころにあるのは，正確な精神力動的診断をきちんと行うことであり，治療を行うことではない。しかしながら患者の視座からは，誰かが自分の話に耳を傾け，あるがままの自分を受け入れてくれるということは極めて治療的である。したがって，よい精神力動的面接につきものである判断抜きの傾聴はその後の精神療法的関係のための道を開くこともあろう。

　最初のミーティングでは，臨床家は患者を上手く導いて見立てをするという目的を達成したがるかもしれない。どんな種類の治療であれ施行する前に，きちんとした診断的理解が確立していることが必要であると説明することは有益であろう。患者にはその目的を達成するためには面接は 1 回では足りないかもしれないといっておくのがよい。

査　定

精神力動的面接

　精神力動的面接を学ぶ精神科レジデントは，長年の教育を通して深く染み込んでいる医学的面接技術を，ある程度捨て去る必要がある。患者は面接状況を不安に思うがゆえに，症状から診断へと進む直線的な経過を避けるかもしれな

い。患者は自分の物語を自分自身のやり方で語ることを望んでおり，思慮深い面接者は，患者が何者であり患者にとって何が重要であるのかを知る方法として患者にしばらくの間好きに喋らせるようである。診断医は症状と病歴に基づく記述的診断を考慮に入れた上で情報を引き出さねばならないが，そこへ至る道のりは極めて変化に富む。患者の**抵抗**のあり様は，患者を悩ませている主要な葛藤に関する手がかりを与えるかもしれない。

協働作業者としての患者と治療者

いずれにしろ，精神力動的面接者は，記述的診断を超えて人としての患者を理解したがる。患者は精神力動的面接における**協働作業者**であるのがよい (Gabbard 2005b; Peebles-Kleiger 2002)。患者に精神力動的治療の心準備をさせ，患者の適正を査定するため，精神力動的面接者は，患者の困難が過去と現在との状況に由来する経験のマトリックスからいかにして生じたかを解明することに患者が協力できるのか知る必要がある。たとえば面接者は「あなたは死の不安を感じ始めたのがこの1月だとおっしゃいました。これらに関心を抱くきっかけになるようなことが何か起こらなかったか思い当たる節はありませんか？」と尋ねるかもしれない。デートに誘う女性に関連して問題を繰り返すある男性患者は，自分のことを女性に虐げられる犠牲者であるとみなしているかもしれないし，問題の原因は主に自分にあるとみなしているかもしれない。面接者はどちらなのか知りたく思い，「すべての女性との関係であなたが繰り返し陥る困難のパタンにおいて，ご自分が何らかの役割を担っていると考えることはできますか？　あなたはご自分がある特定のタイプの女性を選んでいると思われますか？」と患者に尋ねるかもしれない。

力動的精神療法は外科モデルにぴたりとは当てはまらない。患者は医者の能動的な診療行為を受動的に受け入れるのではない。むしろ患者と治療者は探索の旅におけるパートナーである。面接者は査定過程の早いうちからこのことを明確にして，以降の雰囲気を決定付けておきたいと思う。精神力動的な考え方に神経科学の見解を精緻に応用することが増えてきた結果，見立ての経過中の非言語的コミュニケーションがますます高く評価されることになった。精神力動的面接者は，患者の幼少期に生じる最早期の愛着の関係性から手続き記憶として据え付けられた関係性の「ハウツー」を知ることで，患者が面接者とどのように関わるのかを慎重に観察するのがよい。ある患者は視線を合わせず，頭を下げ，優しい声で慇懃に話すかもしれない。次の患者は瞬き1つせず面接者

を凝視し，面接者の注視をあたかもそれがスポットライトででもあるかのように満足気に受けるかもしれない。第3の患者は彼が性愛について話す毎に，その話題に触れるだけでも恥ずかしいのだと視線を逸らすかもしれない。

　早くも1914年に，フロイトは患者が想起や言語化できないことは面接室の中で行為として反復されるであろうと記していた（Freud 1914/1958）。無意識の顕現は，黙示的手続き記憶の観点では，面接を通しての患者の体の動き，声の調子，息遣い，そして話し方で丸見えになっている。

　転移と逆転移とは面接を始める前からですら形をなし始め，実際に面接が進行するにしたがってより一層明確になる。各当事者は紹介元の見解，電話でのやり取り，あるいはクリニック来院時に対応した受付からの情報に基づいてもう一方に対する予想を抱く。パーソナリティの査定は，精神療法が適切かを精神力動的に査定する上で常に骨子となる。面接で現れる転移と逆転移とに関する情報は，患者のパーソナリティ構成について非常に多くのことを教えてくれる。

　パーソナリティに関する現代的視点は5つの基本的構成要素を含んでいる（Gabbard 2005a）。すなわち，1) 生物学に基づく気質，2) 情動状態とつながっており対人関係に外在化される自己や他者に関する内的表象の布置，3) 長きにわたり持続して安定した包括的自己感，4) 特徴的な一連の防衛機制，そして5) 関連した認知スタイル，である。精神力動的面接者は患者のパーソナリティについて以下のように考えることが非常に価値のあることであると分かるであろう。すなわち，この患者が無意識に試みているのは，ある関係性のパタンを現実化することであり，それはほとんど意識されていないか全くもって意識的気付きの外にある願望を反映したものであると。各患者は面接者に巧妙にある種の反応をさせたり経験をさせたりする。こうして，性格特性は面接者との相互作用という転移‐逆転移の次元において内的対象関係を現実化するという役割を果たす（Gabbard 2005a; Sandler 1981）。精神力動的臨床家は臨床的相互作用という，「いま，ここで」の経験に没頭することで，患者の内的世界と他の関係における典型的関係性のパタンとを特権的に垣間見るための手段とするのがよい。男性患者と女性精神科医による以下の例を検討してみよう。

　　患者：私は33歳で独身です。私はこれまで私にきちんと接してくれる女性に出
　　　会ったことがありません。私の最初の恋人は私を騙して捨てました。私の前妻
　　　は私のクレジットカードを利用限度額目一杯まで使った上で離婚を申請しまし

た。私が出会うすべての女性は私を何らかの形で利用しようとしているようです。誰一人として私を人として扱いません。
精神科医：あなたはどこかに信頼に足る女性がいるはずだということを信じることができなくなってきているようですね。
患者：先生はそこのところはよくご存知だと思います。私は世捨て人として暮らしていったほうがいいのではと考え始めていました。でも，先生がこの辺で一番の精神科医だと聞き及んで，先生ならこれまで私をガッカリさせてきた他の女性とは違って頼りにできるのではと希望を持ってきたんです。
精神科医：私のここでの唯一の関心事は，あなたがご自分を理解するのをお手伝いすることです。あなたは私が信頼に足り信用できるとあてにして構いません。私はあなたの信頼を勝ち得ると約束します。

　患者の女性精神科医に対する自己紹介の仕方は，いまここでの臨床相互作用において内的対象関係を現実化している明白な例である。彼は人生で女性から手酷く扱われてきたということを明らかにし，彼を見立てる人物に特定の反応を引き起こしている——彼女はこの患者の人生におけるすべての不実な女性とは違った存在であろうと決意している。彼は面接者を褒めそやして理想化し，彼女は厳しく中傷された犠牲者という彼の役割に対応して，即座に理想化された救済者の役割を取っている。患者の関係の持ち方が逆転移反応を引き起こしているが，それは患者の世界における強力な内的人物像を表象するものである。
　この事例では，患者から押しつけられた役割を面接者が受け入れた。別の治療者なら反対の立場を仮定することでその役割に対し防衛したかもしれない。たとえば，別の女性治療者はいぶかしげな態度を取って，患者がそんなふうだから余計に自分が犠牲者であるかのように感じるのではないかと挑戦してみるかもしれない。さらに別の治療者は見捨てる女性の役割に無意識に同一化し始め，患者を厄介払いしたいという圧力に抗する反応として防衛的に過度に共感的で親切になるかもしれない。臨床家は自分自身の一連の内的対象関係に基づいて，そして患者が臨床家に臨床家自身の過去の人物を思い出させるかどうかによって異なる反応をするであろう。これらの反応のいずれもが結果として有意義な探索になるかもしれない。見立てをする者はすべての反応に対してこころを開くことが必要で，患者に「正しい」方法で反応しようと必死に努力することを避けるべきである。

防衛機制

　精神力動的臨床家は各々の患者を特徴付ける特定の防衛機制の布置を査定することにも関心がある。構造論モデルでは，防衛機制は無意識の性愛願望や攻撃願望に気付くのを防いでいるとみなされている。しかし現代の精神力動的な考え方では，欲動の圧力に対し防衛するためだけのものとして受け取られることは少なくなってきている。今日，精神力動的な見立てをする者は防衛を，（たとえば否認や極小化を通して）恥や自己愛の脆弱性に直面したときに自尊感情を保持するものとして，見捨てられや他の危機によって危険に晒されていると感じるときに安心感を確保するものとして，そして自らを外的危険から隔離するものとしてみているようである。

　防衛機制は単に情動や受け入れがたい観念を防衛するだけではない。つまり，それらは自己と対象との関係をも変える（Vaillant and Vaillant 1998）。それらは過去の内的対象との間や外的現実における現在の重要な他者との間に存在する未解決の葛藤を何とか処理するのを可能にしているともいえる。防衛は，患者のパーソナリティを見立てる際，ほとんど常に関係性の中に組み込まれている。特定の防衛は特定のパーソナリティや，場合によっては，パーソナリティ障害と関連している。たとえば，妄想性パーソナリティの患者は主要な防衛として投影を用いる。というのもそのおかげで彼らは不快な感情を否認し，それらを他者のせいにすることができるからである。それゆえ彼らは自分自身に対する自己批判を面接者に当てはめ，自らが批判的攻撃を受けるよりも情報を差し控えることを選ぶかもしれない。

　一方で，スキゾイドの人は，主要な防衛としてしばしば空想への退避を用いることで対人関係につきものの不安に対抗する。スキゾイドの患者はあまりに遠くにいて手が届かないかのようであると精神力動的な見立てをする者は気付いているかもしれず，そのような患者への逆転移反応で，治療者はいかなる情緒的接触も不可能なような地点へとどんどん遠ざかっていると感じるかもしれない。すると防衛は，患者の内的対象関係と呼応して作用し，精神力動的面接中に特定の組み合わせの転移と逆転移とを進展させる。

　防衛機制は，もっとも原始的なものからもっとも成熟したものまで，階層制とみなすことができる（表2-1）。

　分割や投影同一化のような原始的防衛は，通常は境界パーソナリティ障害のような原始的な構造のパーソナリティと関連がある。分割では，自己と他者との矛盾する諸側面を区分化することで，それらを未統合のまま維持し，葛藤が

表 2-1 防衛機制の階層

防衛機制	解　説
原始的防衛	
分　割	統合が不可能そうな自己や他者の経験を区画化すること。人が行動，思考あるいは情動における矛盾に直面するとき，彼／彼女はその差異をあっさりと否認し無視する。この防衛は，自己や他者の2つに分極した側面の不一致から葛藤が生じるのを防いでいる。
投影同一化	精神内的防衛機制であると同時に対人コミュニケーションでもあるこの現象は，巧妙な対人関係上の圧力により自己や内的対象の側面を別人に投影し，その特徴を担わせるような行動を伴う。投影の標的となった人物は，次には，投影されたものに沿って行動し，考え，感じ始める。
投　影	受け入れがたい内的衝動やそれらの派生物をあたかもそれらが自己の外側にあるかのように知覚し反応すること。投影同一化との違いは，投影の標的は変化しないということにある。
否　認	感覚データを無視することで直面しがたい外的現実の諸側面に気付くのを避けること。
解　離	よるべなさや制御を失うということに直面して，心理的に制御できているという錯覚を維持するために，同一性，記憶，意識，あるいは知覚の領域における連続性の感覚をバラバラにすること。分割に似ているけれども，解離では，自己と出来事とが分断しているため，極端な場合，出来事の記憶の改変を伴う。
理想化	軽蔑，羨望あるいは怒りといった否定的な感情や不安を避ける手段として，完璧あるいはほぼ完璧な性質を他者に帰すこと。
行動化	痛々しい情動を避ける手段として，無意識の願望や空想を衝動的に行為で表す（エナクトする）こと。
身体化	情緒的苦痛や他の情動状態を身体症状に転換すること，および（精神内的というより）身体的な関心に注意を集中させること。
退　行	より早期の発達段階に戻ること，あるいは現在の発達水準に関連した葛藤や緊張を避けるべく機能すること。
スキゾイド空想	対人状況についての不安を避けるため個人的な内的世界へと退避すること。

表 2-1 防衛機制の階層（続き）

防衛機制	解説
高次のレベルの（神経症的）防衛	
取り入れ	ある重要な人を喪失したことに取り組む手段としてその人の諸側面を内在化すること。対象に支配を及ぼしているという錯覚を自分に付与する手段として敵意や悪い対象を取り入れることもありうる。取り入れは発達の正常部分として非防衛的な形でも生じる。
同一化	別人の性質をその人のようになることで内在化すること。取入れが「他者」として経験される内在化された表象へと至るのに対して、同一化は自己の部分として経験される。これもまた、正常発達における非防衛的機能を果たしうる。
置き換え	一つの観念や対象に関連した感情を何らかの形で原本に似た別物に変更すること。
知性化	やっかいな気持ちを避けるために過剰で抽象的な観念作用を用いること。
感情の隔離	情緒的混乱を避けるためにある観念をそれと関連した感情から切り離すこと。
合理化	受け入れがたい態度、信念や行動を自分にとって我慢のできるものにするために正当化すること。
性愛化	否定的な経験を興奮に満ち刺激的なものへと変化させるため、またはその対象に関連した不安を寄せ付けないためにある対象や行動に性的な意味を与えること。
反動形成	受け入れがたい願望や衝動をその反対のものへと変形すること。
抑圧	受け入れがたい観念や衝動を追放すること、またはそれらが意識に入ってくるのを遮ること。この防衛が否認と違っているのは、後者が外的感覚データに関連しており、一方抑圧は内的状態に関連しているということである。
打ち消し	事前の言動の性的、攻撃的あるいは恥ずべき含蓄を、その反対のことを詳しく説明したり、明確にしたり、実行することで否定しようと試みること。

表 2-1　防衛機制の階層（続き）

防衛機制	解　説
成熟した防衛	
ユーモア	不愉快な情動や個人的な不快感を減じるために困難な状況に滑稽かつ（あるいは）風刺的な要素を見出すこと。この機制は起こっていることをじっくり検討することができるように出来事から適度な距離をとり客観的に見ることを可能にもしている。
抑　制	特定の気持ちや状態や衝動に関心が向かないよう意識的に決心すること。この防衛が抑圧や否認と異なっているのは，無意識というよりも意識的であることである。
禁欲主義	経験の快楽的側面を，その快楽によって内的葛藤が生じるがゆえに削除しようと試みること。この機制は聖職者の独身のように，超越的あるいは崇高な目的に役立ちうる。
愛他主義	自らを自分自身のニーズ以上に他者のニーズに捧げること。愛他主義的行動は自己愛的問題のために利用されることがあるが，それだけでなく社会への偉大な業績や建設的貢献をも生み出しうる。
予　期	将来の業績や達成について計画し考えることで即座にえられる満足を先延ばしにすること。
昇　華	社会的に好ましくない，または内的に受け入れがたい目的を社会的に受け入れられるものへと変形すること。

生じないようにしている。こうして，分割を用いる人は何の葛藤も抱くことなく全く正反対の行動に携わることができる。たとえば，境界パーソナリティ障害の 29 歳女性患者は，男性たちがあたかも単なる「肉の塊」か「性の対象」でしかないかのように彼女の体を見つめようとすることに繰り返し不満を述べた。ほどなく彼女は自分のビキニ姿の写真を『プレイボーイ』誌に送りつけ，自分を雑誌のモデルに雇う気がないか問い合わせた。彼女の治療者は，『プレイボーイ』のモデルになりたいということは，男性が自分を性の対象としてみるという彼女の懸念と完全に相反すると指摘した。その相反をあっさりと無視して，彼女は「あら，まぁ。『プレイボーイ』の写真ってとっても趣味がいいのよ」と答えた。

　分割は神経症的構造の患者ではあまり多くは見られない。というのも彼らは通常，対立する願望，自己表象，そして対象表象の間での葛藤を精神内的に経

験しているからである。たとえば，強迫性パーソナリティの特徴をもつ患者は，感情の隔離，反動形成，そして知性化のような防衛を用いる傾向が強いであろう（Gabbard 2005b）。これらの防衛は，強烈な感情を和らげ，代わりに認知を強調することを特に目的としている。強迫性パーソナリティ障害の患者が怒りに直面すると，強烈な感情を避けるために事実やデータに集中しようとしたり（知性化），敵意を表現するのを避けるために過度に親切で丁寧になったり（反動形成）する。次にこれらの防衛は一連の内的対象関係と協力して作用し，見立ての過程中に望んでいた特定の相互作用を実現化するであろう。その患者は親的な人物像（すなわち面接を実施する臨床家）の是認をえられる従順で信用できる子どものように見えることを願うかもしれない。このように，望んでいた相互作用それ自体を，治療者が患者の厳しく批判的な超自我を具現化するという懸念すべき相互作用に対する防衛として見なすことができる（Gabbard 2005a）。

メンタライゼーション

メンタライゼーション mentalization の概念は，愛着理論に由来するのだが，さらに別の次元の精神力動的評価を提供し，患者の性格やパーソナリティの構造レベルを同定する助けとなる。原始的パーソナリティ構造と不安定な愛着との間には強い関連がある（Alexander et al. 1998; Patrick et al. 1994; Stalker and Davis 1995）。境界パーソナリティ障害のような原始的パーソナリティ構造をもつ患者は，経験した早期の外傷をしばしば解決することができず，したがって外傷をやり通す手助けとなるような首尾一貫した精神的枠組みを考え出すことができない。

フォナギーら（Fonagy et al. 1996）は，これら早期の無視・放置や外傷を処理することの困難さについて研究し，**メンタライゼーション**の概念を発展させた。これは「他者の行動だけでなく，他者の信念，感情，希望，計画などの**概念**にも子どもが反応できるようになることであり，発達により獲得されるもの」と定義された（Fonagy and Target 1997, p.679）。これらの調査研究者たちは，メンタライゼーション能力の調査指標をも開発し，**リフレクティヴ機能** reflective function と名付けた。これはメンタライジングという術語としばしば同義的に用いられる。愛着が安定したものであれば，メンタライゼーションは自動的かつ無意識に起こり，ピアノを弾くことや自転車に乗ることと同じように手続き記憶としてコード化される。子どもは愛着が安定していると，感情，

欲望，信念，そして期待の観点から人を理解する能力を発展させる。したがって，メンタライゼーションとは，自分や他者が何らかの形で行動する際の動機となる内的世界を子どもが知覚できるようにするための能力である。それはまた，人物像の**表象**に関連した他者**知覚**とその人物の実際のあり様との差異を子どもに認識させる。

　発達論的視座からメンタライゼーションをみると，3歳未満の子どもは心的等価モード psychic equivalence mode で機能する傾向がある。心的等価モードでは事物の実際の有り様と知覚のされ方とが識別されない。しかし親や養育者との安定した愛着があれば，3歳から6歳の間で，子どもは徐々にごっこモード pretend mode と心的等価モードとを統合する。すると表象と現実との間の差異が固定化し始める。たとえば，もし4歳の男の子が8歳の姉に「赤ちゃんとママ」遊びを一緒にしてくれるよう頼むなら，彼は姉が現実には母親ではないし自分は現実には赤ん坊ではないということを知っていることになる。彼は自分と姉が単に遊んでいるだけであると認識しており，それができるのは彼らにメンタライズ能力があるからである。力動的精神療法では，この「遊び」の能力が決定的に重要である。というのも，それゆえに患者は転移によって知覚される治療者と治療者の現実のあり様との間の違いを理解できるからである。診断的な見立てにおいてでさえ，知覚や信念と事実とを識別する患者の能力を探索することができるかもしれない。たとえば「あなたの上司は**現実に**あなたを嫌っているのだと思いますか？　あるいは単にあなたがそのように感知しているだけなのかもしれないと思いますか？」と尋ねてみてもよいであろう。

パーソナリティ構造のレベル

　精神力動的臨床家は，患者のパーソナリティ構造のレベルを決定するために，防衛機制，内的対象関係，自我の強弱，そしてメンタライズ能力の査定を組み合わせて用いる（表2-2）。この査定はDSM-IV-TR（American Psychiatric Association 2000）に基づいたものとは異なっている。それは診断的レッテルというより診断的人物**理解**を含んでいる。その価値は，主としてそれが精神療法の情報源になるという点にある。

　神経症的な構造の患者は自分や他者をよい性質も悪い性質も共に備えた人としてみなし，人を「すべてよい」と「すべて悪い」とに区分化する必要がない。彼らはまた経時的にかなり安定した同一性をもっている。これは同一性が混乱し他者からはその日その日で全くの別人にみえる境界レベルの構造の人とは反

表 2-2　構造のレベル

神経症的レベル	境界レベル
超自我はしっかり統合されているが懲罰的でない	超自我の統合は最小限；配慮や罪悪感の能力はかなり変動する
抑圧，反動形成，知性化，行為と打ち消し，そして置き換えを含む高いレベルの防衛	分割，投影同一化，理想化，そして脱価値化を含む原始的防衛
適度に安定した同一性，そして両価的に評価される全体対象や3者間葛藤ににょって特徴付けられる内的対象関係	混乱した同一性，そして「全体」というより「部分的」性質の対象関係-「すべてよい」や「すべて悪い」側面への分割
良好な衝動制御，正常な判断，一貫性のある現実検討，息の長い作業能力を含む顕著な自我の強さ	衝動性，正常に機能しない判断，現実検討での安易な妥協，作業の持続困難を含む非特異的な自我の弱さ
葛藤に基づいた病理	葛藤と同時に存在する重大な欠陥
正常なメンタライジング能力	障害のあるメンタライジング能力

対である (Kernberg 1976)。神経症的な人はまた相当円滑に機能するけれど厳しく批判的な超自我をもっている。それゆえ，大体いつも必要以上に自虐的であり罪悪感をもっているかもしれない。彼らはまた些細に思えることで大層頭を悩ましているかもしれない。境界レベルの構造の人では超自我はそれほど円滑には機能しない。彼らはあるときには罪悪感をもたずに他者を傷付けることができるかもしれないし，またあるときには自分がしたことに並外れた罪悪感と自暴自棄の気持ちをもつかもしれない。境界構造が（分割，投影同一化，理想化，脱価値化のような）原始的防衛に関連しているのに対し，神経症的構造の人は（反動形成，知性化，置き換え，抑圧のような）神経症的範囲の防衛をより備えている傾向がある。

　神経症的な構造の人は，相当な精神内的葛藤を経験する。そして人や出来事についての自分の表象が必ずしもその人や出来事の実際の姿と同じではないと認識できる完全なリフレクティヴ機能をもっている。彼らはまた自分の行動が内的な信念や感情の状態によって動機付けられていると理解することもできる。それに反して，境界レベルの構造をもつ人は，葛藤と同時にしばしば相当な自己組織の欠損をもっている。そしてリフレクティヴ機能はほとんど発達していない。彼らはしばしば事物を，内的状態に動機付けられたものというより，単にわが身に降りかかっているものとして経験する。最後に，自我の強さ——衝

動制御，判断，息の長い作業をする能力，および現実検討を含む——は，神経症的な構造の人に特有である。境界構造は，衝動性，正常に機能しない判断，作業を持続する困難，および現実検討の一時的欠如のようなさまざまな自我の弱さと関連している。これらの欠如は一般に，ストレス下での一過性の妄想的思考や，組織化されていない状況での軽い連想の弛緩を引き起こす。

　患者の構造レベルを査定することは，精神力動的精神療法の適性を決定するのに非常に有用である。力動的治療者は，患者にどうアプローチするかを，高度に探索的または表出的なものから支持的または抑制的なものまでの連続体上で調整する。神経症的構造レベルであることは，力動的治療の高度に探索的なアプローチにとってよい兆候であり，一方境界構造の場合は，一般に治療者は支持的介入や心理教育的介入をも供して，リフレクティヴ機能を高め，患者の自我の欠損部分を支え，自己と他者に関するバラバラな見解を患者が統合するのを手助けすることが必要である。極めて探索的，表出的な精神療法に対する患者の適性を決定するに当たって，いくつかの付加的特徴が探索的治療を用いる能力が良好であることの予測となる。すなわち，1) 自分を理解することへの強い動機付け，2) 著しく苦しんでいること，3) 欲求不満への耐性が高いこと，4)（洞察を可能にする）心理的資質，そして 5) 類似やメタファーの観点で考える能力，である。

　患者を見立てるときには，患者の心理的資質がそのアプローチを用いるに足るだけのものであるかどうかみるため，試みの解釈として何らかの洞察を供してみることも役に立つ。たとえば，41歳の男性患者は，精神科医が彼のことを，彼は自分が職場環境で同年代の他の男性の水準に達していないと感じていると見立てていることに文句を言った。彼は中間管理職から抜け出せずにいるのに，他の人はCEO（最高経営責任者）や副社長へと出世するに至っていた。彼は自分を表出するのが難しいようであった。あるとき彼は見立て役の精神科医に「こんな戯言をあなたに話すのは一種の屈辱です」といった。この精神科医は「もしかしたらあなたはこの状況でもご自分を私と比較して，私の見解にはかなわないと感じているのかもしれません」と答えた。患者はしばらく考えてから次のように答えた。「ええ，あなたは成功した学識深い精神科医であるように思われます。そして私はあなたに較べて何も成し遂げていません。私は何者でもないのです。」この試みの解釈で，精神科医は，職場において自分と他の男性とを比較するという経験が，見立て中の医師-患者関係においても生じている可能性を患者に気付かせようとした。患者はその洞察を上手く用いて，

見立てにおいて何が起こっているのかをさらに理解するに至った。この反応は探索的精神療法によい適性があることを示唆した。

それに反して，何らかの支持的作業が力動的精神療法において欠かせないであろうということを示唆する特徴が，境界レベルのパーソナリティ構造の他にも数多くある (Gabbard 2005b)。これらの要素に含まれるのは1) 患者が深刻な人生の危機の真っ只中にいるということ，2) 欲求不満や不安への耐性が低いこと，3) 心理的資質の欠如につながる過度の具象性，4) 知的に低いこと，5) 自己観察の能力に乏しいこと，そして6) 見立て役との間に信頼関係を築くのが難しいこと，である。

見立ての他の側面

この章で強調しているのは，長期力動的治療のための査定についてであるが，すぐれた見立てというものはそれ以上のことを果たす。精神療法のために患者を見立てる臨床家は，正確な記述的診断にも関心を払うのがよい。患者に自分のストーリーを語ることを認めて後も，面接者は患者の症状，経過，家族歴，そして薬物療法への反応性に焦点を当て，完全な臨床像を得るようにする。診断や治療についての本当の生物心理社会モデルでは，記述的診断と（示された）診断に合わせた身体治療とが，最終的な治療計画の一部となるのがよい。

身体疾患の存在を除外するため，プライマリケア医による徹底的な身体的精査を計画するべきである。ある場合には臨床検査や画像検査が必要となるかもしれない。また心理検査も診断の悩ましい症例で非常に役に立つ。完全なプライヴァシーを強く要求する患者もいるが，多くは見立てをする者が家族や重要な他者と面接して歴史的な情報を補完することに異論を示さない。これら追加の情報源は非常に重要である。というのも近しい家族は直の観察に基づく，患者が見落としてきた情報をもたらすかもしれないからである。家族や伴侶との面接は，心理療法についての教育を施し，それが信用に足るものであるということを明確にする機会をも与えるかもしれない。要するに，家族と会うことは，患者の臨床像に関する文化的かつ社会的な要素にしばしば光を当てるであろう。

適　応

前節で記したように，精神力動的査定には，患者のパーソナリティ構造を見立てることで，患者の障害や臨床症状が力動的治療に反応しそうかどうか決定

すると同時に，精神力動的治療が適切であるかどうかを決定することが含まれている。長期間の精神力動的治療の適応は，厳密には整備されていない。というのも，この特定の様式に反応する条件が何であるかについての組織的に対照化されたデータが不足しているからである。もし短期間の精神療法や特定の投薬により患者の問題の治療が上手くいくなら，そのうえ，もし患者が徹底的な理解に興味がないならば，長期間の力動的治療は適当ではないであろう。しかしながら，短期の治療アプローチと薬物療法とでもって患者の苦痛を処理しきれないときには，長期間の力動的治療アプローチの適応があるのかもしれない。

　短期と長期，双方の精神力動的精神療法のメタ分析を評価して，ライクセンリング Leichsenring (2009) が短期および長期精神力動的精神療法の適応があると結論付けた障害は次のとおりである。すなわち，うつ病性障害，不安障害，身体化障害，摂食障害，物質関連障害，境界パーソナリティ障害，およびC群パーソナリティ障害。こうした障害のいずれにより長期間の治療が必要かとなると，たいていの場合，患者個人の心理的特徴と，障害の複雑性や併存症との組み合わせ次第である。さらに，自己愛性や演技性など，いくつかの種類のパーソナリティ障害では，厳密な無作為化対照試験が行われたことがない。それにも関わらず，そうした疾患には長期精神力動的精神療法や精神分析が必要かもしれないということを示唆する臨床文献がある。神経症的性格構造や，強迫性，回避性，依存性，自己敗北型，そしてヒステリー性（高レベルの演技性）のパーソナリティ障害を有する人には，長期間の精神療法や精神分析が有益かもしれないという合意が広くある (Gunderson and Gabbard 1999)。不安障害やうつ病性障害で長期の治療が必要となるのはどのような患者かということを解明するのは，かなりややこしい。第1章に記したネクト Knekt ら (2008) の研究が例証しているように，気分障害や不安障害の患者は長期の治療でかなりの改善を示すかもしれない。短期療法と長期療法，どちらの適応が相対的に高いかは，患者ごとに異なるさまざまな要素に基づき，治療者と患者との間で協働して決定するのがよい。

　ある種の全般性不安障害の患者も長期間の精神力動的精神療法を用いて，彼らの不安の理由をよりよく理解し，それに耐えるようになることで，生活の妨げにならないようになるかもしれない。他の不安障害――パニック障害，社会恐怖，そして外傷後ストレス障害のような――は短期治療に反応しないかもしれない。これらの場合では，長期力動的治療が，変化に対する患者の抵抗を探索し，症状の力動的起源を理解するために必要であるかもしれない。神経性無

食欲症を含む，ある種の摂食障害の患者も，長期間の精神力動的精神療法を必要とするかもしれない（Dare 2001）。

3つのB群人格障害——自己愛性，境界性，そして演技性——もまた，彼らが短期療法に反応することはめったにないがゆえに，長期間の精神力動的精神療法を用いる適応である（Gunderson and Gabbard 1999）。しかしながら，自己構造の欠損や機能不全のメンタライジング能力を扱うためには，通常，何らかの支持的介入が追加される必要がある。患者によっては，自我脆弱性が存在すると，もっとも効果的であるためには洞察と同時に支持的アプローチが要求されるかもしれない。ある種の大うつ病性障害，気分変調性障害，あるいは抑うつパーソナリティ特性の患者は，効果を最大限に得るため，しばしば抗うつ薬投与と同時に長期力動的治療を必要とするかもしれない（Blatt 2004; Gabbard 2005b）。

長期間の精神力動的治療の禁忌には，強迫性障害の症状を直接治療することが含まれる。強迫性障害患者における強迫症状の意味がどんなに魅惑的であろうとも，強迫性障害の症状が精神力動的精神療法のみで消失すると報告された例は1つもない。行動療法と選択的セロトニン再取り込み阻害薬との組み合わせが，一般的な治療選択である。それにもかかわらず，力動的治療は関係性の問題や薬物療法のコンプライアンスの問題を何とか処理するための補助治療として役に立つかもしれない。アルコールや薬物を盛んに乱用している患者も，物質乱用がコントロールされるまでは長期間の精神力動的精神療法から利益をえられそうにない。反社会性パーソナリティ障害の患者は，I軸診断として大うつ病性障害をもっているか，後悔や罪悪感の能力をいくらかでももっているかしない限り，一般にいかなる治療形態にも反応しない（Woody et al. 1985）。

われわれはまだ精神病レベルの構造の患者について議論していない。一般に，統合失調症患者は，総体的な治療計画の一環として，相当量の薬物療法，入院治療，認知行動的技法，そして支持療法を必要とするであろう。彼らはまた，認知の修正や職業支援も必要とするかもしれない。それにもかかわらず，精神力動的精神療法の原則は，総体的な治療計画の中で非常に役に立つことがしばしばあるかもしれない（Lucas 2003）。他の治療が主要なものであるときでさえ，精神病患者を精神力動的に理解することは，よくなることへの患者の抵抗や治療者の逆転移による困難を見立てるのに有益でありうる。ある種の双極性患者も，寛解しているときには精神力動的治療で治療しうるかもしれない。もっとも常に投薬と併用してではあるが（Gabbard 2000）。

精神力動的定式化

　患者を徹底的に見立て，対象関係のレベル，自我の強弱，自己一貫性，リフレクティヴ機能，そして欠損対葛藤をすべて査定することで，精神力動的定式化は治療を計画するうえで有益なものとなる。精神科レジデントや他の訓練生は，過剰にやろうとするあまり，しばしば定式化に相当な困難を感じる。よい精神力動的定式化とは事実上，生物心理社会的であり，臨床像を説明し治療に情報を与える患者理解を簡潔に記述したものからなる。

　精神力動的定式化では3つの構成要素が不可欠である（Sperry et al. 1992）。第1に，1つから2つの文章で，臨床像の性質とそれに関連するストレス因とを簡潔に記述する。第2は，ときとして初心者にはもっとも難しいことであるが，一連の説明的仮説である。生物学的，精神内的，そして社会文化的要素がどのように臨床像に寄与しているか？　また，これら3組の要素がそれぞれどのように相互作用しているか？　精神力動的定式化の第3の構成要素は，先の2つの構成要素が治療と予後とに与えてくれる情報はどのようなものであるのかに関する簡潔な記述である。

　これら3つの構成要素を同定し明確に述べることは，精神療法を学んでいる訓練生には骨の折れることのように思われる。しかしながら，いくつかの主要原則をこころに留めておけば，その作業はそれほどとっつきにくいものではなくなりうる（Kassaw and Gabbard 2002）。

1. 包括的であろうとしないこと。患者の困難をすべて説明することなど誰にもできやしない。患者の問題の核であると思われる1つか2つの決定的なテーマに焦点を当てよ。
2. 患者の歴史的物語はひとつの構成物であり，患者の病因論について多くを伝えるものであるとこころに留めよ。患者が自分の生活歴と問題とをどのように概念化するかで，彼らがどんな人物であるのかが随分と明らかになるであろう。
3. 患者に援助を求めさせることになった症状や不快な情緒状態のきっかけとなったかもしれないストレス因を常に探そう。
4. 患者のいうことだけでなく，患者の話し方や非言語的情報にも関心を払おう。
5. 患者との相互作用に由来する「いま，ここで」の転移や逆転移のデータを

利用して，過去や現在の関係性における患者特有の困難を理解せよ。
6. 患者の防衛機制を観察する一番の方法は，査定面接中にそれらが抵抗としてどのように機能するかに留意することである。
7. 患者の関係性のパタンが精神療法中にどのように現れ，その経過にどのように影響するかを予測せよ。
8. 精神力動的定式化は**単なる**一仮説あるいは一連の仮説に過ぎないことを常にこころに留めよ。精神力動的定式化は，新しいデータが現れ，治療者が患者の理解をさらに深めるにつれ，絶えず修正されなければならない。

ある臨床例がこれらの原則を例証すると思われる。

　　38歳の離婚歴のある女性Bは，「やっかい」な人物と新たに関係が始まりつつあること，および抑うつ症状を経験していることを理由に訓練生のいるクリニックを訪ねてきた。彼女は，10代後半以来，抑うつ的な思考や気持ちに打ち勝つことが一向にできずにいるといった。彼女は，「落ち込み」を感じること，何事にも関心をもてないこと，意欲の低下，傾眠に陥ること，そして集中力が低下していることについて述べた。彼女はまた，絶望し価値がないと感じていることについて述べた。
　　彼女の両親は彼女が12歳のときに離婚した。しかし彼女はその日が来ることは彼女が8歳のときから分かっていたといった。彼女は19歳で結婚し5年後に一子をもうけた。子どもからの要求に圧倒され，彼女は息子が生まれてからの7年間ずっと抑うつ的であった。彼女は，家庭でのよい役割モデルをもてなかったので，母親になることは自分にとって並外れて挑戦的なことであるといった。彼女の夫は彼女に働いてもらいたがったが，彼女は夫の期待にも答えることができなかった。
　　彼女はクリニックにやってくる4年前に離婚し，目下のところ一人暮らしであった。彼女が自由になる時間のほとんどを注いでいるのは，元夫と暮らす息子である。彼女は最近知り合った2人の男友達と付き合いながら，店員として働いている。彼女はまた，片手間に大学へ行って学士号を取ろうともしている。
　　彼女は，彼女の見立てをしている男性レジデントであるC医師に，自分はアルコールとセックスに依存していると告げた。彼女は，同じアパートにいた年配の男性たちが彼女に酒を買ってきた13歳のときから飲み続けているといった。10代前半だというのに，彼女はこれら年配の男性たちを性的に惹き付けて，小悪魔的に誘惑した。彼女に酒を買ってきたうちの1人が特に彼女の興味をそそり，彼女はわずか13歳で彼と性交した。最終的に彼女はコカイン，アンフェタミン，その他の非合法ドラッグに手を出し始めた。彼女は，自らを多くの性的パートナー相手に散々「乱れている」と評した。彼女は，母親は情緒的に不安定でいつも混乱していた

め，彼女の面倒をみることは実際に不可能だったといった。彼女は母親が父親にしばしば怒鳴っていたのを憶えており，母親は精神病なのかもしれないと考えることがよくあった。

患者は，アルコール依存症の父親に対する著しい軽蔑を表明した。彼は結婚している間も公然と「女遊び」にふけった。彼はBにほとんど関心を払わなかった。彼が積極的に何かいったりしたりするのは，彼女の外見がらみのことだけであった。彼女は，父親や家族の大部分は彼女をいつも人形のように扱おうとし，彼女が関心をえる主な手段は「かわいくみえる」ことであったといった。彼女は，父親が彼女を訪ねてきて服装がだらしなさ過ぎると告げた大学時代の一場面を思い出した。

Bはアルコホーリクス・アノニマス（AA）の集会に参加しているが，彼女の身元引受人は女性限定のグループを探すように指示をした。というのも彼女がAAの集会への参加を望む理由の一部は男性に出会うことであると身元引受人には感じられたからである。彼女は男性同性愛者のグループに参加することにかなりの欲求不満を洩らした。そこでは彼女はグループの男性を魅了することができず，自分が「透明」に感じられた。彼女は，親しい女性の友人は1人もいないといい，12歳以前に女性と何らかの意義のある関係を持ったことがあるか思い出せなかった。

C医師は，自分がBに対していつになく陽性の感情を抱いていることに気付いた。彼は，彼女との予約時間に対応するため自分の予定をずらすことさえ厭おうとしなかった。彼はまた，自分がいつの間にか彼女を喜ばせようとしており，同時に彼女を混乱させるかもしれない話題を避けていることにも気付いた。彼は自分が過度に共感的であることにも気付いた。たとえば，彼は，彼女自身のためにならないと思う男性を選んでいることについての責任感が軽減するよう熱心に働きかけた。彼は，彼女と同じだけ男たちにも責任があると保証した。C医師はBと会う日には自分が身だしなみに気を遣っており，また自分が常に彼女の服装に注目していることに気付いた。彼女が自分の体をみせつけることで，彼女の身体的特徴に注目することはばつが悪いことであると彼に思わせようとしていると彼は感じた。彼は彼女との時間を終わらすのが一苦労で，もし彼女が必要とするときには臨時のセッションを申し出ることさえあった。彼が感じた性的魅力に加えて，C医師は自分が彼女の父親代わりになりたがっているとも感じていた。

定式化の第1の構成要素は，臨床像およびストレス因の性質についての簡潔な陳述である。Bは38歳，離婚歴のある白人女性で，男性，女性双方との生来の関係性の問題にからんだ抑うつと物質乱用との既往がある。つい最近のストレス因は，彼女が「やっかい」と見なす男性との関係が新しく始まったことである。

第2の構成要素が含むのは，患者の臨床像を説明するための生物心理社会的試みである。精神力動的定式化は，患者の遺伝学的および生物学的素質と患者の社会文化的環境との理解に根差していなければならない。像に寄与する生物学的要素としては，精神病の可能性がある家族歴や父親のアルコール依存を根拠とするアルコール乱用の遺伝学的素因が挙げられる。心理学的仮説を記載してみれば以下のようになるかもしれない。すなわち，Bは幼年期を嵐のような状況の中で母親に無視・放置されていると感じながら成長した。それで彼女は父親からの愛と称賛をえようとして，外見に注意を払い，二人の関係を性愛化した。この過去の関係性のパタンが現在の彼女がAAで出会う男性やC医師との間に持ち込まれている。投影同一化を通して，彼女はC医師を，彼女に性愛的に惹きつけられ，できることなら何であれ彼女に対応しようとする救済者的父親のような人物へと変形している。彼女は彼のこころに訴えるように着飾り，対人的圧力によりC医師が，投影された対象表象，つまり「悪い男たち」から彼女を救い守ろうとする全部よい父親に同一化するような形で彼に関わる。他の男性と彼女の母親を「すべて悪い」と見なすことで，分割も顕在化しているといってよい。

　関連する社会文化的要素が2つある。ひとつはこれまでの人生でずっと男性からの援助が必要であった彼女の深刻な財政的制約であり，もうひとつは中年にアプローチする際に若さと美とが過大評価される社会への彼女の反応である。

　最後の構成要素は，定式化の他の2つの構成要素に基づく治療の経過についての予測である。すなわち，Bは12ステップのプログラム［訳注：AAに準じた匿名の自助グループ］を続けることが必要であろう。というのも彼女の精神療法は現在進行形の物質乱用によって損害を受けていると思われるからである。彼女はC医師に父親的でありながら性愛的役割をとるように魔法をかけることで，精神療法にアプローチするであろうと想定できる。C医師が，彼女が自分についてもっと内省することを手伝おうとしたり，彼女の内的世界を探索することに取り組もうとしたりすると，彼女は拒絶されたと感じ，彼を「悪い対象」にしてしまうであろう。すると彼女はC医師に激怒し，彼女の要求に叶う他の男をどこか別のところに求めるかもしれない。

　この定式化は臨床像の生物心理社会的側面を考慮に入れている。そして，飽くまでも控えめにではあるが，精神療法に影響を与える主なテーマを仮定しようとしている。抗うつ薬もまた，12ステップのプログラムと共に，治療計画の一部となろう。というのも患者はⅠ軸に，物質乱用に加えて気分変調症を抱

えているように思われるからである。Ⅱ軸には，Bは演技性および境界性の特徴を備えているように思われるが，そのことがさらに明確になるには治療の進展が必要となるであろう。彼女の原始的防衛と分割された対象関係とは，境界レベルの構造であることを示唆している。彼女のリフレクティヴ機能はこの点で制限されており，精神療法は内側を覗くための彼女の能力を強化することを試みる必要があるであろう。

要 約

　精神力動的精神療法のために患者を査定することは，精神力動的アプローチを利用する患者の能力という観点から患者の心理的特性を見立てることを含んでいるのがよい。加えて，長期力動的治療に反応しそうかどうかという観点で臨床症候学が評価される必要がある。それゆえに，精神力動的面接は，理解を求めて協働する患者の能力だけでなく患者のパーソナリティに合わせられなければならない。患者の力動的精神療法への適性を結論付けるに当たり，いくつかの鍵となる特性を見立てることが不可欠である。すなわち 1) 超自我機能の性質，2) 患者によって典型的に用いられる防衛機制のレベル，3) 患者の内的世界を反映している対象関係の特徴的パタン，4) 自我の強弱，5) 葛藤に基づいた病理があるのか重要な欠損があるのか，そして 6) 患者のメンタライジング能力。これらの特徴は，患者の性格構造が神経症レベルか境界レベルかを見立て役が決定するのに有用であろう。理想的には神経症的構造の患者が長期精神力動的治療に適しており，一方，境界レベルの構造の人びとは，力動的治療を可能にするために，通常は何らかの支持的戦略を必要とする。

　患者を慎重に査定してようやく，治療の道しるべとしての最初の精神力動的定式化が作成可能となる。その鍵となる構成要素は，臨床像の性質と患者を治療の場に引っ張り出したと思われるストレス因との簡明な記述である。すなわち，生物学的，心理学的，そして社会文化的な要素に触れる一連の説明的仮説であり，患者の臨床像に寄与する諸要素によってもたらされる治療と予後とについての予測である。精神力動的定式化は，常に生物心理社会的であるべきであり，精神療法の経過中に患者のさらなる情報がえられるに従って不断の修正を必要とする一連の仮説であるとみなしておくのがよい。

文 献

Alexander PC, Anderson CL, Brand B, et al: Adult attachment and long-term effects in survivors of incest. Child Abuse Negl 22:45–61, 1998

American Psychiatric Association: Diagnostic and Statistical Manual of Mental Disorders, 4th Edition, Text Revision. Washington, DC, American Psychiatric Association, 2000（高橋三郎・大野裕・染矢俊幸訳：DSM-IV-TR 精神疾患の診断・統計マニュアル．医学書院，2003）

Blatt S: Experiences of Depression. Washington, DC, American Psychological Association, 2004

Dare C: Psychodynamic psychotherapy for eating disorders, in Treatments of Psychiatric Disorders, 3rd Edition. Edited by Gabbard GO. Washington, DC, American Psychiatric Press, 2001, pp2169–2192

Fonagy P, Target M: Attachment and reflective function: their role in self-organization. Dev Psychopathol 9:679–700, 1997

Fonagy P, Leigh T, Steele M, et al: The relation of attachment status, psychiatric classification, and response to psychotherapy. JConsult Clin Psychol 64:22–31, 1996

Freud S: Remembering, repeating and working-through (further recommendations on the technique of psycho-analysis II) (1914), in The Standard Edition of the Complete Psychological Works of Sigmund Freud, Vol 12. Translated and edited by Strachey J. London, Hogarth Press, 1958, pp145–156（小此木啓吾訳：想起，反復，徹底操作．フロイト著作集6．人文書院，1970；道籏泰三訳：想起，反復，反芻処理．フロイト全集13．岩波書店，2010）

Gabbard GO: Psychoanalysis and psychoanalytic psychotherapy, in Handbook of Personality Disorders: Theory, Research, and Treatment. Edited by Livesley WJ. New York, Guilford, 2001, pp 359–376

Gabbard GO: Psychoanalysis, in American Psychiatric Publishing Textbook of Personality Disorders. Edited by Oldham JM, Skodol AE, Bender DS. Washington, DC, American Psychiatric Publishing, 2005a, pp 257–274

Gabbard GO: Psychodynamic Psychotherapy in Clinical Practice, 4th Edition. Washington, DC, American Psychiatric Publishing, 2005b

Gunderson JG, Gabbard GO: Making the case for psychoanalytic therapies in the current psychiatric environment. JAm Psychoanal Assoc 47:679–704, 1999

Kassaw K, Gabbard GO: Creating a psychodynamic formulation from the clinical evaluation. Am JPsychiatry 159:721–726, 2002

Kernberg OF: Technical considerations in the treatment of borderline personality organization. JAm Psychoanal Assoc 24:795–829, 1976

Knekt P, Lindfors O, Härkänen T, et al: Randomized trial on the effectiveness of long- and short-term psychodynamic psychotherapy and solution-focused therapy on psychiatric symptoms during a 3-year follow-up. Psychol Med 38:689–703, 2008

Leichsenring F: Applications of psychodynamic psychotherapy to specific disorders: efficacy and indications, in Textbook of Psychotherapeutic Treatments. Edited by Gabbard GO. Washington, DC, American Psychiatric Publishing, 2009, pp 97–132

Lucas R: The relationship between psychoanalysis and schizophrenia. Int J Psychoanal 84:3–8, 2003

Patrick M, Hobson RP, Castle D, et al: Personality disorder and the mental representation of early experience. Dev Psychopathol 6:375–388, 1994

Peebles-Kleiger MJ: Beginnings: The Art and Science of Planning Psychotherapy. Hillsdale, NJ, Analytic Press, 2002

Sandler J: Character traits and object relationships. Psychoanal Q50:694–708, 1981
Sperry L, Gudeman JE, Blackwell B, et al: Psychiatric Case Formulations. Washington, DC, American Psychiatric Press, 1992
Stalker CA, Davies F: Attachment organization and adaptation in sexually abused women. Can J Psychiatry 40:234–240, 1995
Vaillant GE, Vaillant LM: The role of ego mechanisms of defense in the diagnosis of personality disorders, in Making Diagnosis Meaningful: Enhancing Evaluation and Treatment of Psychological Disorders. Edited by Barron JW. Washington, DC, American Psychological Association, 1998, pp 139–158
Woody GE, McLellan T, Luborsky L, et al: Sociopathy and psychotherapy outcome. Arch Gen Psychiatry 42:1081–1086, 1985

第3章 精神療法の勘所

いざ開始

　最初に見立てのインテークやコンサルテーションを行う臨床家とそのまま精神療法を開始する患者もいれば，コンサルテーション医から精神療法のために他の誰かを紹介される患者もいる。患者が仲間内から紹介されてくるなら，その紹介のなされ方で，患者についての重要な情報が明らかとなる。紹介元の臨床家の言葉から潜在的な転移 - 逆転移の力動について相当量の有益な情報を見出すことができる。

　ある患者は以下のメモと共に紹介された。「当患者は，何ら特定の精神科的診断を満たさず，情緒的困難すらも持ち合わせていませんが，精神療法過程において少しばかり自分を探索してみようとしています。」精神療法家は内心で「おやおや。だったら患者は治療で何をやろうというのだ？　これは，心理的葛藤や情緒的苦しみを否認し否定するために，患者と見立て役の臨床家とが共謀していることを反映したものだろうか？　患者はあまりに恥ずかしがり屋なので問題を認めることができないのだろうか？」と呟いた。治療者は最初のセッションでこのことを取り上げた。彼女は患者に治療目標をどのように考えているのか尋ねた。彼は「より完璧に」なりたいと答えた。すぐに明らかとなったのであるが，患者は自己愛性パーソナリティ障害であり，彼が求めていたのは，情緒的問題などすでに乗り越えたというイメージを打ち出したいという自らの欲求を理解されることというより，自分が精神的に並外れて健康であるということを認めてもらうことであった。

　別の例で，紹介元の医師は彼が見立てた患者の治療を引き受けようとしている精神科レジデントに「この患者は恐らく，私が出会ってきた中で，もっとも精神療法向けの人であり，もっとも動機のしっかりした患者だ。私が彼女を自分で治療することにしなかった唯一の理由は，金銭的に私と治療するだけの余

裕がないからだ。君はこころを込めて彼女を受け持つことが重要だ。彼女に直面化しようとしたり，何であれ傷付けるようなことをいおうとしてはいけない。というのも彼女は本当にひどい人生を送ってきたのだから」と述べた。患者は「もっとも」なんとかであるとか「最高に」なんとかであるとか紹介元がいっているときには，どんなときであれ，治療者は警戒する必要がある。こうして患者を「特別である」と売り込むことは，逆転移による患者の理想化を反映していることがしばしばで，患者が投影した完璧に愛し完璧に守ってくれる親というものに治療者が同一化していることを示唆している。この転移‐逆転移布置の一部は，すべての攻撃的で否定的な気持ちを二者関係から締め出そうとする無意識的な協定である。この協定はまた，紹介元の医師と新しい治療者との間での分割のもととなる。それがゆえに新しい治療者は，紹介元の医師の期待に背きがちであり，患者を「見捨て」がちである。

新しい治療者との初回の面接での検討課題の一つは，見立てと紹介過程とについて患者がどのように感じているかを探索することであろう。患者は「見捨てられた」と感じただろうか？ なぜインテークした医師が患者の治療を引き受けなかったのかを不思議に思ってはいないか？ 患者は新しい治療者をどう感じているのだろうか？ 患者が特定の問題や歴史的データを，その素材があまりに恥ずかしいので実際の治療者以外とは共有することができないという理由から，見立て役の臨床家に隠していないかどうか尋ねてみてもよい。

ともかく，患者が別の臨床家からの紹介であろうと，その精神療法家によって見立てられたのであろうと，患者と治療者とは，自分たちが最終的に一緒にやっていけるかどうかを決定するために，お互いのことをよく知っていくという過程を経験する。もし治療することが「選択される」なら，それはしばしば，二人の当事者間でのある種の化学反応，すなわち治療者‐患者適合として知られる捉えどころのない構築物のゆえである。

もっとも，治療者と患者とが治療の旅へと共に乗り出すことを決意するとき，幸運以上のものが作用している。患者とラポールを築くことは学習可能な技術である。本当に患者と共にある治療者，患者の物語を受容的に聞く治療者は，患者の人生に意味や価値があることを認証する。患者は話を聞いてもらい理解されたと初回から感じるかもしれない。人びとが長期力動的精神療法や精神分析を求め続ける理由の一つは，見守ってくれる人のいない人生の行く末に彼らが悩まされているからである。彼らが切望しているのは，自分が経験してきたことを認識し，自分の物語に耳を傾けてくれる**立会人**なのである。ポラン

ド (Poland 2000) は，立会人の役割を「患者の自己探索による情緒的衝撃をまさにその瞬間に認識し把握するが，想像で見識を押し付けたりせず随行者としての役に留まる者」(p.18) と記述している。精神療法家の機能の中でももっとも話題にならないものとは，患者の人生を観察し，そこに患者にとって固有の意味があるということをきちんと評価することである。

共感的に傾聴することも患者と治療者との間での治療同盟の発展を促進する。治療同盟は，あらゆる形態の精神療法に適用できる基本概念である。調査研究が例証しているのは，陽性の治療成果を産み出す上で，治療関係の役割がいずれか特定の技法よりも重要であるということである (Butler and Strupp 1986; Horvath 2005; Krupnick et al. 1996; Zuroff and Blatt 2006)。その定義はさまざまだが，調査研究が一貫して示しているのは，同盟が心理療法の成果において決定的に重要な要素であるということである (Horvath and Symonds 1991; Martin et al. 2000)。国立精神保健研究所 National Institute of Mental Health のうつ病治療共同研究プログラムにおける治療同盟が担う役割の解析にて，クルプニックら (Krupnick et al. 1996) は4つの異なる研究群，すなわち短期対人関係療法，短期認知行動療法，投薬および一般外来でのマネジメント，そしてプラセボおよび外来マネジメントの結果を調査した。治療同盟は結果を決定する最も重要な要素であるということが分かった。実際，それはいずれの治療介入自体よりも治療成果においてより大きな分散 (21％) を占めたのである。

陽性の治療同盟は症状変化の重要な指標であり，無意識の葛藤を効果的に解釈するための必要条件である (Luborsky 1984)。良好な対人関係および治療前からの陽性の期待はよい治療同盟を予測する傾向がある (Gibbons et al. 2003)。

定義は無数にあるけれども，いくつかの鍵となる構成要素は，通常，次の構成物と関連している。すなわち，患者が治療者に愛着を感じていること。患者が治療者は有用であると感じていること。そして，患者と治療者とが共通の治療目標に向かって相互協働していると感じていること (Frieswyck et al. 1986; Hilsenroth and Kromer 2007; Horwitz et al. 1996; Luborsky 1984; Luborsky and Luborsky 2006)。力動精神療法において，治療同盟ほど徹底的に研究された概念はほとんどない。多くの調査研究が示唆しているのは，治療同盟の強さとよい治療成果とが正の相関をなすということ，第三者による査定よりも患者による査定の方が成果のよりよい予測因子となる傾向があること，そして，治療早期の同盟がその後に行われる査定よりも成果の予測因子として優れていること，である (Horvarth 2005; Martin 2000)。治療同盟は治療のごく早期，恐

らくは初回面接のとき，すでに形成されており，それがその後の成果を予測するということを，この調査研究は示唆している。

それほど多くない調査研究から，治療同盟を促進するために臨床家が最初の数セッションで何をやるのがよいかということに関する指針が示唆される (Hilsenroth and Cromer 2007)。慎重に耳を傾けること，そして，患者を信頼しているという気持ちや温かさ，理解を伝えることが重要である。同盟を育む上で手助けとなるもう一つの方策は，面接内の過程と患者の情動とを非判断的な態度で探索することである。情緒的であり認知的でもある内容の話をすることも手助けになる。結局のところ，治療者は，より深いレベルで理解と洞察とを促進するための新たな臨床問題を同定することができるだけでなく，そうすることで治療同盟も強化している。

患者が治療者にどのように反応するかが，治療同盟が確立されているかどうかのよい指標である。同盟が存在するのは，患者が治療者によって助けられていると感じているときであり，治療者を協働作業者として知覚しているときである (Frieswyck et al. 1986; Horwitz et al. 1996)。同盟を育むことは，初回面接で，事態を理解するため患者の手助けを求めるときに始まる。可能な限り自然でいることも重要である。初心の治療者は，過度に堅苦しく形式ばった印象を与えがちである。患者に話しかけるときは，他の誰に話しかけるときもそうするように，患者を安心させるような自然な自発性を備えていて欲しい。いわゆる「偉大なる無表情」は，患者のこころを開く手助けにはなりそうもない。治療者は当初，患者を礼儀正しく扱う（たとえば，「スミスさん，ジョーンズさん，ウィルソン博士」）が，姓ではなく名で呼んでほしいということを明確にする患者もいるかもしれない。治療者には，患者との良好な初期ラポールを形成するため，患者の要望に応える賢明さがあってよい。

治療過程を通して，患者には，理解と内省へ治療者が寄せる関心に同一化することが求められる。治療者は患者に好奇心を吹き込み続けようとしてほしい。最初の1,2回のセッションの大部分は，患者と治療者との双方が是認できる妥当な治療目標を協働的努力によって同定することである。これらの目標を系統的に議論することは，しばしば生まれたばかりの治療同盟を強化する。

ある患者は治療に入ることに尻込みする。彼らは，彼らを煩わせているものを癒すことのできる魔法の薬がないということを知って腹を立てているのかもしれない。彼らは治療者の意図に対する基本的信頼を欠いているのかもしれない。彼らは『タイム Time』誌でフロイトは死んだと読んだのかもしれない

（フロイトは儀式上メディアにより数年毎に抹殺され，結局は復活する）。彼らは精神力動的治療の利点は「証明されていない」と耳にしてきたのかもしれない。彼らは治療者が患者と寝ただとか，さもなければ患者を食い物にしたという衝撃的な記事を読んだのかもしれない。インテークでの見立てやコンサルテーションを精神療法過程へと転換するのは，それゆえに多くの場合，大きな挑戦である。

　精神療法家は，精神療法とはどんなものであり，どんなものではないのかを自分の患者と話し合うこころづもりをしておくべきである。精神療法家は，精神生活の大部分は無意識であり，患者の人生における問題をはらんだパタンは完全には患者の意識的気付きの中にない要素によって引き起こされている可能性が高いと説明する必要があるかもしれない。精神療法家は，こころの働きについての知識があり，それがこれらの目に見えない要素を患者が理解する上で手助けになるかもしれない。その上，人間性の基本公理として，他者には自分のみえていない部分がみえている。治療者が演じる役割の一つは，患者について他者が到底話題に取り上げそうにないことの観察を行うことである。患者には，治療者の主な仕事は患者が理解していくのを手助けすることであると告げておくのがよい。治療者の役割が親や友達や恋人のそれとはいかに異なったものであるかを説明することで得るところのある患者もいる。なぜそんなに長期間を要するのかと質問してくる患者もいるであろう。人間は複雑なものである。生涯を通して培われた防衛は容易には解体や探索に結びつかないので，その過程には時間がかかるのである。患者はその過程に抵抗するであろうし，物事を行う際の馴染みの方法に繰り返しこだわり続けた挙句，ようやく変化の可能性がみえてくるであろう。

　一部の懐疑的な患者には，その過程が価値あるものかどうかみるために3カ月かそこらの試験治療を申し出てみることは有益かもしれない。その最後に再査定することが可能である。この試行期間に，患者は，苦悩を生み出すおなじみの葛藤パタンが治療者との関係においても現れているかもしれないこと，事態が進展するにつれ治療関係そのものが吟味の主題になりうることに気付くかもしれない。

　神話も同じように解体される必要があるのであろう。治療者は完全に黙っているわけではない。治療者はこころを読むことなどできない。治療は永遠に続くものではない。治療者はあなたの性的指向性を変えることには関心がない。患者はカウチに横たわって自由連想をする必要はない。その過程は催眠を通し

ての劇的な情緒的カタルシスや除反応の形で回復されるべき過去の埋もれた遺物を求めての遺跡の発掘作業ではない

　議論の経過中に，精神療法のもつ協働的な性質についてはっきりと打ち出すようにしよう。患者は目標を設定する必要があり，それらの目標に向かって作業するための適切な素材を持ち込むことで治療者を手助けし，現在の行動パターンが患者の過去とどのように対応しているかを解き明かすようにする必要がある。治療者が患者を満足させるのは部分的であり，それ以上のことはできない。「あなたは専門家です。どうしてこういうことになっているのか私に教えては下さらないのですか？」というような受動的な患者からの質問に直面するとき，初心の治療者は防衛的になることなくこころを開いておくのがよい。考えられる応答としては次のようなものがあろう。「私は自分ですべてを理解することはできません。あなたと私とで一緒に原因を探っていくことが必要です。私1人ではできないのです。」

　精神療法を開始することに極度に両価的な患者には，治療が必要であると患者を説得しようとする「押し売り」的アプローチを取っても役に立つことはめったにない。この熱意は懐疑的な患者をますます躊躇させるようである。というのも治療者が「ごり押し」に走っているように思われるからである。多くの症例で，治療者が訓練生であると，治療に打ち込むのは，患者が治療を必要としているからというより，訓練生が症例を必要としていることに関連しているのではないかと患者は感じ始めるかもしれない。

　そのような患者には，「ティファニー式アプローチ」がより生産的かもしれない。長い間（いまや全国に広がっているが）ニューヨークの高名な宝石店は，宝石を売りたがらないとの評判であった。たとえば，ある客が首飾りを指差して尋ねると，販売員は気乗りしない様子で「どんなお召し物と合わせなさるおつもりで？」と尋ねたであろう。驚いた客は，自分に首飾りを売るべきであると販売員を説得しようとする立場になってしまうのでる。

　精神療法を誰かに「売り込む」という喩えは明快であろう。患者の両価性という観点からみると，治療者がその過程を開始することにあまり熱心過ぎない方が，患者は実際よい反応を示すようである。「あなたは，現時点で治療を始めることに相当悩んでおいでのようです。治療の成功は患者に動機がしっかりあるかにかっています。ですから私はいまが開始のときなのかはっきり分かりません。あなたはしばらくお考えになりたいかもしれません。それは時間がかかりときに困難をともなう過程ですので，こころの準備ができるまでは早急に

挑むべきではないかもしれません」ということが大層有益かもしれない。このアプローチが真っ当であるのは，患者が実際にどのように感じているのかを認識しているからであるし，自分の深い懸念を治療者が感じ取っていることを評価するであろう患者もいるからである。

　しばしばあることだが，それでも患者が開始にこだわるなら，治療者は一層用心すべきであって，かなりの時間をかけて治療の現実的目標を話し合うべきである。上述したように，再査定するという同意の下，事態がどう進展するか6〜8週間，試験治療を行ってみるのも有益であるかもしれない。

実践上の配慮点

　多くの初心の治療者は，しばしば教科書には載っていない実践上の疑問を抱えている。たとえば，待合室で患者になんというのであろうか？　多くの患者は精神療法家と会わなければならないことをひどく恥じており，治療者が挨拶のため待合室に姿を現したときに名前を呼ばれることを望んでいないかもしれない。「ウィルソンさんですか？」という代わりに，治療者は慎重を期して，待合所にいる受付係に新しい患者を示してくれるよう頼んでみてもよい。そうすれば治療者は患者に「こんにちは。私が医師のスミスです」というだけで済ますことができる。このアプローチなら，患者に待合所という半公共の場で自分の名前をいうかどうかを自由に選んでもらうことができる。

　たいていの力動的精神療法家は患者に何であれ思いついたことからセッションを始めるようにさせる。しかしもし患者が開始前から実際にセッションを「始めて」しまうならどうであろうか？　患者と治療者とがオフィスへ向けて歩いているとき，ある患者は黙っていることを好むかもしれない。治療者はそれを尊重することができる。他の患者は，天気や最近の出来事や他の問題について喋りだすかもしれない。一部の好奇心の強い患者は，「こちらで働いてどれくらいになるのですか？」「あなたは訓練中なのですか？」「訛りから察するにヨーロッパ出身のようですが，お国はどちらですか？」「精神科医にしては随分お若くみえますね」「治療者というよりモデルみたいですね」などと治療者に個人的な質問をしたり，治療者に関する所見を述べたりすることさえあるかもしれない。これらの質問は新米治療者の気持ちを多少やわらげるが，それらをうまく取り扱う「マニュアル的 cookbook」アプローチはない。

　「迷ったときは，人間らしくあれ」が経験則として有益である。初心の治療

者は，完全に黙り込むことで患者の発言や質問に応えるなら，無反応で非人間的にみえ過ぎてほぼ間違いなく失敗する。オフィスへ向かう途中でのある程度のお喋りで，患者はよりゆったりした気分になり，治療の開始に際して治療者にこころを開くことができると感じる。もし患者が通路にて自分の個人的な問題を持ち出すことでセッションを開始するなら，廊下では内密な話はできないことを伝える手段として「そのことについてはオフィスに入ってからお話しましょう」というとよい。

個人的な質問に関しては，治療者が異なれば自己開示に関する態度も異なっている。自分のことについてほとんど何もいわないことを好む生来個人主義的な者もいるかもしれない。自分の生活についてのある側面を患者の負担にならないような方法で分かち合う者もいるかもしれない。それとは別にこころに留めておくべき事柄があり，それは新しく治療過程を開始するにあたって，いくつかの質問に関しては患者に知る権利があるということである。その範疇に属する事項の中には，治療者が訓練中あるいはスーパービジョン中であるかどうか，料金はどうなっているか，転勤や訓練プログラムの終了のため治療者が今後数カ月内に職場を去る予定がないか，セッションはどれくらい続くのか，そしてキャンセルはどう扱われるかが含まれる。

他にも，単純な基準には当てはまらず，白黒つけられない多くの質問がある。これらには，治療者の結婚歴，信仰，年齢や性的指向が含まれる。同性愛者との治療では，そうすれば特定の患者は恥ずかしさやバツの悪い思いに打ち勝って治療過程が促進するであろうと考えるなら，自らが同性愛者であることを明らかにすることを選ぶ治療者もいるかもしれない。私生活を治療過程に持ち込まないことを好む治療者もいるかもしれない。もし質問に答えることに価値があるか疑わしい場合は，治療者はなぜその情報が患者にとって重要なのかを探索することができるであろう。信仰を明らかにすることが精神療法において生産的であることはめったにない。もし患者と治療者との信仰が異なっていれば，治療者は決して自分を理解してくれないであろうと感じる患者もいる。もし信仰が同じであると，患者は治療者の信念について幾多の思い込みをするかもしれず，そのうちいくらかは間違っていそうである。これらの思い込みは，自分は治療者が何を信じているか知っていると患者が確信している場合には，治療中の話題に上らないかもしれない。

年齢と結婚歴とは治療において含みのある話題であり，治療者はその質問がでた理由を探索したほうがよい。結局のところ，治療者はプライバシーを保つ

権利がある。好奇心旺盛な患者に「あなたの気分を害したくはないのですが，私は自分の私生活を治療に持ち込みたくないのです。この過程はあなたのためのものであり，大事なことはどうすれば私があなたのお手伝いをできるのかということであるべきです」と告げることは当然至極のことである。

治療の経過中，特に個人的とはいえない質問もたくさん上がってくる。患者は治療者に特定の映画やテレビ番組を見たかどうか尋ねるかもしれない。彼らは著名人の話を持ちだし，治療者がその人物を知っているかどうか尋ねるかもしれない。たいていの治療者は，自然で自由なやりとりを促進するための一手段として，そのような質問に気軽に答える。もちろん，あまりに個人的過ぎて答えられない質問があるけれども，治療者は患者の質問に対してあまりに形式張って硬直したアプローチをとらないよう警戒すべきである。すべての質問を──「あなたはどう思いますか？」──という決まり文句で患者に返していくと，患者は精神療法にこころを開いて望めなくなるかもしれない。

治療者のオフィスの座席配置についてはどうであろうか？　訓練生のいるクリニックでは，2つの椅子を互いに向き合わせた小さなオフィスがあるのが慣例となっているが，この配置がすべての患者と治療者とにとって最適とはいえないかもしれない。互いに向き合って座るというのは，視線を交わすことを強要されている感じをもたらし，両者はともにさいなまれるかもしれない。もし視線をそらすなら，自意識過剰，あるいは少なくとも人付き合いが下手だと思わせてしまうであろう。一方，もし2つの椅子が壁に45度の角度で配置されていれば（図 3-1 参照），患者は治療者をみることも，あるいはその方がより

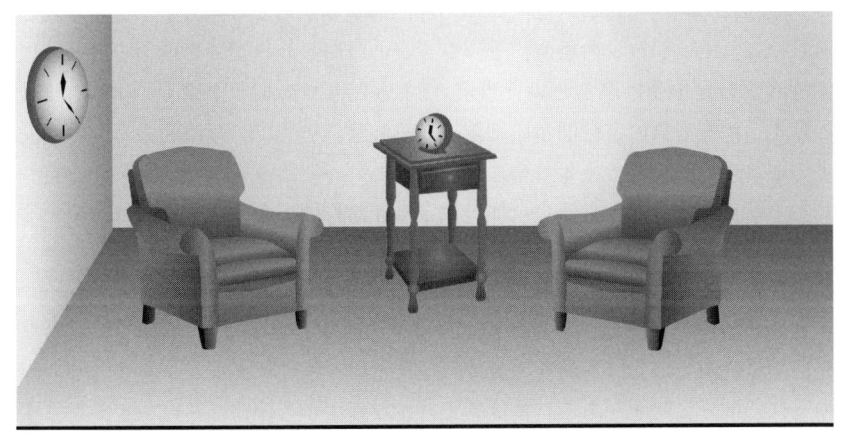

図 3-1　推奨される座席配置（右側が治療者）

快適と思われるなら視線をそらすことも選べるかもしれない。この配置なら自然と，視線を交わすことがさほど義務的と感じられなくなる。いくつかの話題は非常にバツが悪いので，治療者にじっとみられている状況でないなら，それらについて大層話しやすいと患者は思うかもしれない。

　この配置はまた，セッション中の時間確認を容易にする。たいていの治療者は時計をみることを気まずく感じて，患者が一瞬よそみをしたり，くしゃみをするときに，腕時計やオフィスに備え付けの時計を盗みみようとするかもしれない。この「人目を盗んでの確認」は，決して最善のものではなく，患者を動転させる可能性がある。患者は，遅かれ早かれ，治療者の戦術に気がつくものである。たとえ治療者が時間を確認することを全く隠し立てしないとしても，ある患者は侮辱され傷付けられたと感じるであろう。彼らは治療者が自分たちを無視しているとか自分たちの供する素材にうんざりしていると感じるかもしれない。もちろん，これらの反応は，患者とともに探索して実り豊かなものとすることができるし，結果的には患者が侮辱されたと感じる類似の状況に生産的に取り組むことになるかもしれない。しかしながら，治療者の椅子の真向かいの壁に時計をかけることで，周辺視野で時間を確認することができる。治療中に両者が容易に時間をみることができるように，椅子と椅子との間のテーブルに（ティッシュペーパーとともに）時計を置くことを好む治療者もいる。

境界と枠の問題

　長期精神力動的精神療法は，一連の専門的境界からなる枠の中で運用される。それには，セッションの場所，セッションの時間，サービスを供する代わりに治療者がお金を受け取るという事実，（ときとしての握手を除く）身体的接触の禁止，治療者側の自己開示の制限，守秘義務，そして，経済的あるいは商売上の関係や，社交上の集まりや，恋愛関係といった治療外での二重関係を持つことの禁止などが含まれる。全体の設定は非対称的になるよう意図されているが，それは治療者の絶対的な目的が，治療へと至らしめた問題に関して患者を援助することであるからである。

　初心の治療者は，境界をしばしば硬直性の意味に誤解する。「枠」という発想は，それがしばしば柔軟性に欠けた額縁という視覚イメージを連想させるがゆえに，多分に問題がある。枠はさまざまな理由から伸びたり形を変えたりするものなので，ボクシングのリングの伸び縮みするロープがイメージとして多

少はすぐれていよう（もっともボクシングに喩えるのは別の意味で問題であるが！）。境界は，治療者がその中で共感的で温かみがあり反応しやすい状態でいられる膜を作り出し，患者が理解され認証されたと感じる抱える環境を構築することを目的とするものである。休暇中の家族がグランドキャニオンを訪れるなら，奈落に落ちるのを防ぐためのガードレールに気付くであろう。これゆえに子ども（そして大人）は惨事を恐れることなく遊び楽しむことができる。

　同様に，治療における境界が作り出すのは，安全で確実な状況であり，その中で，治療者と患者とは「遊び空間」に入ることができる。そこでは，感情や知覚や思考や記憶をあれこれいじって，探索することができる。枠の物理的側面があるおかげで，境界は，共感や投影同一化や取り入れを通して，心理的に乗り越えられるのである（Gabbard and Lester 2003）。

　その上，何とかして患者に適応しようとして，あるいは治療者が患者への逆転移反応をエナクトするがゆえに，境界は，しばしば広げられ，乗り越えられることさえある。患者に適応する一例は，年配の患者がオフィスに入ってきて，絨毯に躓き，床に倒れるときに生じるかもしれない。治療者は患者の足元に飛んで行き，怪我がないか尋ねながら，患者が起き上がるのを手伝う。通常，治療者が患者に触れるのは制限されている。しかしこの例では，じっと座ったままで素早く反応しないなら治療者は深刻な過ちを犯していることになる。患者は二度と来ないという選択をする可能性が充分にある。

　逆転移反応が生じている一例は，初心の治療者が，患者のことをかわいそうに感じ，「彼女を投げだし」たくないと，終了後も15分オフィスに留まらせた際のものである。治療者はスーパービジョンでこの出来事を探索し，それを次回のセッションに持ち込んでその例外事が患者に与えた影響について患者と話し合った。患者は，治療者のおかげで自分は「特別」だと感じることができたと報告し，彼女の母親が決して彼女を特別扱いしなかったことを探索するに至った。時間の延長は何の害ももたらさず，治療的な話し合いは生産的なものとなった。

　上記2例が表しているのは，境界**侵犯** violations ではなく境界**横断** crossings である（Gabbard 2005; Gutheil and Gabbard 1993, 1998）（表3-1を参照）。それらは枠を破壊するものであるが，良性であり，有益ですらある。それらは（些細なことであるという意味で）小さなことで，通常単発性であり，治療の中で話し合うことができる。対照的に，性愛関係のような境界侵犯は，搾取的で，反復される傾向があり，通常話し合われない。いいかえれば，患者

表 3-1　境界横断 対 境界侵犯

境界横断	境界侵犯
良性で有益ですらある枠の破壊である	枠の搾取的破壊である
通常単発的に生じる	通常反復性である
たいていの場合，些細で小さなものである	重大でしばしば危機的である（たとえば，性的不品行）
治療の中で話し合いが可能である	治療者は概して治療の中で話し合わない
最終的に患者を傷つける結果にならない	典型的には患者および（または）治療を傷つける

が治療者のキスや抱擁について懸念を表明しようとすると，治療者はそれらが「現実的対人関係」の一部であり話し合う必要はないといって懸念を退ける（Gabbard and Lester 2003）。

　境界を柔軟に保つという精神で，治療者は各治療者－患者の二者関係が彼ら二人だけの枠を徐々に構築していくということを認識する必要がある。この相互作用的なマトリックス（Greenberg 1995）には，患者のニーズと治療者の個性との間である程度の妥協を必要とする。治療者がもう少々情緒を表現して言葉数を増やすこと，さらにはもっとユーモアを用いることまで要求する患者もいるかもしれない。治療者が微細な適応を示して患者が治療に気持ちよく参加できるようにしないと途方に暮れてしまう患者もいるかもしれない。浮世の新聞種や話題の映画についての短いおしゃべりに付き合ってくれる治療者がいいと願う患者もいるかもしれない。充分気楽にそうすることができる治療者もいれば，自分のことを話さない人物で自分の意見は自分の胸のうちにしまっておくことを好む治療者もいるかもしれない。治療者－患者の二者関係は面接室に存在する2つの主体の間で最終的に何らかの妥協や均衡を達成する。

　治療者の個人的好みが試されるかもしれないときがある。中年の女性患者が泣きながら治療者のオフィスに入ってきて，たったいま海外にいる息子の死を知らされたと述べた。彼女は治療者を抱き締めようと腕を伸ばしてきた。彼は，その状況で，抱擁を拒否したなら悲惨なことになるだろうとほんの一瞬で決断した。それで彼は優しく彼女を抱擁し返し，彼女が泣いている間抱き締めていた。それから彼は彼女を椅子に座らせ，彼女の気持ちを詳しく聞いた。彼は患者を抱擁することを快く思っていなかったが，その状況では，どちらも悪いことなら抱擁したほうがましであろうと感じた。抱擁は全治療経過でただ一度し

か起こらず，後に患者が悲しみを乗り越えたときに話し合われた。

　多くの患者が抱擁を求める。抱擁は以前の治療や参加している12ステップのグループでは不可欠のものであるとの理由で抱擁を期待する者さえいる。彼らは抱擁しないことで治療者を冷たく薄情であるとみなすかもしれない。しかしながら，治療者にとって問題なのは，抱擁の影響がどう出るかは誰にも前もっては分からないということである。治療者が最善の判断と思って患者を抱き締めるときでさえ，患者への影響は意図するところとは実質上別物になるかもしれない（Gutheil and Gabbard 1998）。治療者は抱擁を非性的なものと感じるが，患者には幼少期の性的虐待の既往があり，身体境界へのいかなる侵入に対しても並外れて敏感であるかもしれない。治療者の意図とは別に，彼女は抱擁によって性的に襲われたと感じるかもしれない。その上，治療者は決して自分の意図に確信はもてない。われわれは患者と関わるとき，われわれ自身のさまざまなニーズを無意識にエナクトしており，自己欺瞞の名人たりえるのである。患者を抱擁するのは，患者が幼少期に剝奪を被っており，したがって過去に失ったものを埋め合わせるために現在愛を必要としているからであるとわれわれは考えるかもしれない。しかしながら，われわれはわれわれ自身の性的願望やニーズに従って無意識に行動しているものかもしれない。

　いくつかの経験則が，握手以上の身体接触に関して決定するのに有益である。治療者から先に抱擁することはめったにお勧めできない。患者が先に抱擁して治療者がし返すとしたら，それは治療における特別な事情の下での特別な出来事であるべきである。それはまた——患者ともスーパーバイザーとも——話し合われるべきである。習慣的な抱擁は，とめどもなく続く境界侵犯という滑りやすい坂道を転落し始めていることを反映している可能性が高い（Gutheil and Gabbard 1993）。

　患者との性的関係のようなもっともひどい境界侵犯は，当初は良性のものに思われるかもしれない，治療者の通常のやり方からのわずかな離脱に端を発する。しかしそれらは，治療者が自分のやっていることは単に患者のニーズに適応しているだけであり，治療過程を次へと進めるものであると確信していると，雪ダルマ式に増大していく。しばしばこの滑りやすい坂道からの転落の第一歩は，治療者が個人的な問題を自己開示し，役割の逆転が生じることにある。治療者が離婚，病気の子ども，あるいは自分の病気といった自分自身の問題について述べるとき，患者は思いやりに満ちた聞き手となる。開示に対する患者の初期の反応はきわめて好意的なものでありえるので，治療者はそれが患者をよ

り率直にするのに実際上役立つのではないかと思う。そのうち患者は治療者を慰め，必要時に治療者を鼓舞する手段としてセッションの終わりにさっと抱擁するかもしれない。抱擁はキスへと進展するかもしれず，キスは愛撫へと進展するかもしれない。そしてすぐに治療者と患者とは待ち合わせてオフィスの外で会うようになる。それゆえ，逸脱が起こっているという観点から枠が監視される必要がある。治療者はこれらの逸脱についてスーパービジョンで語るべきであり，その理由を明確にして総合的な治療計画の下で正当化できるよう，なぜ逸脱が生じたのかに注意するべきである。

　逆転移は精神療法にあまねく存在するものである。実際，逆転移はそもそも無意識であるので，われわれは大体，自分でもびっくりするような行動によってそれを知るのである。これらは一方ではスーパーバイザーやコンサルタントと一緒に，そして他方では，これらの意味について患者と一緒に，探索される。

　境界や枠への配慮などといっていられなくなるかもしれない精神療法の基本的構成要素は，治療者がそこにいるのは患者のためであるということである。治療者はセッション中電話に出ないし，呼び出しにも応じない。それもセッションの45分ないし50分の時間は患者のものだからである。しかしながら，ときに緊急事態が起これば，このお決まりの方針にも例外がある。しかし，これらの例外は稀であるべきで，患者と積極的に話し合われるべきである。電話に費やした時間を埋め合わせるため，セッションの終わりに時間の追加がなされるのがよいかもしれない。もし緊急事態のせいでセッションが完全に台無しになるなら，治療者はスケジュールの再調整を申し出て，中断されたセッションの料金は請求せずに済ますことができる。

　言及された歴史的事実を確実なものとし，治療計画を展開していくのに不可欠な情報を保持するために，見立ての間にノートを取ることはしばしば有益である。しかしながら，精神療法のセッション中にノートを取ることは，ラポールや共感の発展の邪魔となるかもしれない。それはまた患者によって生み出された逆転移に治療者が没頭するのを台無しにするかもしれない。そのため治療に重要な情報が隠されてしまう。治療者は，スーパービジョン用に，自分が行った鍵となる介入や患者が持ち込んだ主題を一言メモしておきたいと思うかもしれない。しかしながら，これらのメモはセッション後，次の患者が到着する前か，さもなくばその日の遅い時間に書かれるのがもっともよい。

　セッションを詳述したノートを**精神療法のプロセスノート** psychotherapy process note と呼び，患者の基本病歴やカルテとは分けておくべきである。患

者がカルテ開示を要求したり，法的措置の結果カルテが召喚されたりしても，別のファイルに保存されていれば，精神療法家のプロセスノートは表に出てこない。それらは治療者の所有物であるとみなされており，したがって訓練中の治療者は，自分自身の逆転移や患者に抱く印象など，そのうちのいくつかは患者に読まれたくないと思うようなことでも自分の感じたままにノートに書き記すことができる。対照的に，病歴中の公式の経過記録は，患者や訴訟行為に携わる第三者によって読まれるかもしれないので，簡潔で患者の秘密保持に配慮したものであるべきである。そのようなノートは，「患者は今日，込み入った女性関係について論議した。われわれはそれが転移の問題とどう関係しているか探索した」というように，治療の大まかな主題について触れるのがよいであろう。薬剤反応性，薬剤変更，希死念慮，あるいは治療に関する重大決定のような将来的に法的な影響をもたらす可能性のある重要な素材もまた，これらのノートに記載されるのがよい。

料　金

　料金は，初心の治療者にとってもっとも難しい問題の一つである。たいていの初心者は，経験不足で技術を学び始めたばかりであるがゆえに，料金を受け取る資格が本当にあるのだろうかと感じる。しかしながら，治療は骨の折れる作業であり，臨床家はそれに対して支払いを受ける資格がある。訓練中の治療者はこの問題を切り出しにくいものなので，請求書が溜まってしまうかもしれない。治療者が抱くかもしれない恐れの中には，患者が治療を止めるのではないかとか，患者の支払い忘れを話し合うのは無神経に思われるのではないかというものがある。

　怒りや攻撃性といった感情が，しばしば料金の問題の背後に潜んでいる。初心の治療者が肝に銘じておくべきは，料金とは，治療関係が友情でも，家族関係でも，恋愛関係でもないということを絶えず思い起こさせるものであるということである。ウィニコット（Winnicott 1954）は，愛と憎しみとはどちらも治療関係につきものであると指摘した。抱える環境下で共感的理解を提供すると，患者は愛されて世話をされたと経験する。しかしながら，患者は料金と時間の制約とを憎しみと攻撃性とを反映しているものとみなすかもしれない。多くの患者が治療者に願うのは，自分の幼少期には出会えなかった完璧な親でいて欲しいということである。もし治療者が料金を課さないなら，患者はこの理

想化された空想の人物がついに見付かったと考え始めるかもしれない。患者が請求に直面すると，確かに腹を立てはするが，支払いに関する患者の期待を探索することは治療にとって非常に生産的である。料金を支払う責務なしに世話されたいというほとんど無意識的な空想が明らかになるかもしれない。

初心の治療者は「安かろう，悪かろう」という古い諺を思い出してみるといいであろう。実質的に無料で供されている治療は，料金が徴収されていないのだから，供されているのは大したものではないというメッセージを患者に伝えているといえよう。また，もし治療者が逆転移上の理由で請求を切り出すことに気乗りがしないなら，患者はこの控えめさをどう思うであろうか？ 治療者は非常に自虐的でお金をもらう資格がないと思っているのだろうか？ 精神療法は患者にある程度の犠牲を強いるものである。なんら犠牲が必要でないなら，患者はその過程が永遠に続くことを願い，目的の完遂に向けて作業に総力を結集しようとは感じないかもしれない。訓練生がいるクリニックの多くにはスライド制の料金設定があり，治療者がそれらの料金設定から逸脱する場合は，その理由が明確化されスーパーバイザーとともに徹底的に話し合われなくてはならない。

訓練生が訓練プログラムを終え開業するとすぐに気付くのだが，低すぎる料金設定は治療者の側に反感をもたらすことになる。治療者が金銭上の取り決めに憤慨しているなら，患者は最善の治療を受けられそうにない。この反感は訓練設定においても存在することがある。

> ある3年目のレジデントが公立病院の外来で患者を診ていた。そこでは患者は料金を支払う必要がなかった。しかしながら，治療者はその治療のため病院を訪れるたびに，5ドルの駐車料金を払わねばならなかった。彼女は徐々に，治療は患者の代わりに**彼女**に経済的負担を課しているということに気付いた。彼女はしばしば，患者の代わりに犠牲を払っているのは**自分**だと感じた。彼女の評価できるところは，この特殊な逆転移反応を認識し，それをスーパーバイザーと話し合ったことである。

患者は，初心の治療者が相応の料金設定にする踏ん切りがつかず，支払いを強く求めたがらないことにしっかり感づくかもしれない。彼らは，治療に較べるとつまらないものののように思われるさまざまなものにお金を費やしているにも関わらず，低料金を主張して治療者のこの脆弱性を巧みに衝いてくるかもしれない。ある初心の治療者が，訓練中のクリニックのスライド制料金設定の規定に対して特例を講じるよう求められた。その患者はセッション毎に20ドル

しか治療費を支払っておらず，彼の限られた生活費ではその額でさえ苦痛であると治療者に述べた。治療者は，患者が1週間の休暇を取ってハワイに旅行へ行ったことを後に知って悔しがった。その患者は治療者に向かって，なんとまぁ素晴らしく寛げる旅であったことかとさえ述べたのだ！

贈り物

　患者は治療者に贈り物をもっていきたいと感じることがよくある。かつて贈り物は精神力動的精神療法や精神分析では完全に禁止すべきと考えられていたが，この問題に関する考え方は時間とともに変わってきた。高価でない贈り物や患者の手作りの品は，患者にもよるが治療のある時点では，ありがたく受け取ってよいかもしれない。ときには，そのような贈り物を断ると，治療同盟や患者の自尊感情にとって破壊的となるかもしれない。自分でも治療者に何かお返しすることができると感じる必要のある患者もおり，贈り物が断られると，ある患者にとっては乗り越えがたい恥ずべき経験となりえる。
　一方で，贈り物はまた，治療者の機嫌をとったり，治療者を患者と共謀するよう操作して治療での何らかの重要な問題を回避したりするための無意識的賄賂として，あるいは，治療者の攻撃性や怒りを払いのける手段としても用いられる。したがって，通常，贈り物を受け取るなら，その贈り物に隠された意味が付随していないかを見立てるため，その意味を患者とともに探索するべきである。
　治療者は，どう行動するのが適切なのか分からない場面に立たされることがよくある。治療者は贈り物が幾らぐらいするのか確信がもてないかもしれないし，贈り物を断って患者の気持ちを傷付けてはいけないと悩んでいるかもしれない。別の状況でよく分からない場合があるのは，贈り物の文化的意味である。たとえば，訓練中の治療者が中東出身の患者からの現金の贈り物を断ったところ，患者は，自分の国では「贈り物を断る奴は敵だ」という諺があると彼に告げた。あいまいな状況では，治療者は贈り物についての判断を保留するとよい。患者には，治療者は贈り物についてスーパーバイザーと話し合う必要があるとか，決める前にクリニックの規定をよくみておく必要があるといってもよい。これらの状況では，治療者は贈り物をオフィスに預かったり，患者に保管してもらい次回持ってきてもらったりしてもよい。

守秘義務への配慮

　プライバシーの感覚は，精神療法の枠の本質的部分である。患者は，自分の秘密が保持されると感じない限り，最奥の秘密やもっとも恥ずべき空想を明かしたりしないであろう。初心の治療者はこの原則を理解している。しかし彼らはまた精神療法過程の素材をスーパーバイザーに提示するし，症例検討会の発表で患者との秘密のやりとりがあけすけに話し合われるのを耳にする。この雰囲気が，守秘義務がないがしろにされるという非常に大きな問題の原因となっているかもしれない。

　訓練中の精神療法家が片時も忘れるべきでないのは，いかなる状況であれ守秘義務が軽々しく扱われてはならないということである。治療者は自分の患者について配偶者や家族にも話すべきでない。もし治療者がレストランや公的行事で患者をみかけても，患者から先に話しかけたり，会釈したり，手を振ったりしてこない限り，患者と知り合いであることをあけすけにするべきでない。自分が治療者に会っているという事実を完全に内密にしておくことを好み，家族と一緒のときには治療者に対して素知らぬ振りをする人もいるものである。自分がある患者と会っているという事実すら秘密である。それゆえ，もし誰かが「ジェーン・スミスを診ているの？」と治療者に尋ねるなら，最善の答えとは，「守秘義務への配慮から，治療で誰を診ていて誰を診ていないかを明らかにすることはできません」という類のものである。自分が精神療法で耳にした素材でさえ内密にされるべきである。たとえば，患者を通して共通の知人や友人についての刺激的な噂話を耳にしても，その素材は誰にも他言されるべきでない。教育研修会で発表のため症例の素材を用いなければならないときは，聴衆に身分が明らかにならぬよう患者が特定されるような特徴は慎重に覆い隠されるべきである。もし症例発表に参加している訓練生が，患者が誰なのか知っているという気がし始めるなら，その訓練生は研修会をそっと退席するべきである。

　患者の家族が電話してくると，初心の治療者は難しいジレンマに捕らわれるかもしれない。患者についての進捗状況を教えて欲しいと願う家族もいるかもしれない。また，患者が治療者に報告していないと彼らが思っている患者の行動について治療者に知らせたい家族もいるかもしれない。そのような状況で，治療者は家族がいわんとすることに辛抱強く耳を傾けるかもしれないが，その後で治療者は，精神療法で行われていることには守秘義務があり，それゆえ家

族には何も教えるわけにはいかないということを家族に説明しなければいけない．治療者が家族と話していたことがあると患者が気付いた場合に同盟が損なわれる可能性があるので，治療者は電話については次回のセッションで患者に述べておく必要があるということも電話の主に伝えなければならない．

要　約

　精神療法過程を始めるに当たり最優先の仕事は，患者の話題を共感的に聞き，治療同盟を築くことである．治療の最初に患者がわれわれに尋ねてくる質問のいくつかには，直接的に答える必要があるかもしれない．しかしながらその他の質問は，白黒つけられない領域に該当し，その場合，最適な反応を決定するためには臨床的に判断しなければならない．長期精神力動的精神療法は枠の中で起こるものであり，その枠は一連の専門家としての境界から成る．これらの境界——料金，オフィスの設定，身体接触の禁止，患者との二重関係の禁止，面接時間，そして治療者による自己開示の制限を含む——は，関係に不利な結果をもたらすと懸念することなく自由にものをいって感じることができる安全で安定した状況を作り出すことを目的としている．**境界横断** boundary crossings といわれる良性の枠破壊は，**境界侵犯** boundary violation とは区別されるべきである．前者は通常単発的に起こる枠からの有益な逸脱であり，本質的に些細なことで，最終的に患者と話し合うことのできるものである．一方，境界侵犯はしばしば繰り返され，話し合われることなく，患者を傷付けるものである．

　患者とのラポールを可能にし，患者の経験へ没頭することを可能にするため，セッション中に記録をとることは避ける方がよい．初心の治療者は，料金を課して徴収するのが難しいときがしばしばある．この困難は回避されるべきではなく，スーパービジョンで取り扱われるべきである．守秘義務は特に神聖なものであり，治療者は秘密情報が意図せずして漏れるかもしれない状況にいつも気を配っておくようにしたい．

文　献

Butler FF, Strupp HH: Specific and nonspecific factors in psychotherapy: a problematic paradigm for psychotherapy research. Psychotherapy 23:30–40, 1986
Frieswyck SH, Allen JG, Colson DB, et al: Therapeutic alliance: its place as a process and outcome variable in dynamic psychotherapy research. J Consult Clin Psychol 54:32–38,

1986
Gabbard GO: Psychodynamic Psychotherapy in Clinical Practice, 4th Edition. Washington, DC, American Psychiatric Publishing, 2005
Gabbard GO, Lester E: Boundaries and Boundary Violations in Psychoanalysis. Washington, DC, American Psychiatric Publishing, 2003（北村婦美・北村隆人訳：精神分析における境界侵犯．金剛出版，2011）
Gibbons MGC, Crits-Christoph P, de la Cruz, et al: Pretreatment expectations, interpersonal functioning, and symptoms in the prediction of the therapeutic alliance across supportive-expressive psychotherapy and cognitive therapy. Psychotherapy Research 13:59–76, 2003
Greenberg JR: Psychoanalytic technique and the interactive matrix. Psychoanal Q 64:1–22, 1995
Gutheil TG, Gabbard GO: The concept of boundaries in clinical practice: theoretical and risk management dimensions. Am JPsychiatry 150:188–196, 1993
Gutheil TG, Gabbard GO: Misuses and misunderstandings of boundary theory in clinical and regulatory settings. Am JPsychiatry 155:409–414, 1998
Hilsenroth MJ, Cromer TD: Clinician interventions related to alliance during the initial interview and psychological assessment. Psychotherapy: Theory, Research, Practice, Training 44:205–218, 2007
Horvath AO: The therapeutic relationship: research and theory. An introduction to the special issue. Psychother Res 15:3–7, 2005
Horvath AD, Symonds BD: Relation between working alliance and outcome in psychotherapy: a meta-analysis. JCouns Psychol 38:139–149, 1991
Horwitz L, Gabbard GO, Allen JG, et al: Borderline Personality Disorder: Tailoring the Psychotherapy to the Patient. Washington, DC, American Psychiatric Press, 1996
Krupnick JL, Sotsky SM, Simmens S, et al: The role of therapeutic alliance in psychotherapy and pharmacotherapy outcome: findings in the National Institute of Mental Health Treatment of Depression Collaborative Research Program. JConsult Clin Psychol 64:532–539, 1996
Luborsky L: Principles of Psychoanalytic Psychotherapy: A Manual for Supportive-Expressive Treatment. New York, Basic Books, 1984（竹友安彦監訳：精神分析的精神療法の原則——支持・表出法マニュアル．岩崎学術出版社，1990）
Luborsky L, Luborsky E: Research and Psychotherapy: The Vital Link. New York, Jason Aronson, 2006
Martin DJ, Garske JP, Davis KK: Relation of the therapeutic alliance with outcome and other variables: a meta-analytic review. J Consult Clin Psychol 68: 438–450, 2000
Poland WS: The analyst's witnessing and otherness. JAm Psychoanal Assoc 48: 16–35, 2000
Winnicott DW: Metapsychological and clinical aspects of regression within the psycho-analytic set-up, in Collected Papers: Through Pediatrics to Psycho-Analysis. New York, Basic Books, 1954（岡野憲一郎訳：精神分析の設定内での退行のメタサイコロジカルで臨床的な側面．小児医学から精神分析へ［北山修監訳］．岩崎学術出版社，2005）
Zuroff DC, Blatt SJ: The therapeutic relationship in the brief treatment of depression: contributions to clinical improvement and enhanced adaptive capabilities. J Consult Clin Psychol 74:130–140, 2006

第4章 治療的介入
　――治療者は何をいい，何をするのか？

　もし生まれながらの才能に恵まれているなら，たいていの初心の精神療法家は，ラポールを築き，患者の物語に共感的に耳を傾けることができる。その次に彼らは2つの基本的な問題を自問自答し始める。すなわち，自分は何をいい，何をするのか？　と。まっさらのスクリーンや，押し黙ったままの治療者というイメージが，通常，彼らの脳裏に立ち現れる。たいていの初心者は，自分が患者との関わりにおいて自発的に反応し過ぎているのではないか，話し過ぎているのではないか，そして積極的過ぎるのではないかと考える傾向がある。もちろんこれらのことはすべてありうる話であるが，よりありがちなシナリオとは，若手の治療者が――自発性，人間的関わり，そして反応が自然であることを恐れて――過度に柔軟性を欠き，格式ばるというものである。

中立性，匿名性，そして禁欲

　しばしばフロイトに帰せられる3つの技法原則――中立性，匿名性，そして禁欲――は何十年もの間，新人治療者に誤解を生み出してきた。実際には，フロイトその人は彼自身の臨床業務においてこれらの原則に従ってはいなかった（Lohser and Newton 1996）。おそらく彼は弟子たちに，彼らが乱暴な分析に従事し，彼の生まれたての科学の評判を傷付けやしないかという懸念から勧告していた。この20年で，精神分析と精神力動的治療は，治療者の関与をどのように規定するかにおいて大転換を経験した。「まっさらな」治療者は，精神分析の歴史における蒼古的遺物である。石のように無表情な人物という時代遅れの治療者像を望ましいとみなす者はほとんどいないであろう。**中立性** neutrality，**匿名性** anonimity，そして**禁欲** abstinence というこれら3つの術語はどれも，ある程度有用なものであるが，それは**相対的**な意味においてのみである。それらのうち一つとして，初心の治療者が，冷淡であったり，超然と

していたり，患者によそよそしくしたりする理由であってならない。

中立性は，決して冷淡さやよそよそしさという意味を含むことを意図されてはいなかった。その術語についてもっとも広く受け入れられている見解は，イド，自我，超自我，そして外的現実から等距離を保つということである。しかしながら，それらのメタ心理学的構図は，治療者にはしばしば見出し難く，その定義を行動に移すことは厄介な挑戦となるかもしれない。その基調となる原則は，いまだにある程度有効なものであるが，精神力動的治療者は，患者の願望，切望，そしてある程度は行動についてですら判断を下さないという立場を保ち，それらを理解することに勤めるというものである。裁かれたというより理解されたと感じるなら，患者が治療者にこころを開く可能性は極めて高い。

非判断的な雰囲気を生み出す上での主たる難しさの一つは，治療者が個人的には常に患者について判断を下しているということである。一体われわれのうち何人が，自分の気持ちや反応や意見を常に表に出さないようにしていられるであろうか？　われわれはセッションのたびに患者についてたくさんの判断を下している。われわれは，患者の身嗜みはどうか，何を話すのか，恋愛相手としてどんな人を選ぶのか，性生活はどうなっているのか，お金をどう使うのか，そして精神療法の時間をどう過ごすのかについて意見を抱く。しかしながら，精神力動的精神療法家は，同時に，患者には自分の人生において自分自身で決断を下すという自律性があるべきであるという原則を受け入れている。つまるところ，治療が強制力をもつのはよくない。

幸いにも，患者にとって重要な多くの事柄について，治療者は無理なく非判断的態度を維持することができるかもしれない。たとえば，複雑な夫婦間の問題を抱えた患者は，離婚することの是非に取りつかれているかもしれない。治療者は，患者のジレンマの両面に眼を向け，患者が最終的な判断を下すときに中立的な立場を無理なく維持することができるかもしれない。子どもの虐待とか，犯罪を行うとか，治療費の支払いを拒否するというようなその他の事柄については，治療者は患者にはっきりと伝わるような断固とした態度を取ってよい。ときには，患者に対するそれらの気持ちをはっきり認めることは有益である。たとえば，とんでもない犯罪や残虐行為の事実を報告されて治療者が何も反応しないなら，患者の行動をそれとなく是認し，なんとか了解できる範囲内のことであるという患者の合理化に共謀しているとみなされるかもしれない。

中立性に関するこの議論は，**匿名性**の概念に直結する。いまや広く受け入れられていることであるが，治療者は始終さまざまな方法で自己開示している。

治療者のオフィスの絵画や写真の選択，患者のさまざまなコメントに反応して治療者の表情が変化するさま，そして治療者がセッション内のどこを選んでコメントするか。これらすべてが治療者について実に多くのことを伝えている。しかしながら，治療者は自分の私生活，家族，あるいは私的な問題については語らない。というのも，その関係は本来が非対称的なものであり，それゆえ主要な焦点とすべきは患者の問題であるからである。

　匿名性のもともとの考え方とは，治療者の「現実的な特徴」を患者から隠すことで，治療者への患者の転移に「不純物が混じる」のを避ける必要があるということであった。この考え方は，もはやたいていの力動的治療者に受け入れられていない。というのも，治療者の行うことは何であれ，患者が治療者をどう知覚するかに不断の影響を与えており，患者の転移に影響を与えないようにすることなど実質的に不可能だからである。たとえば，治療者が，寡黙で，よそよそしく，石のように無表情な姿勢を決め込むことを選ぶなら，患者は治療者のことを，冷淡で，寡黙で，情緒的に関わるのが難しいと考えるであろう。転移は，部分的には，患者の過去の関係性の反映であるというより，治療者の行動様式の現実的知覚であるといえよう。

　インターネットの時代になり，精神療法の匿名性の次元は根本的に変わってきている。実際，プライバシー自体が再定義されつつある。この頃では，初回の顔合わせ以前に患者が治療者のことを「ググる［訳注：グーグルで検索すること］」のは当たり前のことである。彼らは，治療者の家族成員や住宅ローン，出版物，趣味についての情報を，治療者のオフィスに足を踏み入れる前から知っているかもしれない。治療者が侵入されていると感じるかもしれない一方で，こうした情報は公開されているものであり，それを入手することは何ら差出がましいことではないというのが患者の反応であろう。治療者が自分の参加している集会の場所を明らかにしないことを選んでも，患者がその気になれば結局のところ調べ出すことは可能なのである。

　原則としての**禁欲**は，患者の転移による願望を過度に満足させないようにという忠告である。しかしながら，全く満足を与えなければ，結果的に患者を失うことになるであろう。患者が治療者から何もえられないとしたら，治療は続きそうにない。さらに悪いことに，患者は，従っていれば最終的には何かいいことがあるであろうと考えて，冷淡な治療者に自虐的に服従するかもしれない。思いやりと暖かみをもって患者の関心事に耳を傾けているだけで，治療者は相当の満足を供することになる。治療者は冗談に反応して笑うかもしれない。悲

しい話を聞いてこころ引き裂かれるかもしれない。患者と会うことを明らかに楽しんでいるということが，毎回のセッションの開始時に表情で分かるかもしれない。それでも治療者は，性的願望を満足させたり，治療者自身の個人的ニーズのために他の形で患者を潜在的に搾取したりすることに関しては，確かに禁欲を貫いているのである。

おそらく，**自制** restraint という態度は，この匿名性，中立性，そして禁欲に基づく精神分析の伝統の今日的派生物である。患者が，治療者の態度に関わらず，彼らにとって最善となることを決定する立場にいられるよう大概の治療者は望んでいる。同時に，ある程度の自発性も望ましい。治療者は，自ら患者の「ダンス」の相手をすることも必要であり，ある程度の逆転移を自然の流れに委ねることで患者の内的世界を知ることも必要である。治療というダンスフロアで患者のリードに従うことを治療者が全く望まないのであれば，音楽は鳴り止んでしまうであろう。ギャバードとウィルキンソン（Gabbard and Wilkinson 1994）とが注目したように，「治療者にとってこころの最適な状態では，治療者は患者の世界に『巻き込まれて』いるが，その一方で，治療者の目の前で生じていることを観察する能力を保持している。そのような状態では，ある程度は患者の影響下にあるとしても，治療者は自分自身の思考を本当に考えることができる」（p.82）。

治療者の介入

患者への治療者のコメントは，しばしば精神療法的介入という伝統的分類に区分けされる。しかしながら，いくつかのコメントは，これらの分類のどれにも当てはまらない。そして適切な介入を行うことを配慮するあまり，精神療法的対話の中で自発的会話が展開するのが妨げられるべきではない。介入は，図4-1で示されるように，表出的-支持的連続体に基づき概念化される。

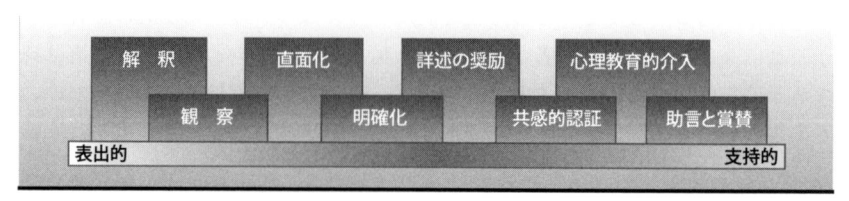

解釈	直面化	詳述の奨励	心理教育的介入
	観察	明確化	共感的認証	助言と賞賛
表出的				支持的

図4-1 介入の表出的-支持的連続体

図4-1の左側，もっとも表出的な介入は解釈である。この介入は，しばしば精神力動的精神療法家の主要な手段とみなされており，患者に洞察と理解とを供するものである。その意図するところは，目下のところ患者の気付きの外にあるものについて患者に気付かせることである。これは，以前は無意識であったものを意識化させるということを意味することもある一方で，患者がつながりを見出していない現象間の関係を指摘するということを含むこともある。解釈には説明的な側面もある。治療者は動機や意味を説明することで患者が洞察をえられるよう手助けしようとする。以下のヴィネットで解釈作業の一例がうかがえる。

世間で身を立てることができずにいる22歳の青年が，彼がいまだに実家に住み，やりがいのある生産的仕事に出合えないでいることに母親が怒っていると，女性治療者にいう。彼は治療者に不満を述べる。

患者：私の母はいつも私にブツブツ小言をいいます。私は母親の意のままに生きていくのは嫌なんです。私のことは放っておいて欲しいのに。
治療者：あなたは自立できるように職を求めるということをいまだになさってませんね。
患者：それは，求人広告に面白そうなものをみつけることができないからです。
治療者：あなたが自立し，親からのプレッシャーに晒されないためには，ときにはあんまり好きじゃない仕事でも，働いてみる必要があるかもしれませんね。
患者：本当なんです。私は求人案内に目を通しているのに，現状の高い失業率では，可能なものがないんです。私たちは経済危機の只中にいるのです。
治療者：お気付きでしょうが，私には，あなたがお母さんとの間でも私との間でも小言をいわれるような状況をわざわざ作り出している気がします。そのために新しい職に挑むことに関して正反対の立場を取っているようです。あなたは小言をいわれると心配してもらっているような気になるのではないかと私は思うのです。

この解釈で，治療者は，患者の母親との間で起こっていることと，転移において治療者との間で起こっていることとをつなげている。どちらの状況でも，患者は，職を求めるよう促す他者に反対するというパタンに固執している。その患者が状況を変えることに両価的であるのは明らかであるという治療者の観点に基づいて，患者は彼の意識的気付きを越えたところにある理由のため，現状を維持することにひたすら努力しているのかもしれないと彼女は推論した。

彼女は，彼が心配され，見守られていると感じていること，そしてその保護を失いたくないと思っていることを指摘した。彼女は解釈を可能性——「……ではないかと私は思うのです」——として述べている。そうすることで，権威的な姿勢を避け，患者が異なる見解を持っている可能性を許容するのである。無意識の願望や空想や信念は，しばしば解釈作業の焦点となるかもしれない。というのも，それらは，幼少期の関係性や，現在の治療外での関係性や，転移に現れるからである。

初心の治療者がしばしば犯す過ちは，患者が治療者に対して感じているといったことと転移を同等視することである。確かに転移は，それらの感情の言語的表出を含んでいるかもしれない。しかしそれは，治療者への患者の話し方や関わり方により一層現れる。転移において発展する感情は，最初は無意識であるかもしれない。ほとんどの場合，願望や恐怖や転移の感情は，実際に患者の意識的気付きに上り，言語化される前に，それとなく仄めかされる。原則として，患者にあと少しで意識化されるという時点まで転移の解釈は先送りすべきである。機が熟さないうちに解釈されると，患者は全体的に治療者のいっていることが理解できず，誤解されていると感じるかもしれない。ある有益な格言は，解釈を定式化したら言語化する前に4回考え直してみることを勧めている。ときには，転移解釈を先延ばしにすることで，患者が自分で転移感情に気付くことがある。

　　30代半ばの法律家である男性Dは，ほぼ同い年の女性であるE医師と精神療法を行っていた。彼は，かつては恋人との間で満足のいく愛情関係を見出すことが相当に困難であったが，治療が軌道に乗り出してから，彼が通う教会の独身女性牧師と付き合い始めた。教区民の1人を相手に二役を演じる立場に身を置くことが，牧師にとって問題であるかもしれないということに彼は気付いている様子はなかった。広い意味で，それは彼女にとって境界問題であった。彼は程なく牧師と別れ，ある医師と付き合い始めた。彼がその女性の家に行ったとき，彼がカウチに座ったにもかかわらず，彼女が真向かいの椅子に座ったという理由で，彼は治療者に不満を述べた。一度彼女にキスしようとしたところ，彼女は唇が重なる前に頬を差し向けた。

　　これを聞きながら，E医師は，彼が専門職の女性2人と付き合っており，そのうちの1人は彼女と同じ職業であることに密かに気付いた。彼女はまた，彼が女性の家について描写した座席配置が，治療者のオフィスの座席配置とほぼ全く同じであることにも気付いた。彼女は椅子に座り，彼はその真向かいのカウチに座っていた。しかしながら，患者がまだこのことをつなげて考えていないことを彼女は知ってい

たので，彼はおそらく転移の願望を他の関係性の中で行動化しているのであろうと彼女はこころの中でそっと呟くに留めた。

　Dはオフィスを去り際，間近に迫ったコンサートのチケットが欲しくはないかとE医師に尋ねた。というのも彼はある組織で働いており，チケットを容易に入手できるのであった。E医師は彼の申し出を辞退し，彼から贈り物を受け取ることは治療関係に思いがけない形で影響する可能性があるかもしれないと説明した。

　その医師と別れた後，患者はすぐに別の医師と恋愛関係を築いた。それで，そのパタンは性愛転移の感情を他の専門職の女性へと置き換えていることを反映したものであるという治療者の確信はいや増していった。この時点では，患者は彼の恋愛関係のこの側面を言語化することはできなかった。

　1週間後，Dは，天気のせいで彼の乗る飛行機が飛ばなくなりそうであると大変心配しながらセッションにやってきた。彼は，航空会社に連絡するため電話を借りることができるかと治療者に尋ねた。彼女は即座に承諾し，彼は電話した。そして飛行機は予定通りに出発すると分かった。彼は席に戻り，「電話を使わせてくださって，どうもご親切に」と述べた。それから彼はセッションが終わる前に彼女にいいたいことが2つあると述べた。彼は最初の議題を持ち出したが，緊急性のあるものとは思えなかった。治療者はぼんやりと，なぜ自分が彼に電話の使用を許可したのであろうかと考えた。というのも彼はほぼ間違いなく携帯電話を持っていたし，建物のすぐ外には公衆電話もあったからである。突然，彼女の注意が戻ってきて，彼が次の言葉をいうのが聞こえた。「つまり，神様が私の人生に送り込んで下さる美しく，思いやりのある女性がいるんです。私は本当には彼女を自分のものにすることができないのは分かっています。自分の治療者と付き合うことはできませんものね。だけどすごくそうしたいんです……」

　E医師は突然，顔を真っ赤にして「なんてこと。彼は私のことを喋ってるんだわ！」と密かに考えた。彼女は態勢を立て直し，患者に次のように意見を述べた。「あなたがここを充分に安全な場所であると感じることができて，このような気持ちを持ち込んでいるのを私はとてもうれしく思います。愛することを含めて，治療者に対してさまざまな気持ちが芽生えてくるのはよくあることです。」彼女は励ますように頷きながらも，自分の顔が燃えるように真っ赤であるのを感じていた。このやりとりはセッションの最後に生じた。患者は，空港に向かわなければいけないと即座に強調した。二人は争うようにドアへと駆け寄り，お互いの足で蹴躓きそうになるくらいであった。

　Dが次のセッションに来たとき，彼は「前回，先生への気持ちを持ち込んでしまったことが問題でなければいいと思うんですが」と口を開いた。彼は彼女が顔を赤らめたことには気付いていないようであった。しかし，彼は，もしかしたらその主

題を持ち込むべきではなかったのではないかということを**確か**に気にしているようであった。

　E医師は応じた。「もちろん問題ありません。治療の場では，考えたことに検閲を加えることなく何でも話していいのです。その上，あなたが私に抱いた気持ちを探索することで，私たちはあなたの関係性全般をより理解することになるでしょう。」

　今度は患者が顔を赤らめた。「あるパタンがあるようですね。違いますか？」

　治療者はいった。「ええ。あなたは医師という，私と同じ職業の女性たちとお付き合いし，彼女たちが充分にはあなたに応えないことに気付いてこられました。もしかしたらここで起きていることは，ここ以外のところで起きているパタンと類似したものかもしれません。あなたは実際にはあなたが望むようにはあなたに応えることができない専門職の女性たちを好きになっているのです。」

　このヴィネットで，治療者は，性愛転移の解釈を，意識化される寸前まで来ているので彼女が解釈を供する必要がないくらいまで，すなわち患者が自分でそれに気付くまで，先延ばしにした。患者が自分の気持ちを言語化したとき，E医師はそれらに当惑し，彼女が顔を赤らめたことに患者が——意識的にではなくても無意識的には——おそらく気付いたということで明らかに恥ずかしく思った。多くの治療者は患者から「好きです」とか「あなたに魅かれています」とかいわれるとまごまごする。E医師は，当惑から上手く立ち直り，次のセッションで性愛転移を生産的に用いることができた。それはすでに意識化されていたので，彼女は解釈する必要はなかった。しかし彼女は，彼のものにはならない専門職の女性との治療外での付き合いと，治療者への恋心とをつなげて解釈することを選んだ。

　解釈はまた，抵抗の構造にも取り組む。治療者は患者に，彼らがどのように防衛を用い，何を防衛しているのかを気付かせるかもしれない。いいかえれば，彼らは，特定の恐怖や空想——面接過程を覆い，展開中の転移にしばしば当てはまるもの——を指摘するかもしれない。

　ある精神力動的治療過程が支持的というより表出的あるいは探索的であるかについては，解釈による介入の回数だけでなく，焦点が転移の問題に当てられる程度にもよる。

　治療において強調される表出的か支持的かの程度は，セッションの頻度とも関係している。概して，より表出的に計画されている治療は，転移をより強調するし，週に2〜3セッションを行うであろう。一方，支持的治療は週1回か

もっと少なくともよい。セッションの頻度が増えることによって，転移は増強し，それゆえ治療者にとって介入の中心目標となりうる。長期精神力動的精神療法は，週1回以下の頻度で行うことはきわめて難しい。なぜなら，セッションからセッションへの連続性が途切れてしまうからであり，低頻度では転移に焦点を当てることが難しくなるからである。

　ときには転移の解釈を避けることが望ましい。「壊れていないなら，治すな」という基本原則ゆえに，患者の転移が主に陽性のもので，作業を促進しているのなら，それを解釈したり探索したりしないことを選ぶ治療者もいる。実用的なガイドラインには，**転移が解釈されるべきなのは，それが治療過程への抵抗になっているときである**とある。陰性転移は，そのもっとも明らかな一例であるかもしれない。もし患者がセッションに遅刻して現れたり，治療者の観察についてじっくり考えるのを拒んだり，おしなべて進展を示さないなら，次のような解釈で何が起こっているのかに関する洞察を供することを選ぶかもしれない。すなわち「あなたが遅刻したり，私が成した観察に真剣に取り合わなかったりしがちであるのは，私のことをあたかもあなたのお父さんであるかのように経験していることと関係があるのではないかと思うのです。あなたはお父さんのいうことには耳を貸す気になれないと私によく仰ってますよね。」この介入が正確なら，患者は，彼が治療者を父親と非常によく似た仕方で経験しているため，治療が彼の役に立つものであることが許せないと感じているのであると考え始めるかもしれない。

性愛転移の多層的性質

　転移を「性愛」だの「陰性」だのと呼ぶとき，通常われわれは，教育のために単純化し過ぎている。現実には，転移は多層的であることが多い。性愛が支配的に思える転移の中にもさまざまな主題が織り込まれている。それゆえ，転移が性愛化されているというとき，そこで言及されているのは，その感情の現象学的あるいは表面的な側面のことである。実際，性愛転移の中には通常，攻撃性の要素が見出される。

DVDで第1ヴィネットを視聴

　DVD第1ヴィネットへのコメント：このブレンダとのヴィネットで，私は性愛

転移の攻撃的要素に直面せざるを得なかった。彼女の魅力についての相互的自己開示の要求は，精神療法にとって生産的とはなりそうもない情報を私に口にさせることを強要あるいは強制しようとする試みであった。彼女の圧力に屈したり逆らったりする代わりに，私はわれわれの間で起こっていることの過程に焦点を当てた。私が強調したのは，彼女に性的魅力を感じるかという質問によって，私は解消不能のジレンマに陥るということであった。どう答えても治療にとっては困難が生じるであろうということを私は彼女に説明した。

ブレンダはその返答を喜ばず，彼女の要求によって私が「ぺしゃんこにされた」と感じるまで，質問は執拗に繰り返された。その時点で私が選んだのは，一方ではブレンダと私との間で生じていること，他方では元の恋人と彼女との間で生じていること，この2つの平行性について観察することであった。このように，私への転移で生じていることに光を当てるため，私は重要な転移外素材を利用した。彼女の恋人と同様に私は，私のいうべきことを却下し，私の反応を制御することに拘り続ける彼女に対して不満と苛立ちとを感じていた。恋愛感情を抱いた男性を万能的に制御しようとする彼女の願望に焦点を当てることで，私は，このアプローチは逆効果であると理解できるよう彼女を手助けすることができた。他者の経験──すなわち，他者の主体性が無視され破壊されているということ──をメンタライズできるよう私は彼女を手助けした。私はまた，他者に自分のいうことを聞かせることに拘っていると，男性たちは去っていくということを明確にしようと試みた。この理解のおかげで私は転移解釈をすることができた。つまり，私たちの間で起こっていることは，私と深い関係でいたいという彼女の願望を反映したものであり，そうすることで，かつての父親のように私が彼女を見捨ててしまわないようにしているという解釈である。私はまた，この解釈の中に現在の転移外の関係性をも組み入れた。それによって，父親との過去の関係，現在の転移関係，そして現在の転移外の関係の間につながりが生じた。

治療者に対する気持ちについて語り合うことを患者がひどく不快に感じるので，主として転移外の状況に焦点を当てる治療者もいるであろう。治療者との関係に現れるものと同じ葛藤の多くが，外部の関係においても現れる。精神分析家や精神分析的治療者は，まるで転移外の関係性を探索することが生産的なものではないかのように，転移の作業をしばしば美化しがちである。この偏向ゆえに，治療者は，患者にまだその準備ができていないのに，転移の問題に患者の目を向けさせることがある。あまりにも恥ずかしくてバツが悪いので，治療者を目の前にして「いま，ここで」の気持ちを直接的に語ることなどできないと感じる患者もいる。さらに，治療者がこころに留めておいた方がいいのは，

転移はそれ自体が目標なのではなく，むしろ目標へ至る手段であるということである。われわれは転移を用いて，患者が治療の**外部**での重要な関係を理解するのを手助けする。

　転移外解釈は，恋愛相手，子ども，両親やその他重要な個人との関係への洞察を供するのに，非常に有益なことがある。上司が自分をどう扱うかについていつも怒りを表している若い男性が，上司との関係を描写するのだが，それは不思議なことに彼の父親との関係の描写にそっくりであった。しかしながら，彼は両者の間をつなげていなかった。それで治療者は，彼にこのことを指摘した。「上司の管理がどれほど不快か，あなたがお話しなさる度，私は，あなたがご自分の父親との関係についてお話しなさるのを思い出します。」

　転移は精神療法の経過中に変化するものである。古典的な精神分析の考え方では，転移神経症が非常に強調されていたのに対し，この概念モデルは相当に変化している。転移神経症は，幼少時からの患者のすべての葛藤，防衛，そして関係性のパタンが，一つの支配的な転移の枠組みの中で分析家の人物像に焦点化してくるとみなされる構築物であった。実際，たいていの患者は，精神療法の経過中に多くの転移を示した。長期にわたる過程で，患者は治療者を，父親として，母親として，同胞として，あるいは——患者が年配なら——子どもとして経験するかもしれない。その上，これらの転移のそれぞれ毎に，情動の質が時折変化するかもしれない。愛の感情は，憎しみ，羨望，無関心，あるいは怒りといった感情とくるりと交代するかもしれない。患者はまた，さまざまな異なるタイプの陽性転移と陰性転移とを経験するかもしれない。

非解釈的介入

　力動的精神療法で治療者が行うことの大部分は非解釈的である。図4-1に描かれた連続体を見てみると，解釈についでもっとも表出的な介入は観察である。

　観察 observation は，解釈まで至らないもので，説明しようとしたり，つなげようとしたりを含まないものである。治療者は，行動や，発言の順序や，瞬時の感情や，治療内でのパタンを単に指摘するだけである。患者に治療者の観察の意味をじっくり考えてみてもらいたいので，動機や説明には触れないままである。たとえば治療者は「あなたのお姉さんについて尋ねたとき，あなたは涙を流されましたね」とか「お帰りの際にあなたはいつも私と目を合わせるのを避けられますね」とか「あなたが気付いていらっしゃるか分かりませんが，

お父さんに見捨てられたことに私が話をつなげようとすると，あなたはいつも主題を変更なさいますね」と指摘するかもしれない。

　直面化 confrontation は，一般に，患者の注意を何か避けられているものに引き付けようとする試みと関連している。通常患者の意識的気付きの外部にある物事を標的とする観察とは違って，直面化は，通常，**意識的**に素材を回避していることを指摘する。直面化は攻撃的になることがあるので，初心の治療者の中には，患者が結果として治療をやめることになるのではないかと考えて，そのような介入を用いたがらない者もいる。直面化のよい例は，請求を話題にすることである。「あなたが3カ月間料金を払っていないことに気付きました。それに関してどうなさるおつもりなのですか？」と。しかしながら，直面化は，患者の注意を共感的かつ穏やかに避けられた主題へと向けさせることもある。最近母親を亡くした女性患者が，母の日の翌日の治療にひどく落ち込んだ様子でやってきた。治療者は穏やかに観察したことを述べた。「お母さんがいなくなられてから初めての母の日を迎え，あなたがどんな気持ちでいらっしゃるかを私に仰っていませんね」と。するとその患者は，堰を切ったように泣き出し，それがどれほど恐ろしい経験であったかを詳細に語った。境界レベルの構造をもつ患者の場合特にであるが，直面化は限界設定することをも含むことがある。たとえば，治療者は「このセッションを続けたいと思っているのなら，もう少し声を小さくしてくれませんか。あなたが叫んでいると私はしっかり考えることができないんです」というかもしれない。

　明確化 clarification は，連続体上で次に位置する介入である。この介入は，あいまいであったり，拡散していたり，切れ切れになっている問題に明確さをもたらすための手段である。それは，患者があるパタンを認識するのを手助けしたり，治療者による患者理解の正確さを照合したりするための手段である。ある治療者は「私の理解が正しければ，あなたは男性と関わるたびに，利用されているという気持ちになってきて，関係がそれ以上悪くなる前に解消してしまいたくなるってことかしら？」というかもしれない。明確化は，患者がいったことを整理しなおすことで，情報の主要な点を要約するための手段でもありうる（Gabbard 2005）。たとえば，治療者は患者が発した物語の詳細を明確化するかもしれない。「あなたの仰っていることを耳にする限りでは，あなたがパーティに行って，女性に話しかけようとするたびに，自分が魅力のない人物とみなされていて，当の女性は他の男性の方に興味があるという気がしたということなのでしょうか」と。もう一つ別の明確化の形態があって，それは単純

に歴史の詳細や最近の出来事の詳述を確認するというものである。「お話の途中で済みませんが，ちょっとはっきりしておきたいことがありまして。ご両親は夕食のときにいつもそんなに飲んでらしたんですか？　それともそれは普段と違う状況だったのですか？」と。

　連続体を支持的な方へと進んでいくと，**詳述の奨励** encouragement to elaborate や**共感的認証** empathic validation のような介入が出てくる。どちらも，情報を集めたり，強固な治療同盟を促進したりするための手段として，頻繁に用いられるかもしれない。詳述の奨励は，「それについてもっと話していただけませんか？」というような単純な発言を含めることができる。患者が沈黙に陥っている際にも，それはみられるかもしれない。「お話の途中で止まってしまいましたね。何ゆえに止まってしまったのか興味があります。お話ししてもらえますか？」と。共感的認証は，ある視座に由来し，そこで治療者は患者の内的状態に没頭しようとしている。ある努力が，患者の視座から患者の内的世界をみようとして行われる。これゆえ「そのように優秀な通知表についてお母さんが何もいってくれなかったときに，あなたが大層恐ろしく感じたであろう訳がよく分かりました」というような発言によって患者は理解され認証されたと感じることができる。共感的認証は治療の初期では特に重要である。というのもそれは患者が理解されていると感じるのを手助けし，強力な治療同盟のための道を開くからである。

　共感的認証の別の形態は，患者に「誰かにそんなふうに扱われれば傷付くのは当然でしょう」ということである。この積極的介入は，幼少期に外傷を負ったものの，それに関する気持ちを認められずにきた患者には，特に有益である。キリングモ（Killingmo 1995）は，積極的介入を「現実の経験についての疑念を取り払い，その結果，自己同一性の感覚を再構築するコミュニケーション」（p.503）と定義している。

　　　29歳の女性患者は，その昔，継父による近親姦の犠牲者であった。彼女は，何が起こっているのかを繰り返し母親に告げたにも関わらず，母親は彼女が嘘を吐いていると主張した。それゆえ，彼女が近親姦の状況に絶望したとき，彼女は自分の感情が認証されることはないので母親のもとへ行くことはできないと感じた。治療者が，患者の感情は真っ当であり，彼女の経験したことを考慮に入れると完全に理解しうるものであると繰り返し述べることは，精神療法において非常に価値のあることであった。

コフート（1971）が技法の要として共感を強調して以来，共感的認証はしばしば自己心理学と関係付けられるが，力動的精神療法の理論的モデルはいずれも，患者が理解され援助されていると感じることができるように，ある程度の共感的認証が必要であるとしている。

治療者は，転移の素材をあまりに早急に解釈したり直面化したりしてはいけないということを身をもって学ぶ。多くの患者には，転移の作業の前に，他の介入で準備をしておくことが必要である。特に境界パーソナリティ障害やその他のさまざまな自我脆弱性で苦労している患者では，転移解釈は，えるものも多いが危険も多い介入である（Gabbard et al. 1994）。タイミングが絶妙であれば，患者は転移解釈を用いて，治療内で生じているパタンがどれほど他の関係でのパタンと類似しているかを理解することができる。しかしながら，一連の共感的認証の発言で患者に理解されていると感じさせることで，適切な抱える環境をあらかじめ創り出しておかなければ，転移解釈は攻撃とみなされる可能性がある。それが突然のことで，患者にとって不意打ちに感じられるなら，患者は治療者に非難され迫害されていると感じるかもしれない。転移の作業に応じて治療同盟がどのように変動するかを監視することは，転移解釈の有益性を調べるのに効果的な手段となりうる（Horwitz et al. 1996）。新しい素材を持ち込む患者や，洞察を目指して治療者と協力して作業に当たる患者は，より強まった治療同盟でもって応えている。こころを閉ざす患者や，怒り狂う患者は，治療同盟の悪化でもって応えているのかもしれない。

連続体を支持的な方へと行き着くと，そこにあるのは**心理教育的介入** psychoeducational interventions や**賞賛** praise と**助言** advice を与えることである。これらの介入は，支持的精神療法においてより一層顕著である。しかし表出的形態の精神療法においても，時折これらの介入を必要とする患者がいる。心理教育的介入は，治療者が専門的訓練によって手にする情報を患者に教えることを含んでいる。たとえば，臨床家は，うつ病とは病相を繰り返すのが特徴的な障害であると説明するかもしれない。賞賛が目的としているのは，建設的で前向きな行動や態度を強化することである。助言は，患者や治療者の関心事について治療者の意見を提供することを含んでいる。

転移の発展を予測する一方法は，患者が以前の医療者たちをどう経験しているかに慎重に耳を傾けることである。治療者でないとしても権威的な人物像が知覚されているなら，来るべきものについて治療者は強固な手がかりをえるといってよい。歯科医院にてどれほど痛い思いをしたか，そして歯科医がどれほ

ど無情であったかを語る患者は，結局，治療者についても同様の見解を抱くようになるかもしれない。しかしながら，専門家の現実の特徴に従って転移もさまざまなのであり，「あなたは，私がここでもあなたに痛い思いをさせており，同じように鈍感であると感じているのかもしれませんね」というような発言に即座に飛び込むのは，時機尚早で塩梅が悪いというものである。治療者は，転移が徐々に高まっていくのを待つべきであり，それらの関連を描き出す前に，他の関係性の詳細に耳を傾け，治療関係における直接的なデータを観察することでその証拠を具体的にしておくべきである。初心の治療者は，なんとしても転移に飛び乗ろうと肩に力が入りすぎることがしばしばある。

　精神力動的精神療法は表出的 - 支持的連続体の中で施行されるということを初心の治療者は憶えておくとよい。解釈は恐らく，たいていの精神分析的および精神力動的文献において強調されすぎている。その一方で，非解釈的介入の価値は軽んじられている。多くの患者では，治療の経過中，長期間の支持的介入を必要とする。自己愛の脆弱な患者にとっては，共感的認証の発言のみが理解された感じをもたらすものであり，彼らの内的世界に対して外側の世界からの視点を供するような努力は人を傷つける無神経なものとみなされるであろう。自己の断片化は，時期尚早な患者に直面化や解釈による介入が強制的に行われた結果なのかもしれない。人生の危機にある患者にも，多大な支持が必要であろう。

　初心，熟練を問わず精神力動的な治療者や分析家によくみられる過ちに，解釈を通じてもたらされる洞察を使用する患者の能力を過大評価することがある。ウォーラーステイン（Wallerstein 1986）は，30 年に及ぶメニンガー財団精神療法調査研究プロジェクトで 42 名の患者を追跡した。彼のデータ解析でもっとも印象的な所見の一つは，治療者が治療の経過中にそれまでのやり方を変えたことで多くの患者が利益を得たということであった。いい換えると，治療者は通常，高度に解釈的で表出的なアプローチを期待して治療を始めたが，結局のところ分かったのは，前もって認識していたよりも患者の自我能力の欠損が遥かに大きいということであった。結果として，治療者は連続体をより支持的な方へと移行し，その治療者の柔軟性ゆえに，しばしば割と良好な転帰がもたらされたのであった。

　患者の中には著しく脆弱な者もおり，そうした例では，解釈することなく転移を展開するに任せておくのがよい。同様に，患者の自尊心を維持している，適応的な防衛も，それらの根底にある理由を探索されることなく機能するに任

せておくのがよい。

　Fは重症自己愛パーソナリティ障害の男性患者で，彼のニーズに対する感受性をもたない周囲の人びとによって常に自分の感情を傷付けられていると感じていた。彼の治療のほとんどは，結局のところ，彼の家族成員，職場の同僚，さらには仕事で出会った見知らぬ人への不平不満で占められていた。自分たちのことにばかりかまけていて，Fの業績や才能，魅力を無視している彼らの有り様に，Fは激しく腹を立てているようであった。対照的に，彼は自分の精神療法家であるG医師を理想化した。G医師は，訓練生用クリニックの4年目のレジデントであり，Fにとって4人目の治療者であった。彼女は，その理想化を解釈することなく許容できるようになっていた。典型的なセッションで，Fは次のような発言をした。

　　F：このクリニックで先生が私の担当になってくれたのは本当に素晴らしいことです。知っての通り，これまで3人の担当者がいました。彼らは皆，とても自己中心的で，私のことをモルモットか何かのように扱っている感じでした。思うにスーパーバイザーがそういっていたんでしょうが，彼らが私について述べることは，本当に的外れでした。先生は，完璧に私に調和し続けながらも過度に入れ込みすぎない，という難行をこなしてくれています。先生と会えるのであれば，これまでの人たちの無様な治療も許してあげようという気持ちになります。私が何を告げても，先生は即座に私のいっていることを理解してくれるだろうという気がしています。ラジオの電話相談の先生みたいですよ。あの先生の名前は何といいましたっけ？
　　G医師：ちょっとよく分からないんですけど。
　　F：いいんですよ。名前なんてどうでもいいんです。でも彼女は，相談者が困って電話を掛けてくるときにどう反応すればいいのかいつも分かっているみたいです。先生も同じなんです。いうなれば，先生は私のこころを読んで，私が何かいう前に私のいわんとするところを理解できるんです。先生は，私のニーズにとても敏感に反応してくれます。先生からは一度たりとも役立たずな助言を貰っていないと思います。
　　G医師：私がお役に立てているようで嬉しく思います。でも，もし私が要点を摑み損なうようなことがあれば，知らずに済ませたくはないので，そう仰ってくださいね。

　この短いヴィネットで，Fが自分の治療者であるG医師に理想化転移を起こしていることは明らかである。G医師は，スーパーバイザーの助けを得て，理想化を重要な発達上の欲求と理解している。すなわち，Fは自分が理想化対

象の保護下にいると感じる必要がある，ということである．彼の見解では，そのような立場にあることで，彼の自尊心は安定し，自分を特別なものと思うことができる．この理想化に防衛の要素があるとしても，G医師はその理想化を支持することを選んでいる．というのも，それが適応的であり，それによって彼が治療の外で機能し上手くやっていけているからである．それにも関わらず，彼女は彼に，ときには彼女も彼が彼女に望む台詞を正確にはいえないかもしれないということを警告している．そうすることで彼女は，自分が彼に完璧に調律できないときにもたらされるであろう脱錯覚の可能性に対して彼に備えをさせている．

性別の組合せと転移

　力動的精神療法では性別の組合せが4つ考えられる．すなわち，男性治療者-女性患者，女性治療者-男性患者，男性治療者-男性患者，そして女性治療者-女性患者である．かつては治療者の性は大した違いをもたらさない――というのも性別の組合せがどうであろうと時間とともにすべての関係性の枠組みが持ち上がってくるであろうから――と信じられていたが，最近の大勢を占める意見は，性別は治療の展開に相当の違いをもたらしうるというものである．転移は，人生早期の神経回路網に植え付けられた内的対象関係に基づいている（Westen and Gabbard 2002）．これらは，自己，対象，そしてその二つをつなぐ情動を含んでいる．治療者の現実の特徴は，表象に関して，他のどれでもなくある一つの神経回路網を始動させるであろう．性別，年齢，外見，物腰，話し方，衣服，そして髪の色のような分析家の特性は，患者の神経回路網において，意識的かつ無意識的な連想のきっかけとなるであろう．治療者が女性であるか男性であるかは，転移の発展に関して非常に大きな違いをもたらすであろう．なぜなら性別は，対象表象を構成しているある特定の神経回路網を活性化する主要なきっかけの一つのようであるからである（Westen and Gabbard 2002）．

　ある患者が，幼少期に母親との間で特定の葛藤関係にあったなら，女性治療者は即座に陰性転移のきっかけとなるかもしれない．そのような場合，その患者は男性治療者にした方が具合がよいかもしれない．なぜなら男性治療者の特徴は，母親についての表象の神経回路網に関連した情緒的動揺を活性化しにくいかもしれないからである．多くの患者は男性か女性をはっきりと指名する．

なぜなら彼らは特定の性別との方がより上手くやっていけるであろうということを直観的に知っているからである。いくつかの転移は，結局，性別の組合せとは関わりなく持ち上がってくるが，神経回路網に刻み込まれた対象関係のすべてが，必ずしもどの治療者によっても引き起こされるわけではない。治療者を割り振る際には，これらの事柄も考慮されなければならない。

　これもまた治療者がこころに留めておくべきことであるが，力動的精神療法が深まると，性別や性的指向さえもが治療関係内でかなり流動化する。ときには女性患者が女性治療者を父親として経験するかもしれないし，あたかも治療者が父親で*ある*かのように反応することもあろう。同性愛者ではない男性患者が男性治療者に対して性愛的な気持ちを抱くかもしれない。この性別の流動性に対応するものが，逆転移においてみられる。たとえば，自分は異性愛者であると考えている女性治療者が，女性患者に魅かれているのに気付くかもしれない。

　性別類型も治療において活性化される。なぜならそれらは文化全般に存在するからである。ある男性患者は女性治療者と一緒だと「一歩劣った」立場にいると感じて，この力の差にとても苦しい思いをしているかもしれない。この力の不均衡を逆転し，男性‐女性の二人組において支配するのは男性であるという文化的類型を回復する手段として，彼は誘惑的になり，自分の治療者を性的対象とみなすかもしれない。性愛転移は，男性患者と接する女性治療者にとっては，男性の攻撃性に直面すれば力では敵いようがないという感覚ゆえに，より難しいものとなることがある（Hobday et al. 2008）。女性治療者は，自分に対して性的に興奮している不安定な男性患者と同じ部屋にいるとき，相当に危険であると感じるものである。以下の例[原注1]が示しているのは，この性別の組合せにおける潜在的な問題である。

　　Hは，女性精神科レジデントであるI医師に紹介されてきた44歳の大卒男性であった。この事例は，別の女性レジデントとの1年間の認知行動療法をやり遂げた後に転医してきた。
　　Hは，予約待ちの間，自分の「思考記録表」を付けてきていた。I医師との治療を始めるとき，彼らは，これらのかなり克明な記録の内容を治療セッションに組み入れるための最善の方法について議論した。彼らは，I医師が次のセッションまでにそれらに目を通し，次回それらについてコメントするということで同意した。加

原注1）この臨床例は，より克明で詳細な症例報告論文（Hobday et al. 2008）の簡約版である。

えてHは，認知行動療法対精神力動的様式の治療について議論した後，認知行動療法には不満を抱いてきたので，もっと精神力動的な焦点化へと移行したいと思っていると言明した。

　初回セッションでHとI医師との間には，いちゃついたところも誘惑的なところも全くなかった。しかしながら，彼が2回目のセッションにもってきた記録には，次のような記載があった。「I先生はとても上手に面接を進めた。私の視線が逸れるとすれば，大体それは私が考えているときだということを彼女に伝えておかないといけない。彼女がいったこと，そして私が思っていることを私は考えている。つまり，私が彼女の胸を眺めていると彼女が思ったかもしれないと私が感じた瞬間が2，3度あったのだけれど，実際にはそのとき私は彼女の名札（2つあった）を眺めながら，理にかなった応答をするために考えようとしていたのだ。けれど，恐らく彼女は私のことを変態だと思っているだろう。」

　I医師は，Hが治療の移行を成し遂げやすいように，数セッションをラポール形成に費やした。彼は，精神療法に言及しては，定期的に彼女が「上手くやっている」という再保証を提供するのであった。I医師にとっては彼が初めての長期精神療法の患者であったので，これを有り難く思った。

　彼の治療目標を定めるという数ヵ月の協働作業の後，I医師に対するHの転移に著しい変化が生じた。彼は相手を見下したような態度になり，彼女を遮っては，大声で語った。彼は「あなたの気持ちを傷付ける心算はないんだけど，私の方があなたより賢いんだよね」というような陳述をした。彼はまた，彼女が彼を使ってレジデント終了のための必要要件を満たそうとしていると非難した。実際，彼は大層知的で博識であり，変化の可能性があるように思われた。彼がどんどん侮蔑的になっていくこの期間中に，彼は来院毎にI医師のハイヒールについて発言するようになった。彼女は，性愛化された転移が発展してきていることの反映であると感じるのではなく，彼がサンダルしか履かないという事実の反映であるとして，彼の発言を片付けてしまった。彼女は，色目を使われているとも居心地が悪いとも感じなかった。しかしながら，彼がセッション毎に彼女の靴について発言しながら，彼女に対する優位性を表出し続けたとき，彼女は別の何事かが進行しているということを想定し始めた。

　数週後，Hは記録を4枚携えてやって来た。彼は相変わらず反抗的であった。彼女が記録をパラパラと捲っていると，彼は，自分が考えていることゆえに「おぞましい人物」であるという話をしていた。最終ページの真ん中辺りに「死んじまえ」と書かれてあった。彼女は彼にこれは何なのかと尋ねた。彼は，AA，特にAAの身元引受人に非常に不満があるのだと述べることで，ことの重大さを最小限にしようとした。なぜ「死んじまえ」と書いたのかと彼女が具体的に尋ねると，彼は何食

わぬ顔で「えっ……そんなこと書きました？」と答えた。自殺と暴力の危険性を査定して，どちらも明らかな所見がないと分かった後で，彼らは次へと進んだ。

　彼は，そんなことはすべきでないのに女性を眺めるのが好きであるがゆえに自分は不愉快な人物であると述べた。彼女は，この行動と魅力的な女性を眺めたいという彼の欲望とを正常化することで，彼のこの「認知の歪み」を再構成しようと試みた。彼女は，彼が境界をしっかり保てていると思っているかどうか，彼が女性に与えた眼差しに基づいて行動したことがあるかどうか，を彼と振り返った。彼は，未だかつて誰に対しても不適切に触れたことなどないと答えた。彼らは，彼のよい面についての長いリストを作って気分よく議論を終えた。Hが帰るので，I医師が請求書を記入している受付の1人の隣に立っていると，彼が彼女は「いまだにハイヒールを履いている」と発言した。I医師は初めて自分が色目を使われていると感じた。実際，部屋に戻り，彼が置いて行った記録の残りを読んでみて彼女はショック状態に陥った。「そうだ，このことと向き合わないと。I先生に謝らないといけない。ここが問題なんだ。何を謝ればいいのかが分からないんだ。俺はバカだ。自分がどんな悪いことをしているかが分からないんだ。I先生をみつめている憶えはないんだ。彼女の胸やお尻や脚をみつめてなんかいない。理解できないことが1つあって，それは彼女がハイヒールを履くことに固執するのはなぜかということなんだ。あれは履き心地がよくないし，不便なものだ。まぁいいさ，あれは脚を強調するものだ。でもI先生にはあんなもの必要ないんだ。彼女の脚はそのままで本当に素敵なんだ。たいていの女性が喉から手が出るほど羨む身体をしてるんだ。これについてはこれ以上話せないな。医者と患者としてみつめているしかないんだ。多分これがオレの仕出かした悪いことなんだ。多分彼女をセックスの対象のように眺めてるんだ。多分オレは彼女の脚を優しく撫でることを想像したんだ。恐らく止めるべきなんだろう。恐らくI先生は専門家だということを思い出すべきなんだろう。多分自分が何を謝るべきかは分かってるんだ。性的欲望に耽ることなしには自分をよくしようと試みることさえできない。何でオレはI先生を専門家としてみることができないんだ。何で彼女の身体に目が行っちゃうんだ。そりゃあ，本当にみつめ甲斐のあるいい身体をしてるからさ。

　「オレはI先生と以前の治療者とを比較してるんだろうか。確かにそうしてるな。止めた方がいいんだろうな。彼女らは，異なる目的を備えた2人の異なる医者なんだ。男は特にそうだけど，皆セックスのことは考えてるだろ。I先生，あなたが喜んでくれるんならいいですけど，私の前の治療者よりあなたの方がずっといいおっぱいですよ。」

　I医師はスーパーバイザーの下へ行き，この露骨な性的素材が不愉快である旨を告げた。幸運なことに，彼女は恐怖や脅威は感じなかった。彼女はスーパーバイザ

ーとその素材をどう取り上げるか話し合った。患者に朗読して聞かせてみるのがよいのだろうか。彼女は，さまざまなアプローチの長所と短所とを論じた。彼女はまた，次のセッションでヒールを履いていくかどうかについても頭を悩ませ始めた。彼女は，パンツのタイトさ，スカートの短さ，および服の胸元の開き具合についてあれこれと考えた。彼女は，彼の手記によって着る物を変えるのは厭だと思ったが，何を選ぶにしろ何らかのメッセージを伝えることになってしまうのだろうと感じた。

　次のセッション，彼女は不安であった。その患者を呼びに行くとき，自分の心臓がドキドキいっているのがはっきりと分かった。彼女は，いつも通り，調子はどうだったかと尋ねることでHとのセッションを開始した。この1週間での彼の出来事いくつかについて話題にした後，彼女は今日このセッションでどんなことが起こると思ってやって来たかと尋ねた。彼は，クリニックに入ってくると受付スタッフから歓待された上で，もうここで治療を受けることはできないので清算して下さいと告げられるであろうと想像してきた，といった。彼は，自分は物事を悪く考え過ぎていると自らにいい聞かせるために認知行動療法の技法を用いた。

　I医師は，記録表を持ち上げ「今日，事態が上手く行かないだろうとあなたがお考えになる理由はこれですよね」といった。彼は中途半端に頷いて「先週は反抗してたんです。下品で失礼なことをしたので謝らないといけないということは分かっているんです」といった。

　I医師は，より率直になり，「その記録をみてみましょう」といった。彼女は，中味に触れたり逐語的にそれを読み上げたりせずに彼に示した。というのも，そうすることが刺激になってしまうのではという懸念があったからである。彼は「私がそれを書いたんですか？」と答えた。実際彼は，驚き呆れているようであった。続いて彼は「いやー，すいません」といった。彼女がこれを読んでこの日にやってきて，面接室の外で関係をもちましょうと提案するようなことがあり得ると思っているのかと，彼女は彼に尋ねた。彼はショックを受けたようであった。そして笑って，「先生はそんなことしませんよ。結婚してらっしゃるじゃないですか」といった。彼女は，自分が結婚していることは事実であるけれども，治療者と患者とが恋愛関係になるということの倫理について彼がどう思っているのだろうかと思うと答えた。彼の答えは単純明瞭で「分かりません」というものであった。彼女は，婚姻状況の如何を問わず治療者としてそれは非倫理的だと思うと説明した。彼は考え込んでいるようであった。それから彼は，そういったことは考えていなかったと表明した。それから彼は「でも，いずれにしろ先生は私みたいな男は好みじゃないでしょう」といった。

　I医師はHをみつめて「ここで大事なことは，思ったことは何をいってもいいということです。その後で，私たちはそれを行為に移すのではなく，それについて話

し合います」といった。彼は謝罪したが，彼女は，患者にいうべき言葉ではないと思ったので「大丈夫です」とはいわなかった。彼女がセッションの最後に実際に告げたのは，ここでの関係に謝罪は要らないということであった。彼は面接後，彼女の靴について何も触れなかった。

次の週，彼は面接にやってこず，電話も掛けてこなかった。初めてのことであった。その翌週，彼はやってきて，面接のすっぽかしなどまるでなかったかのように振舞った。彼は部屋へと続く通路でずっと，彼女のピンク色のシャツについて，そして彼女がいかにピンク色が似合うかについて発言した。I 医師は，必死の努力が無に帰してしまったような気がした。

その後間もなく，彼は薬物コンプライアンスが悪くなり，攻撃性の放出が進み，彼女の留守電に脅迫メッセージを吹き込むようになった。彼は，自分を受付の人たちの間で笑いものに仕立て上げたといって I 医師を非難した。彼は，自分がどんなに滅茶苦茶になったか，そして「自分をこんな目に合わせて」さぞ彼女は満足していることだろうとわめき散らしながらメッセージを残した。

I 医師は，この懸念をスーパービジョンに持ち込んだ。彼女は，いままでは1度も H のことを怖いと思ったことはなかったのに，このところ脅威を感じ始めていると述べた。彼女のスーパーバイザーは，不安の予兆に耳を傾けることがいかに重要かを強調した。というのも治療者が恐れを感じていては，どのような仕事も成し得ないからである。彼女とスーパーバイザーとは，患者の到着時にクリニックの待合室に警備員を配置することで，次回予約時に彼女が安心を感じられるよう計画を立てた。彼女はまた，ドアを開けっ放しにし，留守電の脅迫発言を憂慮しているがゆえにこうしているのだということを患者に指摘した。彼は疑わしそうにし，憤然としつつもハッと驚いたような反応を示した。彼は「先生を怖がらせようと思って何かをしたことなんて1度もないんです。ましてや，誰かを傷付けようとしたことなんて1度もないんです」と述べた。彼は，自分の感情が傷付いているとか，自分のことをそんなふうに思っているのかとかを直にいうことができず，陰険なやり方でああいったメッセージを送ったのであった。

彼はその後2回セッションにやってきたが，それから来るのを止め，電話にも出なかったし，伝言にも返事をよこさなかった。

この臨床例が反映しているのは，ある種の転移がどれほど解釈作業に容易には従わないかということである。セレンツァ（Celenza 2006）が指摘したように，文化における典型的な性別類型において，攻撃性といった外向性や屈強さは男性性と関連付けられ，反対に，受身性，柔らかさ，内向性は女性のものとしてみられる。一般に男性は女性より物理的に強く，このことが治療者が男性

であるときと女性であるときの性愛転移に明確な差異を生み出している。治療者は，「かのような」可能性空間の中でそうした転移を患者と探索して行って大丈夫なのか，それとも，治療の中で許容できる範囲について断固とした制限を設ける必要があるのかを決定する必要がある。この事例はまた，治療を云々する以前に，治療者の安全が最優先されるべきであるということを例証している。同様に，男性患者が女性治療者に対して明らかな性的な願望や空想を表出するとき，そうした表出が言葉による虐待的影響や暴力的影響をもたらすのは，どの程度からなのであろうか？　女性治療者が性の対象に変形されることで脱価値化され脱スキル化されたと感じ始めるのは，どの時点からなのであろうか？

　HとI医師との事例は，性愛化された転移の底には攻撃性がしばしばあるということを反映するものでもある。身体の部分についての患者の発言は，治療者を，精神療法の文脈で関わらなければならない複雑な人間としてというより，部分対象として脱価値化していることの反映である。

　I医師は，治療を治療たらしめるための策をきちんと講じられるよう，安全第一でいかねばならなかった。古い諺にあるように，治療者の椅子は患者の椅子より快適であるべきである。ゆえにI医師は，クリニックに警備員を配置し，面接室のドアを開けっ放しにする必要があった。男性患者が恫喝してきていると女性治療者が示唆するときにはしばしば，男性患者は完璧に振舞うことで治療者が間違っているということを証明したいと強く望んでいるようである。Hは，転移の強烈さを耐え凌ぐことができず，治療に戻ってこなかった。これは，ある種の性愛転移は――少なくともそれが生じているそのときには――精神療法では取り扱い得ないという事実を反映するものである。

要　約

　中立性，匿名性，そして禁欲は，いまやその価値が疑わしい原則であると考えられている。現代の力動的治療者の大部分は，自制する術をわきまえており，その一方で，自分自身の主体性を治療過程から完全に切り離して置くことは不可能であるとも認識している。治療者と患者との間で自発的に対話していく気持ちを創っていくことは大事であるが，初心の治療者は，何をいついうかについてのガイドラインの役を果たす概念モデルを持つことも有益であると思うかもしれない。

表出的‐支持的連続体においてもっとも表出的な介入は，解釈，観察，および直面化である．共感的認証と詳述の奨励とは，連続体の真ん中に位置し，治療同盟を進展させるのに有益である．もっとも支持的な介入には，助言と賞賛とが含まれる．それらの発言はときには表出的作業を促進するのに必要である．治療の表出性の程度は，転移が治療的介入の焦点になっている度合いによって定義されることもある．しかしながら，転移外解釈が表出的治療の極度に有益な部分となることもある．というのも，転移の中で作業していくことが難しい患者というのもいるものだからである．

治療者と患者との性別の組合せは，男性治療者と女性治療者のどちらが適切かを決定する際の重要な要素となるかもしれない．その上，性愛転移は，女性治療者が男性の攻撃性に対し力では敵いようがないという感覚を抱くため，患者が男性で治療者が女性の場合，より大きな問題を引き起こすかもしれない．

文　献

Celenza A: The threat of male-to-female erotic transference. J Am Psychoanal Assoc 54:1207-1231, 2006

Gabbard GO: Psychodynamic Psychotherapy in Clinical Practice, 4th Edition. Washington, DC, American Psychiatric Publishing, 2005

Gabbard GO, Wilkinson S: Management of Countertransference With Borderline Patients. Washington, DC, American Psychiatric Press, 1994

Gabbard GO, Horwitz L, Allen JG, et al: Transference interpretation in the psychotherapy of borderline patients: a high-risk, high-gain phenomenon. Harv Rev Psychiatry 2:59-69, 1994

Hobday G, Mellman L, Gabbard GO: Clinical case conference: complex sexualized transference when the patient is male and the therapist female. Am J Psychiatry 165:1525-1530, 2008

Horwitz L, Gabbard GO, Allen JG, et al: Borderline Personality Disorder: Tailoring the Psychotherapy to the Patient. Washington, DC, American Psychiatric Press, 1996

Killingmo B: Affirmation in psychoanalysis. Int JPsychoanal 76:503-518, 1995

Kohut H: The Analysis of the Self. New York, International Universities Press, 1971（水野信義・笠原嘉訳：自己の分析．みすず書房，1994）

Lohser B, Newton PM: Unorthodox Freud: The View From the Couch. New York, Guilford, 1996

Wallerstein RW: 42 Lives in Treatment. New York, Guilford, 1986

Westen D, Gabbard GO: Developments in cognitive neuroscience, II: implications for theories of transference. JAm Psychoanal Assoc 50:99-134, 2002

第 5 章 目標と治療作用

　精神力動的治療がどのように効くのかという意識なしに介入を定式化したり，患者の進展を見守ったりすることはできない。しかしながら，治療作用の機制を決定することは，課題として手強いものである。どこから手をつけようか？
　われわれは転帰データを用いて，患者がさまざまな領域の症状や総体的な機能の点で改善していることを例証することができるが，そうした変化がどのようにもたらされているのかを一体どうやって知るのであろうか？
　治療者にこれらの質問を尋ねてみるという考えは問題をはらんでいる。われわれ治療者は自分たちの理論を過大評価して，自分たちの治療結果を好みの理論的視座から眺める傾向がある。われわれは，この上なく見事に定式化された解釈が，患者を深い洞察へ導くと考えたがる。しかしながら，追跡調査で明らかになったことの一つは，一般に患者は解釈的介入にあまり重きを置いておらず，それどころか個々の解釈など憶えてすらいないということである (Mitchell 1997)。これらの所見は，治療者には少しばかり屈辱的である。治療者がかつての患者にコンサルテーションで出会ってしばしば分かることは，患者がもっとも大切にしている治療の思い出は，治療者が冗談を呟いたときのような，偶発的な出来事であるかもしれないということである。
　しかしながら，治療作用の疑問についての答えを患者に求めることも，同様に問題をはらんでいると思われる。どんなことが役立ったかについて，患者が治療者よりも確かな査定を下せるということは恐らくありえない。生じる変化の大部分は，恐らく無意識裡に起こっている。それゆえ重要な瞬間についての意識的な記憶というものは，氷山の一角でしかないかもしれない。
　調査研究者であれば，50～100 セッションの中で，変化の過程において決定的に大事である特定の介入や情緒的相互作用を抽出するというさらにげんなりする仕事があるだろう。調査研究者には，治療をする二人組という間主体的マトリックスの外側から観察しているという不利益も存在する。テープ起こしの原稿からは，重要な関わり合いや胸を打つ情緒的共鳴の瞬間は見えてこないで

あろう。

　力動的治療がどのように効くのかを解明することがそもそも複雑なものであるにも関わらず，精神療法と神経科学双方での実証研究を通して，さらには精神療法過程の入念な研究によって，これらの機制に関するわれわれの知識は増えてきている。長きにわたって，解釈を通して洞察をもたらすことが，治療者の主要な武器であるとみなされていた。いまやたいていの臨床家や調査研究者は，歴史的にみると，解釈を通しての洞察は理想化されてきたものであり，精神療法において新しい種類の関係性を経験することを通しても変化は生じると感じている。

　この洞察か関係性かという二極化は，近年では，これら2つの変化の機制が，たいていの場合，相乗的に作動するという認識に道を譲っている（Cooper 1989; Gabbard 2005; Jacobs 1990; Pine 1998; Pulver 1992）。現場は，治療作用の関係性の側面と解釈的な側面との明瞭な区分にもはや拘ってはいない。関係そのものの修復的な側面への洞察がさらなる変化を助成するのかもしれないし，ときには解釈で言葉にする内容よりも解釈中に伝わる関係性の意義の方が重要であるかもしれない（Pulver 1992; Stern et al. 1998）。いまや現場では，力動的治療において単一の様式の治療作用を探求するのはもはや有用でないという認識が一般的になっている。というのも変化の機序は，患者と治療者双方の特徴に従ってそれぞれ異なるからである（Pine 1998）。

目　標

　明確な作用機序を割り出そうと試みると，われわれはますます泥沼にはまることになる。なぜなら，治療作用を定義するには，精神力動的治療の目的なり目標なりの概念化を統一する必要があるからである。目標と治療作用との関係は，旅の目的地と移動手段との関係のようである。自動車で充分と思われる目的地もあれば，飛行機やボートが必要となるかもしれないところもある。そしてここでわれわれは，すぐにある問題と直面する。すなわち，精神療法の旅には，患者によって，そして治療者の理論的視座によって，数え切れないほどの目的地があるのである（Gabbard 2001）。

　目標は，治療がどう効くかという治療者の理論によって形成される。症状の除去という医学モデルの領域寄りの理論もあれば，意味を割り当てることや自己体験を強化することと関係がある理論もある。精神分析療法の分野内の種々

の目標をすべて目録化しようとすれば本書の全頁を割かねばならないが，治療目標が一般にどのような意味に受け取られているかを例示するために，この多様なものの中から見本をいくつか供しておくことは有益かと思われる。

精神力動的精神療法の目標をいくつか

- **葛藤の解決** 自我心理学者たちは，葛藤と症状とを妥協形成の産物と理解している。力動的治療の目的は，無意識的葛藤の性質を探索し，それが生み出す症状を解消することとなろう。たとえば，ある若い男性は本を書けなくなるかもしれない。というのも彼は自分が成功することで父親との危険な競争に陥ってしまうことを恐れているからである。この葛藤が探索され理解されれば，その若い男性は書くことができるかもしれない。なぜなら，その起源を理解することで彼の不安は減少するからである。この定式化で，葛藤が完全に消え去るとはみなされない。しかし，より効果的で適応的な妥協形成が確立する (Brenner 1976)。

- **真実の探求** 治療過程の目標を自己認識とみなす力動的治療者もいる。「汝自身を知れ」という昔からの勧めに導かれて，これを信条とする治療者は，患者をひるむことなく自らと向き合わせ，なりたい自分とは違って自分が何者であるのか認識させる。これは，ウィニコット (1962/1976) が行った**本当の自己** true self と**偽りの自己** false self との区別を見定めるという形を取るかもしれない。治療の成果は「あるがままに生きている」という感覚や真っ当であるという感覚をもたらすはずである。

- **適切な自己対象を探し出す能力の改善** 自己心理学的視座から書くならば，コフート (1984) が論じたように，われわれは，ミラーリングや是認，認証，理想化を含む，自分にとって何らかの機能を果たす他者を必要としなくなることなど決してない。第1章 (「主要概念」) に記したように，コフートは，これらを**自己対象機能** selfobject functions と呼び，大気中の酸素と同じくらい生きていくために必要なものであると主張した。精神分析療法の目標は，未熟なやり方や不適応なやり方で自己対象を使用する立場から，より成熟して適応したやり方でそれらを使用する立場へと患者が歩みを移すのを手助けすることであろう。

- **自分の内的対象関係をより理解することによる関係性の改善** 対象関係的あるいは関係指向性の治療者は，自分の内的自己表象や内的他者表象がいかにして外的世界における人びとの相互作用を形作っているかを理解し

ていくことを，治療の主要な目標とみるであろう。この目標の一部は，患者が繰り返し他者に投影している自らの諸側面を再統合するのを手助けするということであろう。たとえば，ある女性患者は，自分の女性治療者があたかもあらゆる種類の成功を妬む治療者であるかのように反応しているのだが，これらの空想が内的な母親表象に由来しているということを思い知るかもしれない。彼女の母親は，患者がいい成績を取ってもいつもほとんど関心を示さないような人であった。患者は，自分が治療者を妬み屋であるとみなすのは，自分の中の母親表象を投影しているからであるということに徐々に気付いていく。再統合あるいは「再‐所有 re-owning」の過程が生じて，患者は何が自分に属し，何が他者に属すのかに気付いていく（Steiner 1989）。その結果，関係性が改善する。この変形を捉える一つの方法は，患者が空想の中ではなく，世間でよりよく生きることができているということであろう。

- **治療的対話の中での意味の生成**　精神療法的探索の結果として，新しい意味が新生してくる。今日の力動的治療者は，出来事や経験についての唯一の正しい解釈という意味での，**意味**を探求することはより少なくなっているようである。その代わり，精神療法に参加している二者は，経過の中で一緒に意味を構築するよう取り組む（Mitchell 1997）。長い間そこにあり続けていた無意識的意味を**発見すること** discovering と，治療者と患者との双方が寄与する治療的対話を通して意味を**創出すること** creating との間には，弁証法的対立がある。この目標は，その結果として人がかつては捉えどころがなく自覚できていなかった意味をよりしっかり把握するという点で，無意識を意識化することの一変化形である。

- **メンタライゼーションの改善**　早期の外傷体験や無視・放置を通してメンタライゼーションの能力が損なわれた人びとでは，リフレクティヴ機能を改善することが主要な目標となるかもしれない。治療が終わるときには，患者はある人についての内的表象と，外的現実におけるその人のあり様とを区別できる能力が備わっていることが期待されるであろう。その上，患者は，他者の内的世界に思いを致し，それが自分自身のものとは別物であるということに気付くことができているべきである。2つの別個のこころが互いに作用しあっているというこの気付きは，間主体性の達成ともみなされる（Benjamin 1990）。メンタライズ能力が改善すると，自分の行動が，無作為に生じているのではなく，どれほど内的な感情や信念，葛藤，動機

付けを通して生まれてくるものであるかということを患者は認識するようになる。

　精神分析療法のさまざまな目標に関するこの概略は，治療で起こっていることを意識的に理論として概念化したものの反映である。われわれは，治療者が自分自身の無意識的課題から決して自由ではいられないということをも斟酌しておかねばならない。われわれがその領域に歩みを進めるのは，部分的には，人びとを助けたいという意識的で利他的な願望ゆえである。しかしながら，患者がそうであるように，われわれの気付きを超えた要素がわれわれの決定を方向付ける。われわれは，無意識のうちに自分自身の内的対象や両親を修復しようとするかもしれない。すなわち，われわれは，自分が幼少期に満足に得られなかったものを提供してくれる患者に独占的に特別な関係を求めているのかもしれないし，両親の失敗とみなされたものを埋め合わせるため，患者に自分を愛させ，理想化させようとしているのかもしれない。あるいは，われわれは，患者にとっては必ずしも最大の関心事ではない目的のために，患者を自分の万能的支配の下におこうと試みているのかもしれない (Gabbard 1995)。専門家としての経歴のかなりの部分を力動的治療の実施に費やすことを選ぶような人は，自分自身の個人的な治療を追い求めることで，明らかになっていないこれらの動機のいくつかを解明することや，自分が患者の上に投げ与えている役割が何であるのかよりしっかり把握することを望んでいるのかもしれない。われわれは，いずれの精神療法過程であれ，自分のしようとしていることに完全な確信を抱くことはできない。だからこそ，たゆまぬ内省と自己分析とは何物にも代えがたいものなのである。力動的な治療者は，一日の仕事を終えるに当って，いい気分でいられるある種の特有な二者関係を構築しようという無意識的空想を抱いているかもしれない。たとえば，私心のない献身的な援助者と援助されていることを認識し感謝している患者とからなるある特定の型の対象関係を念頭に置いている治療者もいるかもしれない (Gabbard 2000)。

患者の目標と治療者の目標と

　患者は病因や発症機序について彼ら自身の理論をもって治療にやってくる。彼らは特定の目標を念頭に置いているかもしれないが，それらは治療者の立脚点からすれば全くもって非現実的かもしれない。ある同性愛の男性患者が治療にやってきて，彼を裏切り虐げてきた恋人たちとの一連の痛ましい恋愛関係に

ついて不満を述べた。治療者が患者に治療目標を尋ねると，彼は虐げられるのにはうんざりしているといった。治療者は，恋人が彼をどう扱うかを左右することは，彼にも治療者にもほとんど不可能であり，妥当な目標は，なぜ彼が最終的に彼のこころを引き裂くような類の恋人たちと関わり合いになるのかを探索することであると答えた。

　患者の目標は，治療者のそれとは対立するかもしれない。なぜなら二人の個人は，その過程を異なったものとして概念化するからである。多くの患者は，治療者からの積極的な介入によって「治して fixed」もらえるであろうという期待を抱いて精神療法に近付いてくる。治療者は，患者のそのような誤った考えを正し，目標というものは連携して定義され協働して追及されるものであるということを患者が理解するよう手助けせねばならない。その上，治療者は「自我の強化」や「超自我の修正」といった精神内界の目標について多くを考えたがるのに対し，患者は生活の変化という観点から目標を考える傾向がある。目標が定式化されるには妥協が達成される必要がある。目標は結婚につながる満足な恋愛関係であるという女性患者が，人生でそれを追い求めるのは当然のことである。しかしながら，治療者は，治療の後には相応しい恋人と出会い，幸福な結婚が待っているであろうとは現実的に約束しようがない。しかしながら，治療者は，患者の親密さを巡る葛藤や，誰かにすっかり身を委ねることにまつわる制止や，彼女の恋路を邪魔しているかもしれない何らかの問題を孕む関係性の形式を探索する可能性を提供できる。

　治療が進むにつれ，治療者と患者とは必要に応じて目標を再評価するのがよい。患者は，手始めに懸念や期待を一通り携えてくるわけだが，これらが徐々に，精神療法家からもたらされるより優れた理解によって修正されることに気付くかもしれない。やりがいのある職をみつけたいという課題を抱える若い男性は，満足のいく職業に就くことができることを自らの目標とみなすかもしれない。精神療法過程で洞察を深めるに従って，彼は家を出ることや成長することについて非常に葛藤していることに気付き，原家族からの心的分離を目標の一つとして再定義することになるかもしれない。完全に無意識裡にあり，それゆえ目標を設定する最初の議論には利用できない葛藤もありうる。

　精神療法の目標について重視されるべき一つの注意書とは，目標の追及をあまりに強調すると，患者はそれらを治療者の計略であるとみなし，それらに対して反抗的になることがあるということである。さらに悪いことに，特定の目標の達成にこだわる治療者は，患者の「偽りの自己」的な従順さを助長する

かもしれない。患者は治療者を喜ばせるため，そのように変わったと公言するのである (Gabbard 2009)。逆説的だが，目標の達成を過度に気遣う治療者は，転移 - 逆転移による治療の行き詰まりを促進させるかもしれない。そうして患者は治療者の努力を挫くのであり，したがって負けることで勝つのである (Gabbard 2005)。

それゆえに，患者が治療中にいくらかなりとも無目的，無目標でいることが許される充分な時間的余裕が認められていることには価値があるかもしれない (Holmes 1998; Mitchell 1997)。羨望で満ち溢れ，治療者からの援助を認めることのできない患者の中には，しばらくの間，目標なしでいたり，ただ自己探索に携わったりすることで，治療者の期待に自分が縛られていないことを立証する必要がある者もいる。また，自分が変化するのを目にすることでえられる満足を治療者に与えないため，治療の終結後になって初めて変わることができる患者もいる (Gabbard 2000)。それゆえ，多くの患者にとっては，最適な治療環境のために，目標の追求と無目標との間で少々均衡を保つことが必要となるのかもしれない。

治療作用の多重モード

治療作用の多重モードの存在が広く知られている時代においては，「治療作用 therapeutic action」の代わりに「治療諸作用 therapeutic actions」の観点で話すべきかも知れない (Gabbard and Westen 2003)。われわれはいまや，患者が異なれば，変化を促進するために用いる治療の側面も異なるということを知っている。熟練の治療者は，既定の精神療法過程の中で特定の患者のニーズに基づいてアプローチを実に柔軟に切り替えることができる。ウォーラーステイン (1986) は，洞察はしばしば理想化されているが，支持的治療は，高度に表出的な治療や探索的な治療と同じくらい長持ちする構造的な変化を同じようにもたらしていると思われることに気付いた。

長期治療を受けた臨床集団についての組織的調査研究で，これらの患者への精神療法的アプローチは，患者の精神病理 (表5-1) の性質に基づき，変化に富んだものでなければならないということにブラット (Blatt 1992) は気付いた。彼は患者を2つの群に分けた。1) より観念的で，まず第一に自己概念の発達と維持とに関心があり，親密な関係性を二次的なもの，あるいは周辺的なものとみなす，**取り入れ** introjective の病理を持つ患者，そして 2) 自己の発

表 5-1　取り入れの病理の特徴 対 依託的な病理の特徴

特　性	取り入れ型の患者	依託的な患者
動機付け	第一の関心は自己発達；親密な関係は二次的とみなす	第一の関心は関係の発達と維持；自己発達は二次的とみなす
主要な防衛機制	知性化，反動形成，合理化	否認，拒否，置き換え，抑圧
治療作用のモード	解釈を通しての洞察	治療関係そのもの

出典　Blatt 1992 による

達よりも関係性の問題に一層の関心がある，**依託的** anaclitic な精神病理をもつ患者，である。この後者の群は，否認や拒否，置き換え，抑圧などの回避的な防衛を用いるのに対して，取り入れ型の群は，知性化や反動形成，合理化のような防衛を用いる傾向がある。2つの群の治療を調査して，ブラットは，依託的な群は解釈を通しての洞察に反応しにくいように思われるものの，治療関係そのものから相当な利益を得ているということに気付いた。一方で，取り入れ型の患者は，洞察と解釈に反応して，かなり改善するように思われた。

　ブラットの識別は有益であるが，多くの患者はこれらの特長が混じり合った存在であり，関係と洞察との双方から利益を得ているのであろうということを治療者はこころに留めておく必要がある。多くの症例で，患者は，他者と親密な関係を築く能力が増大するのと同様に，統制の感覚や行動主体 agency の感覚が増大することにも重きを置く。ジョーンズ（Jones 1997, 2000）は，解釈と関係の中で生じる相互作用との双方を考慮に入れている治療作用の統合モデルを発展させた。彼はそれを**反復的相互作用構造** repetitive interaction structure と名付けた。このモデルでは，治療作用とは，反復する相互作用のパタンの治療に関わる二人組の成員双方による認識や理解，経験から生じる。

神経科学の寄与

　最近の認知神経科学の発達のおかげで，われわれは，どのようにして変化が生じるのかや，変化を促進するために治療者は何をしなければならないのかについて，はっきり物をいうことができるようになっている。治療者が異なって，理論的方向性が異なれば，目標は全く異なったものとなるかもしれないけれど，それらのほとんどすべてが，無意識の連想ネットワークを変えるという観点で部分的に理解可能である（Gabbard and Westen 2003）。これら無意識の連想

ネットワークの中にあるのは，問題を孕む防衛機制や対人関係パタンの引き金となるものであり，問題を孕む情緒反応の根底にあるものである。連想を変える際，明らかに標的の一つとなるものは，感情状態と対象表象との間での無意識の結合であろう。たとえば，ある人は，権威的な人物像とは常に怒っており，報復的なものであると恐れているかもしれない。第2のタイプの連想ネットワークは，他者がある一定の振る舞いをするであろうという無意識の願望を伴っている。第3のタイプは，患者のすることを支配する無意識の病因となる信念である。たとえば，ある女性患者は，もし怒りを表出することを自分に許してしまうなら，もはや誰も彼女を愛してくれやしないであろうと信じているかもしれない。さらにもう一つの連想を変える際の標的は，人が情緒状態を調整するために用いる防衛様式を含んだものである。

目標が，無意識の空想や，防衛，病因となる信念，あるいは気持ちと対象表象との間での問題を孕むつながりを変えることであろうとなかろうと，連想ネットワークの機能変化は一般に特定の過程を伴っている（Gabbard and Westen 2003）。最初は，何年あるいは何十年にわたって一緒に活性化してきたネットワークの結節間のつながりを弱めて，それらの慢性的な活性レベルを全体的に低下させることである。表象は，記憶の中に貯蔵された「事物」ではなく，「同時発火」している精神の構成単位（観念，記憶，感覚や情動）の間での結合である。表象とは，**再活性化の潜在力** potentials for reactivation とみなしうる。すなわち，事前の活性レベルに基づいたある条件下で生じる神経発火のパタンなのである。自己表象や対象表象は，患者の内的生活において，強力で反復性のある役割を演じる。それは以前に何度も活性化されてきた潜在力であり，潜在力の高まった状態で存在する。したがって，連想の変化とは，連想的につながった状態にあった精神過程間のつながりが弱まってきていることを意味する。第2の過程が伴うのは，**新しい連想のつながりを創出したり，以前は弱いものであったつながりを強化したりする連想ネットワークの構造的変化**である。それゆえに，構造的変化をもたらす治療とは，古いネットワークの痕跡を消し去ったり，完全に置き換えたりするものではない。むしろ，永続的変化が求めるのは，活性化されたネットワークでの問題を孕むつながりを**相対的に非活性化する**ことや，患者が新しいより適応的な解決を見出せるように，新しくより適応的な結合の活性を強化することである。

ある患者は，治療を始めるに際し，治療者——かなり年配の男性——は，患者が話さずにはおれないことに退屈し，無関心でいると確信するかもしれない。

やがて患者は，彼が会話しようとしても彼の父親——あらゆる権威的人物像の鋳型——は，決まって退屈でつまらなそうにしていたがゆえに，治療者もこれらの特質を備えているものと自分が頭から決めてかかっていることに気が付くかもしれない。これは患者の日常生活において強力に活性化している連想ネットワークである。長期にわたる治療者の，患者を助けたいという不変の関心や気遣いや粘り強さによって古いネットワークの相対的非活性化がもたらされ，その一方で，新しいネットワーク——そこでは年配男性の権威者的人物像が患者に関心を示すものとみなされている——を強化する。

長年にわたって，精神分析家や精神分析的治療者は，もっとも重要な介入とは「最深の」過程——最深部の無意識を意味する——を標的にしたものであるとみなしていた（Wachtel 1997）。ある程度までは，この種の論法は理に適っている。なぜなら，臨床経験がしばしば示唆することだが，意識的な思考や感情のみに焦点を当てても，産み出されるのは束の間の変化でしかないからである。黙示的な過程は，明示的なそれとは心理学的にも神経学的にも異なっている。そして意識的な過程のみを標的にすることは，多くの重要な連想ネットワークを手付かずのままにすることになるであろう。

それでもなお，意識的思考過程は少なからぬ苦痛の源であるかもしれない。たとえば，ある女性患者は，結婚を申し込んで欲しいという彼女の望みとは裏腹に彼女をはねつけた男性について考えてばかりいた。彼女は，その翌年の目覚めている（意識的な）時間のほとんどを，彼女がいったかもしれないことや，彼があることをいったときに意味していたことなどについて反芻することに費やした。やがて患者は，反芻するという自分の性癖が防衛戦略であり，そのおかげで親から断続的に虐待を受けていたのかもしれないという疑いに立ち向かうことができていたということを理解し始めた。この洞察指向的作業が目指したのは，彼女にとって反芻することがもつ無意識的機能——それはその病因に関係していたのであるが——を吟味することであった。しかしながら，同時に，治療者は，彼女が意識的な内省の様式——すなわち，過去や現在の経験を，好奇心に満ち自己探索的な姿勢で調査し，将来変化が生じるという可能性を胸に吟味することを目的とした**内観** introspection と，後悔の姿勢で過去を引っ張り出してくる**反芻** rumination と——を識別するのを援助してもいた。前者は，最終的に従前の情緒的制約から自由になるという感覚を導く可能性があるのに対し，後者は，患者をなお一層これらの制約へと引きずり込み，彼女の不安や抑うつを永らえさせる可能性がある。実際，上述した患者では，陰性の情動の

悪循環を規制するのにこの識別がとても有益であることが分かった。彼女は自分が反芻し始めていることにハッと気付くと、まさにその瞬間に反芻が果たしている機能について自問することでギアを切り替えることができた。たとえば彼女は「いまこんなことをして何になるというのだろう」とか「もし反芻していなかったなら、どんな気持ちなんだろう」と自分に言い聞かせたものだ。確かに、この意識的力動を探索することにより、なぜ彼女が変化ではなく反芻（および自責）のためにまず治療過程を用いていたのかをより一層理解するに至った。

意識的思考は感情を増幅することがあり、そのおかげで人びとは、彼らの生活に大いなる影響を及ぼす行動を開始したり、避けたりすることになる。そしてそれが特に顕著なのが、自分に対する意識的な姿勢が、無意識的な姿勢と同様、職や関係や他の満足を得たり維持したりすることに失敗する一因となっている自己敗北的な患者である。たいていの力動的な治療者は、うつ病患者がどのようにして意識的に自らを非難し、最悪の事態を予想し、自分自身の能力を割り引いて考えているかということに彼らの注意を喚起する。そうすること自体は無意識のネットワークを変えるものではなさそうであるけれど、それは自己敗北の悪循環を止めるのに非常な助けとなるかもしれないし、そのおかげで患者はよりよい人生の決定をできるようになるかもしれない。それは次には、彼らの未来の幸福に大きな影響を及ぼすことができる。

治療作用のまた別の標的は、意識的な情動状態を含んだものである。意識的な感情に焦点を当てることは、矛盾する感情（たとえば同一人物への愛と憎しみ）に患者が気付いてそれを許容するのを手助けし、特定の情緒状態の頻度や強度を変えようとする努力を含んでいる。治療者もまた、患者が不愉快な気持ちをやり過ごすために自己破壊的な行動を取るのではなく、それらを許容するよう手助けしているのかもしれない。患者はしばしば、不安や抑うつのような不都合な情緒状態を減じることを明示的な目標としてやってくる。しかしながら、治療者は普段、特定の情緒への気付きが増すよう患者を手助けしようとしているのかもしれない。メニンガー精神療法調査研究プロジェクトでの一つの所見は、転帰の良かった患者では不安が増大していることがしばしば報告されたということである。彼らは、不安を充分に許容できるようになっており、それゆえ、精神内部で何かがおかしくなっているという信号として不安を用いることができたのである（Siegel and Rosen 1962）。

さらに第3の意識的戦略は、患者の対処形式を吟味するということかもしれ

表 5-2　治療作用の標的

無意識	意識
問題を孕む防衛戦略の引き金となる連想ネットワークを変えること	意識的内省の諸様式を区別すること
問題を孕む対人関係パタンの引き金となる連想ネットワークを変えること	自分に対する意識的姿勢に注意を向けること
	意識的情緒状態の頻度や強度を変えること
問題を孕む情緒反応の根底にある連想ネットワークを変えること	患者が感情を許容する，あるいはそれらにより自覚的になるよう手助けすること
	患者の意識的対処形式を吟味すること

ない。患者は，不快な現実や自己批判をやり過ごすためにユーモアを用いることで救われているかもしれない。基本的な情動調節スキルが欠けた重症パーソナリティ障害の患者は，情動をコンテインする手段として，意識的な対処戦略を教えられるかもしれない。

　ここでの趣旨は，いずれの領域の治療作用にとっても，治療過程の不可欠な要素として，意識と無意識双方の連想ネットワークが変わることが必要であるということである（治療作用の標的の要約のためには表5-2を参照）。

　さて今度は，治療的変化を育むいくつかの具体的な治療技法をみていくこととしよう。

治療的変化を育むための技法戦略

　変化を育む手法は，数多く，多様である。しかし，たいていのものは3種類の介入に分類される。すなわち，洞察を育むことを目的としているもの，治療関係の側面から派生するもの，そして自己開示や暴露，是認のような「補助的戦略」である。

洞察を育むこと

　伝統的な精神分析実践では，2つの主要な技法が提唱されている。自由連想と解釈である。両方ともある程度は精神力動的治療に応用されている。自由連想は防衛が作動している様を目にする手段となるし，ときには防衛の背後にあるものを垣間見させる。防衛は精神療法の設定において抵抗として姿を現すので，治療者は，どんな特定の話題が出ると過程が中断されたり，主題が変化したりするかということから相当量の情報をえる。たとえば，ある男性患者は自

分の職場環境について自由に喋っているのに，彼の女性上司の話題に及ぶと喋れなくなるかもしれない。すると彼は，突然，昨晩何をしていたかということに主題を変える。治療者は，患者の人生における重要な人物像からの防衛的逃避を目にし，その女性上司が患者に不安をもたらしていると推測するに至る。こころの地図の製作者が，あるネットワークモデルを生み出すことで，患者が特定の方式で考え，感じ，行動するように導くであろうように，自由連想によって，患者と治療者とは，患者の黙示的連想ネットワークをも地図に描き出すことができる。ある女性患者が，新しい恋人との実に恥ずかしい思いをしたデートについて話していた。その出来事を説明する途中で，父親の面影が突然彼女のこころに浮かんだと彼女はいった。恋人との恥ずかしい経験に関する何事かが父親との経験と連想的に結びついていることに治療者は気付き，それを指摘した。

　第4章（「治療的介入」）で述べたように，解釈は，相互接続した多様なこころの出来事に対して行われるのかもしれない。それらの出来事とは，すなわち恐怖，空想，願望，期待，防衛，葛藤，転移そして関係性のパタンであり，それらは面接室の外での出来事を患者が物語として述べる説明から観測される。ある者は，患者が気付いていない思考と感情とのつながりや連想ネットワークの要素間でのつながりだけでなく，患者がある思考や感情を回避することをも解釈するかもしれない。転移解釈とは，古典的には，治療者との関係を過去の関係や転移外の関係に結びつけるものである。転移解釈は精神分析の主眼点であるけれど，精神力動的治療では相当に異なる。転移に取り組む患者の能力や，治療を発展させるのに必要な支持の度合いによるところが大きいからである。

　自由連想と解釈とに加え，外部の視座からの観察も洞察を育む。第4章（「治療的介入」）で述べたように，観察に基づく伝達は，説明するまでには至らないが，それにもかかわらず理解を導くかもしれない。力動的精神療法が有用である主な理由の一つは，治療者が患者にとって**外部の視座**をもっているからである。手短にいうと，患者は他人にどう理解されているか知ることはできない。なぜなら患者は自らの**内部**にいるからである。治療者は**対象としての視座**を備えており，それがゆえに患者について**外部**の準拠枠から発言できるのである。ここでの上手い喩えは，自分をビデオでみるというよくある経験である。反応は大体「本当にオレってあんななの？　オレの声って本当にあんななの？」というものである。われわれは他人にどう理解されているのかよく分からない。そして治療者の視座は患者のものとは違っているという事実がゆえに，治療者

は有用な観察を行うことができるのである（Gabbard 1997）。

　第1章（「主要概念」）で記したように，関係性についての「ハウツー」は黙示的手続き記憶に組み込まれている。治療者には，これらの自動的で無意識的なパタンの発動を観察する機会がある。治療者は「前のご主人のことを語るときのあなたはとても悲しそうですね」とか「私があなたのお母さんについていうことをあなたがほとんどすべて否定なさること，そして私がその話をしているときあなたがしばしば顔をしかめていることに私は気付いています」というかもしれない。このように，治療者は，無意識で自動的な防衛反応や対象関係を，患者の意識的気付きにとってより活用しやすいものにする。これらの介入は，観察したことの意味を明らかにはしていない。そうではなく，そういうことがあるという事実を明らかにしているだけである。フォナギー（Fonagy 1999）が強調したのは，治療的変化の鍵を握る手段は，治療者のこころの中に「自らを見出す」という患者の能力が増大することにあるのかもしれないということである（p.51）。治療者にしかみえていない感情や非言語的コミュニケーションについて論評することで，患者は治療者の観察に基づいた自画像を作り上げ始めるのかもしれない。黙示的パタンはこうして意識的内省が活用しうるものとなる。

治療者‐患者関係に由来する治療作用の諸側面

　治療関係はさまざまな方法で変化の媒介としての役を果たす。まず，現代の関係論的視点の中核を成しているのが，異なる種類の関係を経験することが治療作用の重要な源であるという発想である。神経科学的視座を加えるなら，新しい関係を経験すると連想のネットワークが変わるといってもいいかもしれない。それらには，恐怖や願望，動機付け，防衛戦略が含まれており，対象や情動状態の表象と連想的につながっている。

　神経科学の知識もわれわれの理解を手助けしている。洞察は，海馬に拠らない学習の産物である知識よりも海馬学習が関わる知識に関してもたらされるらしい（Foensbee 2007; Gabbard 2007）。過去の経験のある特定のパタンが，海馬学習と長期増強とを通して，新しい観念や概念と比較される可能性があり，そうすることで，明示的であれ黙示的であれ（意識的であれ無意識的であれ），陳述記憶として貯蔵されるようになる。解釈を通して洞察を提供することは，海馬学習に従って新しい情報を眺めて処理するための新たな速成法を提供することを可能とする。この種の洞察は，最良の環境であれば，以前には無意識で

あったつながりを患者に認識させ「アハ！」反応を産み出す。

とはいえ洞察には，反復性の経験が有する効果とは別個の効果がある。黙示的で，海馬に拠らない学習に基づく神経接続は，新しい洞察がもたらされても，容易には変化しがたいものである。外傷的虐待体験に関するもののような，強烈な経験や反復性の経験を通して発展した過去の神経連関は，正反対の結論を導くような洞察が存在しても，強固に持続する可能性が高い。虐待する親や親代わりの人物の下で育った子どもは，黙示的手続き記憶システムの中に，虐待的な相互作用が生じるであろうという予期がコード化されているので，これらの思い込みが「骨身に染みて」いるのかもしれない。彼らは，治療者がペンをもとうとしたり耳を掻こうとしたりして腕を動かすだけでも，怯んでしまうかもしれない。これらの経験は，あまりに深く染み込んでいるので，洞察で処理されたり統合されたりする意識的陳述記憶を通してでは，必ずしも終息しないのかもしれない。黙示的記憶のこの性質のため，変化に到達するには，長期間にわたる多様な暴露が必要とされるであろう。ゆえに変化は，気付きの多様な水準で生じ，脳機能の多様な水準で生じる。

治療的変化は単にある役割を演じることで生じるのではない。もし治療者が患者の内的世界の対象とは異なった行動をするだけなら，長続きする変化は望めそうにない。決定的に重要と思われることは，治療者は患者の過去の対象と異なっているだけではなく，どこか似てもいなければならないということである。再加工に要する中核的ネットワークを活性化するためには，治療者や治療状況の特徴が，過去の原器に充分類似していることが必要である。するとときには，患者の活性化したネットワークが，患者の過去の対象とよく似た行動パタンへと治療者を押しやる。患者と治療者とがこれらのパタンを理解し変形することが決定的に重要であるかもしれない。精神分析についての著述の中で，グリーンバーグ（Greenberg 1986）は「分析家が新しい対象として経験されなければ，分析は決して始まらない。分析家が古い対象として経験されなければ，分析は決して終わらない」（p.98）と目敏く観察した。というのも，患者の複雑な「台本」に割って入り，起こっていることをじっくり検討するためには，治療者は古い対象であることと新しい対象であることとの中間地帯にフワフワと留まっていることが必要なのである。

関係性が変化に寄与する2番目の方法は，治療者の機能の内在化によるものである。たとえば，治療者の世話や配慮というこころを鎮める経験は，患者が自己鎮静の術を学ぶことに寄与するかもしれない（Adler and Buie 1979）。と

きにはこれが始まるのは，動転したときに患者が意識して用いる治療者表象を形成することを通してかもしれない。やがてその表象は，自動的かつ無意識に活性化されるかもしれない。この文脈では，この機能は意識的な陳述表象を用いることを必要としていないということを強調しておくことは重要である。治療関係そのものは，ライオンズ‐ルースと同僚ら (Lyons-Ruth and her colleagues 1998) によって「黙示的関係知 implicit relational knowing」と呼ばれてきた無意識の情動の結びつきに付随して起こる。この現象は，治療者と患者とが出会っている瞬間について言及しており，その瞬間とは，通常の意味で，象徴的に表象されたり，力動的に無意識であったりすることのないものである。この発想は，トロニック (Tronick 1989) によって記述されたように乳幼児‐養育者の関係における相互調節的な動きに基づいている。いいかえると，力動的治療で生じる変化のいくつかは，ある特定の関係性の文脈でいかに行動し，感じ，考えるかに伴う手続き知識 procedural knowledge の領域におけるものである (Stern et al. 1998)。この概念化が含蓄しているのは，生じている変化の多くは計画的な技法戦略の埒外にあるという重要な点なのである。セッション終了時の涙をたたえた目，一緒になっての笑い，そして意味ありげな視線が，たとえそのやり取りが完全に自発的なものであり，「技法」という治療者の概念化の内にないものであるとしても，変化を促進するのかもしれない。治療者との相互作用を通して，黙示的手続き記憶に蓄えられた対象関係の原器が新しい経験によって修正されうる。したがって精神療法とは，愛着に関連した黙示的手続き記憶を再構成する可能性を秘めた新しい愛着関係とみなすことができる (Amini et al. 1996)。

　関係が治療的となりうる第3の方法は，治療者の情緒的態度の内在化を通してのものである。一部の患者にとっては，これは過剰に批判的な超自我を和らげることを含んでいる。患者は，自分が恥ずべきものとか「悪い」ものとみなしてきた素材に対する，治療者の非判断的で，好奇心に満ち，探索的な姿勢を内在化し始める。この内在化過程は，治療者の明示的発言を通して生じるのかもしれないが，仕草や抑揚，あるいは他の形態の非言語的コミュニケーションもまた黙示的，明示的に影響するのかもしれない。

　患者はまた，自己リフレクションのための意識的戦略をも内在化する。こういうふうにして，患者は自分の内的経験について治療者がやるような方法で考えることのできる自分自身の治療者になる。この戦略がしばしば観測されるのが休暇中である。治療者が街を空けている間に，患者は治療者と想像で対話し

ようとし始め，治療者の分析機能に同一化する。先に言及した（「洞察を育む」参照）この主題のもうひとつの変化形が，治療者のこころの中に自分を見出すという患者の能力である（Fonagy 1999）。

関係性に関連した治療作用の最後の一様式が，反復する転移 - 逆転移の主題をただ単に同定することである。繰り返される相互作用は，治療者が解釈せずとも，最終的には患者にも明らかなものとなる。治療者はそれらに単に注意を促すだけでいるか，それらの根底にある動機を理解したり説明したりすることなく，単に観察したものを伝えるだけかもしれない。

補助的戦略

補助的戦略の範疇には，古典的には本当に精神分析であるとはみなされていない多くの介入が含まれている。しかしながら，すべての精神分析的治療者は，患者に会うたびに変化をもたらすさまざまな介入を用いている（表5-3参照）。患者の変化を手助けすることは，理論に忠実であることよりはるかに重要である。

補助的戦略の第一種は，黙示的，明示的な暗示の使用であり，しばしば直面化の一変化形という形を取る。フロイトは，催眠と距離をとるための手段として，解釈と暗示とを識別したがった。それにも関わらず，今日の思索家の大部分は，暗示を治療者の権威の不可欠な部分であり，否定すべきでないものとみている（Levy and Inderbitzin 1997）。たとえば，解釈でさえ，そのパタンは

表5-3　長期力動的精神療法における治療作用の様式

洞察を育むことを 目指す技法	治療関係に由来する 治療作用の諸様式	補助的戦略
自由連想	異なる種類の関係を経験すること	黙示的，明示的な暗示の使用
解　釈	治療者機能の内在化	機能不全に陥っている信念の直面化
外部の視座からの観察	治療者の情緒的態度の内在化	患者の意識的問題解決手法に注意を向けること
	自己リフレクションのための意識的戦略の内在化	暴　露
	反復する転移 - 逆転移の主題の同定	自己開示の形式
		是　認
		促進技法

問題を孕んでおり変化が必要かもしれないという黙示的，明示的な暗示という形で，行動パタンへと患者の注意を促すかもしれない（Raphling 1995）。患者の注意を，それとなく一連の連想やつながりへと導くことは，精神生活や行動のある側面は，その他の面よりも注意を向ける価値があると患者に暗示するかもしれない。

　変化へと至るかもしれない次の補助的戦略は，**機能不全に陥っている信念の直面化**を行うことである。認知療法家は，通常，この種の介入を行うが，たいていの力動的治療者もまた，黙示的，明示的にそれを用いている。不合理な，あるいは機能不全に陥っている信念を吟味し，直面化することは，うつ病や不安に対するいずれの優れた精神療法にもつきものの構成要素である。治療の理論的土台に関わらず，治療者は，不安であったり抑うつ的であったりする気分の状態ゆえに，いつまでも気分不快が続く考え方をするのであり，したがってそれらを直接的に取り扱う必要があるということを患者に分からせなければならない。

　補助的戦略の第3種には，患者の**意識された意思決定**や**問題解決方式**に取り組む努力が含まれる。精神力動的治療はしばしば「非指示的」と言及されるけれど，この形容詞は一般的なことをいっているのであり，実に多くの例外がある。力動的治療者は，しばしば，問題を孕んだ思考様式や行動様式へと患者の注意を向けさせる。高いレベルで機能しており，探索的な治療に向いた患者でさえ，問題解決に明示的な焦点付けを行うことは有益である。そのようなアプローチは，人がより適応した人生を選択することを手助けし，そうすることで今度は，その後の決定に影響を及ぼす。たとえば，学術環境で働くある女性患者は，現実の知覚と転移による歪曲との双方が絡まり合った理由で，部門長に激怒した（Gabbard and Westen 2003）。彼女は，ある日の精神療法セッション後すぐに彼のオフィスへ行くつもりでいたが，その形で彼と対峙すれば，彼女の経歴にとって破滅的になるであろうと思われた。治療者は2つのアプローチで彼女の計画に割って入った。1つは，彼女が怒りを処理しようとしている自己破壊的な方法を直面化することであり，もう1つは，彼女が部門長に対して，自らを傷付けることなく意識された目標を達成するという懸案を何とかなしうる他の方法を探索することである。すると患者は，自分のニーズを解決し，一方，墓穴を掘るのは避けるやり方で上司と接触し始めた。

　この例が示唆しているように，患者が問題を解決するのを手助けすることは，強い情動が存在している際に特に有用である。というのも彼らの論法はそのよ

うな事情の下ではおかしなものとなっているからである。

　暴露 exposure は，行動療法——特に不安状態に対する——における治療作用の主形態である。しかしながら，暴露の変化形は力動的治療においてさえも生じている。基本的に，暴露というものは，不安を引き起こす刺激や状況を患者に提供し，その不安が消え去るまでその状況に患者を直面させ続けるということである。このアプローチは，連想のつながりを変容する。パニック障害の治療では，認知行動面での調査研究者たちが，パニック患者が展開する**恐怖についての恐怖** fear of fear を何とか処理することにかなりの成功を示してきている。そのような患者の過覚性 hypervigilance が，不安を増幅し，さらなるパニック発作へと導くのかもしれない（Barlow 2002）。実証的根拠が示唆しているのは，（息切れのような）内的状態と将来のパニックへの不安との間の連想は，時間と共に，視床や扁桃体を含む皮質下レベルで結ばれるようになりうるということである。これらの連想のつながりは，恐怖状況に直面せざるを得ない問題にまで患者の洞察が深まらない限り，精神力動的治療のような言語的あるいは大脳皮質的な治療では扱いにくいかもしれない。フロイト以来の分析家たちは，恐怖状況に面と向きあわない限り，恐怖症患者はほとんど進歩しないであろうことを記してきた（Gabbard and Bartlett 1998）。

　精神力動的治療を受けている患者は，生活の多くの領域で回避を示すようになる。この回避は自己強化である。それは不安を食い止め，それによって今度は，不安やその他の陰性の情動状態に関連した記憶や思考，状況の回避を強化する。暴露モデルは，抑うつ患者が積極的に陽性の自己表象を避けるときのような，避けられた表象に関連した情動について対象関係の見地から考えるのに有用でありうる。抑うつ的力動を備えた患者の多くは，業績を誇る気持ちを恐れており，他者の認識と自己認識との双方を積極的に避けようとする。防衛の意味を探索することや，自己回避された陽性の自己表象を患者に観察させ「同席」させること，あるいは，その２つのアプローチをどうにか併用することによって，これがどの程度まで最適に取り扱われるのかということは，未解決の問題である。どれだけ防衛の分析を積み重ねたところで，脅かしているものを避けようとする生来の傾向を克服することはできない患者もいるであろう。恐怖状況への積極的な直面化なしに，進展はみられないかもしれない。

　精神分析的治療における多くの介入は，実際のところ，多くを暴露に拠っている（Wachtel 1997）。時間と共に転移性の不安が減少していくことには，一部，暴露が関連している。患者は，治療者から批判されたり晒し者にされたり

するという恐怖が非現実的なものであるということを認識するのである。患者は，自分の予期するような反応をしない治療者のもとを繰り返し訪れることで不安に慣れていく。フォナギーとタルジェ（Fonagy and Target 2000）が指摘したように，信念と真実とを識別し，真実と空想とを識別するよう患者を手助けすることは，治療者が，恐怖という患者の心的現実を承認する一方で，同時に安全性を示唆する代替的視座を供給するという暴露の一部である。

　補助的戦略の第5種は，**自己開示**の形態を含んでいる。思慮深く，限定的な自己開示は，患者が他者の内的世界を理解するようになるのを手助けするのに有用であるかもしれない。（思慮深い自己開示は，第8章「逆転移を見定め，取り組む」においてかなりの紙幅で論じられる。）この関連で，それはメンタライゼーションを促進し（Gabbard and Westen 2003），患者のリフレクティヴ機能の強化を導く。たとえば，患者と気持ちを分かち合うことで，分析家は患者を手助けし，分析家がいかに感じているかという患者の知覚は**表象**に過ぎず，戯れたり理解したりできるものであると分かるようにするかもしれない。

　補助的戦略の第6種は，第4章（「治療的介入」）で描かれたような，**是認 affirmation** である。幼少期の深刻な外傷を経験した患者は，子どもが外傷を報告しても信用しない両親のように，解釈を患者の主体的経験を無効にするものとして理解するかもしれない。認証と受容という発想は，精神分析の外部で，長いこと治療作用論の中心となるものであった（Rogers 1959）。そしてコフート（Kohut 1971）による導入以来，精神分析的文献においても，それらが受け入れられ始めた。

　補助的戦略の最後には，**促進技法**と呼ばれているようなものが含まれる。これらは，こころの働きを理解するために治療者とより快適に協働していけるよう患者を手助けする介入である。それらの範囲は，ユーモアや教育的発言の使用からさまざまな形態の再保証や慰めにまでわたっており，患者を励まし，困難であったり恥を呼び起こしたりする素材に直面させるのに有益である。

要　約

　精神力動的治療における目標は，治療者が好む理論や，治療者自身の無意識的動機，患者の問題や関心によってさまざまである。目標が，より相応しい治療作用の様式を決定するかもしれない。患者個人の特徴もまた治療戦略に影響し，それ一つで万人に適用できる治療的変化への方策はない。たいていの患者

に有用そうな，変化および変化を誘発する技法についての原則もあるが，一部にしか有用でなさそうなものもある。力動的治療者は，患者一人一人に治療戦略を合せようと常に試みるのがよい。その上，ここで概略が描かれた，さまざまな治療目標や変化を促進するのに有用な技法が，矛盾や誤解の要素から逃れられているという保証は何もない。われわれは，葛藤から自由になりたいという人びとの動機に期待するしかない。あまり積極的に働きかけない，探索的な技法では，患者がより直接に恐怖状況と直面するよう奨励されたのなら起きうるかもしれない連想ネットワークの変容が，制止されることもあるかもしれない。一方で，連想ネットワークの変化を助長するより積極的な技法は，患者の自律の感覚を妨げ，多分に反対の力動を活性化して，探索の邪魔をすることもあるかもしれない。

文　献

Adler G, Buie D: Aloneness and borderline psychopathology: the possible relevance of child developmental issues. Int JPsychoanal 60:83–94, 1979

Amini F, Lewis T, Lannon R, et al: Affect, attachment, memory: contributions towards psychobiologic integration. Psychiatry 59:213–239, 1996

Barlow DH: Anxiety and Its Disorders: The Nature and Treatment of Anxiety and Panic, 2nd Edition. New York, Guilford, 2002

Benjamin J: An outline of intersubjectivity: the development of recognition. Psychoanalytic Psychology 7(suppl):33–46, 1990

Blatt SJ: The differential effects of psychotherapy and psychoanalysis with anaclitic and introjective patients: the Menninger Psychotherapy Research Project revisited. JAm Psychoanal Assoc 40:691–724, 1992

Brenner C: Psychoanalytic Technique and Psychic Conflict. New York International Universities Press, 1976

Cooper AM: Concepts of therapeutic effectiveness in psychoanalysis: a historical review. Psychoanalytic Inquiry 9:4–25, 1989

Folensbee R: The Neuroscience of Psychological Therapies. Cambridge, UK, Cambridge University Press, 2007

Fonagy P: The process of change, and the change of processes: what can change in a "good" analysis? Keynote address to the spring meeting of Division 39 of the American Psychological Association, New York, April 16, 1999

Fonagy P, Target M: Playing with reality, III: the persistence of dual psychic reality in borderline patients. Int JPsychoanal 81:853–873, 2000

Gabbard GO: When the patient is a therapist: special challenges in the analysis of mental health professionals. Psychoanal Rev 82:709–725, 1995

Gabbard GO: Love and Hate in the Analytic Setting. Northfield, NJ, Jason Aronson, 1996

Gabbard GO: A reconsideration of objectivity in the analyst. Int J Psychoanal 78: 15–26, 1997

Gabbard GO: On gratitude and gratification. JAm Psychoanal Assoc 48:697–716, 2000

Gabbard GO: Overview and commentary. Psychoanal Q 70:287–296, 2001

Gabbard GO: Psychodynamic Psychotherapy in Clinical Practice, 4th Edition. Washington, DC, American Psychiatric Publishing, 2005

Gabbard GO: Unconscious enactments in psychotherapy. Psychiatric Annals 37:269–275, 2007

Gabbard GO (ed): Textbook of Psychotherapeutic Treatments. Washington, DC, American Psychiatric Publishing, 2009

Gabbard GO, Bartlett AB: Selective serotonin reuptake inhibitors in the context of an ongoing analysis. Psychoanalytic Inquiry 18:657–672, 1998

Gabbard GO, Westen D: Rethinking therapeutic action. Int JPsychoanal 84 (pt 4): 823–841, 2003

Greenberg JR: The problem of analytic neutrality. Contemp Psychoanal 22:76–86, 1986

Holmes J: The changing aims of psychoanalytic therapy: an integrated perspective. Int JPsychoanal 79:227–240, 1998

Jacobs TJ: The corrective emotional experience—its place in current technique. Psychoanalytic Inquiry 10:433–454, 1990

Jones EE: Modes of therapeutic interaction. Int J Psychoanal 78:1135–1150, 1997

Jones EE: Therapeutic Action. Northfield, NJ, Jason Aronson, 2000（守屋直樹・皆川邦直 監訳：治療作用．岩崎学術出版社，2004）

Kohut H: The Analysis of the Self. New York, International Universities Press, 1971（水野信義・笠原嘉訳：自己の分析．みすず書房，1994）

Kohut H: How Does Analysis Cure? Edited by Goldberg A. Chicago, IL, University of Chicago Press, 1984（本城秀次・笠原嘉監訳：自己の治癒．みすず書房，1995）

Levy S, Inderbitzin L: Safety, danger, and the analyst's authority. JAm Psychoanal Assoc 45:377–394, 1997

Lyons-Ruth K and members of the Change Process Study Group: Implicit relational knowing: its role and development in psychoanalytic treatment. Infant Ment Health J 19:282–289, 1998（丸田俊彦訳：関係性をめぐる暗黙の知：発達と精神分析的治療におけるその役割．解釈を越えて．岩崎学術出版社，2011）

Mitchell SA: Influence and Autonomy in Psychoanalysis. Hillsdale, NJ, Analytic Press, 1997

Pine F: Diversity and Direction in Psychoanalytic Technique. New Haven, CT, Yale University Press, 1998

Pulver SE: Psychic change: insight or relationship? Int J Psychoanal 73:199–208, 1992

Raphling DL: Interpretation and expectations: the anxiety of influence. JAm Psychoanal Assoc 43:95–111, 1995

Rogers C: A theory of therapy, personality, and interpersonal relationships, as developed in the client-centered framework, in Psychology: A Study of a Science, Vol 3: Formulations of the Personal in the Social Context. Edited by Koch S. New York, McGraw-Hill, pp184–255, 1959

Siegel RS, Rosen IC: Character style and anxiety tolerance: a study of intrapsychic change, in Research in Psychotherapy, Vol 2. Edited by Strupp H, Luborsky L. Washington, DC, American Psychological Association, 1962, pp 206–217

Steiner J: The aim of psychoanalysis. Psychoanalytic Psychotherapy 4:109–120, 1989

Stern DN, Sander LW, Nahum JP, et al: Non-interpretive mechanisms in psychoanalytic therapy: the "something more" than interpretation. Int JPsychoanal 79:903–921, 1998（丸田俊彦訳：精神分析的治療における非解釈的メカニズム：解釈を"越えた何か"．解釈を越えて．岩崎学術出版社，2011）

Tronick EZ: Emotions and emotional communication in infants. Am Psychol 44: 112–119, 1989（木部則雄監訳：乳児の情緒と情緒のコミュニケーション．母子臨床の精神力動．岩崎学術出版社，2011）

Wachtel P: Psychoanalysis, Behavior Therapy, and the Relational World. Washington, DC, American Psychological Association, 1997（杉原保史訳：心理療法の統合を求めて．金剛出版，2002）

Wallerstein RS: Forty-Two Lives in Treatment: A Study of Psychoanalysis and Psychotherapy. New York, Guilford, 1986

Winnicott DW: The aims of psychoanalytic treatment (1962), in The Maturational Processes and the Facilitating Environment. London, Hogarth Press, 1976, pp166-170（牛島定信訳：精神分析的治療の目標．情緒発達の精神分析理論．岩崎学術出版社，1977）

第 6 章 抵抗に取り組む

　1912 年にフロイトは「抵抗は治療に常に付きまとう。治療下の患者のどんな連想も言動も，抵抗であることを考慮に入れねばならず，回復を目指す力とそれに反するものとの妥協の表れなのである」(Freud 1912/1958, p.103) と書いた。第 1 章（「主要概念」）に記したように，患者の特徴的な防衛は，治療の対人関係上の設定において抵抗として現れる。それゆえに，患者の治療者に対する反対の仕方は，患者の精神内部の生活について価値のある情報を教えてくれる。

　たとえ患者が徹底的に惨めであるかもしれなくても，彼らは世界に対処する自らの手段に未練を抱くようになる。彼らは内的平衡に達しているが，それが精神療法の開始により脅かされるのである。特定のパタンの行動や，考え，感情，そして関係性を固定化させている人びとにとって，あらゆるもののうち予想するともっとも恐ろしいことになりうるのが変化である。治療者の潜在的な侵入に対して守りを固めることは，もっとも安全な行動方針のように思われるかもしれない。患者は無数の方法で治療に抵抗するかもしれない。すなわち，遅刻したり，秘密を明かさなかったり，支払いを忘れたり，セッションを欠席したり，沈黙に陥ったり，前の週にみたテレビの話しかしなかったり，50 分のセッションのうち 30 分を新聞種に費やしたりする。抵抗のもっとも一般的な形態の一つは，あたかも毎回の治療の時間が初回面接であるかのように，あるセッションでの主題を次のセッションで続けることを一切避けることである。

　抵抗という概念は，取り除かれるべき障害物を思わせ，それゆえ軍事的な比喩を喚起するかもしれない。治療者は，治療を進めるためには抵抗への正面攻撃が必要であると感じるかもしれないが，抵抗を直接攻撃してもそれを一層強めるだけのことがしばしばである。力動的な治療者は，抵抗を，患者がどんな人物であるかについての参考すべき啓発的な啓示とみなすべきである。

　フロイトが精神分析的な作業を開始したとき，彼は患者にこころに浮かんだことを何であれいうように求めた。彼の患者は，しばしば，口を閉ざし，自由

に連想することができないようであった。彼は徐々に，患者が黙り込むのは，分析家について感じていることとしばしば関係があるということを見出した。このように転移が分析を阻む抵抗としての役割を果たしていた。同時に，転移は患者の内的対象関係についてや，過去それ自体がいかにして現在に繰り返されているかについて，莫大なことを明らかにする。フリードマン（Friedman 1991）は，転移を「そのせいで報告が中断する限りにおいては完璧な抵抗であるが，それはまた分析操作の場に無意識の素材を運び込む必要不可欠（かつ厄介）な媒介でもある」と特徴付けた（p.576）。

　これらの発見は，フロイトの経歴の早期，すなわち分析を主として患者の神経症を説明する記憶を取り戻す過程とみていた時期になされた。彼が記憶の回復モデルから舵を切り替えたとき，抵抗を停滞とみなすべきではないことに気付いた。彼は，抵抗に内在する陽性の欲望に非常にこころを動かされた（Friedman 1991）。患者は，分析家を切望する気持ちを，理解したいと願う気持ちより優先した。フロイトは，臨床上の課題は，記憶が浮かび上がってこられるように，抵抗を一掃することではないと理解し始めた。むしろ，課題は，分析家に向かう積極的な憧れを患者が観察しリフレクトできるように，分割された意識を発展させるよう患者を手助けすることである。ゆえに，対立や抵抗は，**分割された意識というこの望ましい状態よりも非リフレクティヴな行為を好む**ことと再定義された（Friedman 1991）。フリードマンがいっているように，「患者は，『私は……したい』という気持ちと『私が（葛藤しながらも）……したいのは私のこころと生活の（厄介な）特徴である』という気持ちとの双方を抱いているに違いない」（p.590）。

　精神力動的治療者は，しばしば面接室で直観に反したことをする。抵抗を取り扱うことも例外ではない。彼らは，抵抗を一掃するというより，より深い抵抗へと入っていく。治療者は，抵抗に好奇心を抱くよう患者に勧める。なぜなら，治療を妨げているものを詳細に探索すると，願望や，空想，葛藤，欲望といったものが明らかになるからである。

　このアプローチを例証するため，セッション中に自由に言葉で表現しているのに，突然沈黙に陥る患者について考察してみよう。力動的治療は基本的に非強制的なものなので，こころに留め置かれていることを言語化するよう患者に強く主張したところで役には立たない。たいていの治療者は，患者が再び話したくならないかとちょっとの間，静かに座っているであろう。しかし沈黙が続くなら，治療者には多くの選択肢がある。「お母さんと一緒に食べた昨日の夕

食について述べた直後に，あなたのお話が止まったことに私は気付きました。それについてどう思われますか？」という治療者もいる。

　この発言をする際，治療者は，患者に水を差し向け，ある特定の出来事を語った直後に沈黙／抵抗が生じたことに好奇心を抱かせている。別の治療者は，そのような関連付けをしようとはあまり思わなくて，単純に「話すのを止めたことに関してどう思いますか？」と尋ねるであろう。転移と抵抗とは，臨床過程において否応なくつながっているが，この例で治療者は，転移解釈を導入することを恐らくは見合わせるであろう。なぜなら，沈黙が治療者についての空想と関連していると仮定するには時期尚早であるからである。ある特定の転移の枠組みが患者が沈黙に陥ることと関連しているということを示唆するデータを長い時間をかけて積み重ねたいと思っている治療者もいるであろう。患者は治療者をどう思っているのであろう。批判的だと？　恥かしがり屋だと？　羨望に満ちていると？　侮蔑的だと？　怒っていると？　これらの疑問は，セッションのある時間帯に沈黙に陥るという明らかなパタンが現れるようになれば，最終的に答えが得られるであろう。

　治療者は抵抗に安心感を抱くようになるにちがいない。それは専断的に除去されるというより，予測され，共感的に理解される。沈黙には多様な意味があり，時間をかけることによってのみそれらの意味は明らかになり始める。一部の患者にとっては，ある期間の沈黙は必要不可欠なものかもしれず，治療者は沈黙を受け入れていることを伝えることができる。沈黙の原因について穏やかに尋ねてみても患者の関心を引き戻すことができないなら，治療者は「もしかしたらあなたはしばらくの間，一緒に黙ったままで座っていたいのかもしれませんね」といってもよい。その治療者は，沈黙を受け入れていることを伝えるだけでなく，沈黙の間も患者が1人ではないというメッセージをも伝えている。

　恐らく最も重要な原則は，抵抗を，何かを隠すというよりも何かを明らかにする現象とみなすことである。われわれは抵抗を，患者が自分が何者であるのかを示してくれる手段であるとみなすつもりである。患者は，われわれが患者に望む形でではなく，自らがやるべき形で精神療法に臨むべきである（Gabbard 2000）。患者の側からは，抵抗は「悪い」行動ではない。われわれは抵抗を「強行突破」はしない。というのも，それがわれわれに何かを語っているということを知っているからである。治療者たるもの，自分が患者に何かをさせることなどできないということを肝に銘じておきたい。精神力動的治療は，患者の自律性と選択の自由とを尊重する。患者は自分が何者であるのかをわれわれ

に示してよいことになっている。精神療法家として，われわれは，患者がいかにして自らを悩ます恐怖を避けるようになったのかを学ぶ。その上，しばしば治療の「行き詰まり」として言及されるものが，実はその過程の中心なのである。それには強烈な転移 - 逆転移のエナクトメントが含まれるが，それこそが患者の困難の中核に向けて開かれた窓なのである (Gabbard 2000)。

DVDで第2ヴィネットを視聴

　　DVD第2ヴィネットへのコメント：このヴィネットで，ジョージは並外れて受身的にみえる一方で，なにやら「棘」があるようでもある。換言すると，彼は受動反抗的なやり方で精神療法に接近しており，あたかも精神療法の価値を私に証明させたがっているかのようである。私は餌に引っかからないように心掛け，その代わりに，意志に反して何かを喋ったり行ったりする必要はないということを患者に伝える。高圧的になることを拒むことで私は，微妙な形でのサドマゾ的対象関係パターン——その中にいると彼は，私の発言による犠牲者になることができ，それを役に立たないものとして侮蔑的に却下することができる——をエナクトすることを避ける。ジョージは，ゴールはどこかなどという考え方はあまりにもストレート過ぎると発言することで，彼の目標を私に知らせることすらも拒む。

　　ジョージにとって，協働して治療同盟を形成するという行為さえもが，彼の意に反する協調的で脆弱な行為を思わせるものである。精神療法過程への彼の抵抗の中で，彼は自分が何者であるのかを私に示している。ヴィネットが進むにつれ，彼の敵意は少し和らぎ，その下にある「静かなる絶望」が姿をみせ始める。彼は，私に対して取っているのと同じ姿勢を妻に対しても取っていることを打ち明ける。すなわち彼は，受身的立場を取り，彼が幸せを感じられるようなことを妻がいったり行ったりしてくれることを期待するのである。治療で何をすべきかに関して「戸惑い」を覚えるという彼の陳述は，私を相手に経験しているのと同様のことを家庭でも他所でも経験しているという彼の基本的自己状態を捉えている。何をすべきかを彼に告げ，説諭的になることで彼を救済しようとする代わりに私が試みるのは，「戸惑い」を覚えるという「いま，ここで」の状態を，彼が何者であり何に苦しんでいるのかを明らかにするものとして取り組むことである。

行動化——アクティング・アウト／アクティング・イン

　アクティング・アウトの本来の意味は，フロイトの1914年の古典「想い出

すこと，繰り返すこと，やり通すこと」に見出され，そこで彼は，以下のように意見を述べている。「患者は，忘却され抑圧されているものについてなに一つ**想い出す**ことなく，むしろそれを行為であらわすといってよい。彼はそれを記憶としてではなく，**行為**として再現する。もちろん彼は，自分がそれを繰り返していることを知らずに**繰り返す**のである」(Freud 1914/1958, p.150) と。当時，その本来の意味は，想い出すことや言語化することの代用物としての役を果たす，面接室での無意識の反復のことであった。

　現代の精神力動的な専門用語では，これらの現象は**アクティング・イン**と呼ばれている。というのもそれらが治療設定の中で生じるからである。**アクティング・アウト**という術語は，いまや，治療設定の外で生じる出来事を描写するために用いられる。たとえば，第4章(「治療的介入」)の事例で描かれたように，Dは，治療者への転移感情に対するアクティング・アウトとして，社交の場で出会った女性医師と付き合い始めた。患者が何事かを言語化し理解するのではなく行為に移すという意味で，アクティング・アウトは抵抗の機能を果たす。**アクティング・アウト**という術語はまた，B群パーソナリティ障害の人で一般的にみられる防衛形式を描写するのにも用いられている。患者は，感情を，それについて内省したり治療者と一緒に処理したりする代わりに，自己や他者を破壊しうる行為へと注いでしまう。

　女性医師と付き合い始める男性患者の例にあるように，治療におけるアクティング・アウトは，転移の問題としばしば関連がある。いい換えれば，それは転移感情を患者の人生における別の人物へと置き換えることとみなされる。そうはいうものの，初心の治療者は，臨床設定の外で生じる行動は転移の問題のアクティング・アウトを意味することが常であるという，間違っていたり裏付けが不充分であったりする思い込みをすることがしばしばある。実際には，その行動は転移とつながりがあるかもしれないし，ないかもしれないので，2つのことが関連しているという結論に早急に飛びつくのではなく，それについて患者と率直に探索することで治療者はよりよい機能を果たすのかもしれない。そのようなアクティング・アウトによる行動には，しばしば，患者が治療を開始する前からの長い歴史がある。

　アクティング・インをもっともよく定義付けるのは，3つの特徴である(Paniagua 1998)。すなわち，1) 身体の筋肉を使っての行為という非言語的な形態である，2) 意識的または無意識的な意図や意味があり，それらは無意識の探索を促す可能性がある，そして3) 行為やその結果は治療セッション中に

生じ，治療者が直接観察可能である，ということである．

よくあるアクティング・インの例としては，セッションの途中で服をはだけることだとか，セッションを早く切り上げることだとか，居眠りすることだとか，セッションをこっそり録音することだとか，小切手に金額だけ書き込んでサインをし忘れることだとか，治療者の方をみようとしないことだとかが挙げられる．セッションにCDプレーヤーを持ち込んで，治療者に一緒にダンスを踊ってくれないかと尋ねた患者がいた．治療者は，患者とダンスはしないが，治療者と踊ることをめぐる患者の空想を一緒に話し合いたいと穏やかに答えた．

セッション中に椅子から飛び上がり，クルリと回ってみせた後，「新しいスカートについて何もいわないのね．気に入ってくださった？」といった患者もいた．治療者は直接答える代わりに，治療者の無反応に彼女は傷付いてきたのだろうかと尋ねた．

これらの例によって明らかにしておきたいことは，治療者は，アクティング・インやアクティング・アウトによる行動を侮蔑的や批判的にではなく共感的に理解するのがよいということである．それらは，すべて抵抗であるとしても，価値ある意味の運び手であるので，治療者はそれらに受容的かつリフレクティヴな態度で臨むよう試みるのがよい．

コフート（Kohut 1984）は，自我心理学者とはまったく異なる角度から抵抗をみた．抵抗を，性的欲動や攻撃的欲動の派生物であり，欲動に対する防衛であるとみなすことで，治療者は誤った方向へ導かれるであろうと彼は思っていた．防衛を解釈したり直面化したりする代わりに，コフートの影響を受けた自己心理学者たちは，「心理的に生き残るため，すなわち中核自己の部分は最低限守ろうという患者の試みとして」（p.115）引き受けた活動という観点でそうした抵抗を理解した．これらの自己心理学者たちは，患者が防衛を必要としていることに共感と敬意とを示し，防衛を身にまとった患者に挑みかからないようにすべきであると論じている．

アクティング・インやアクティング・アウトによる行動がもつ極めて価値ある性質ゆえに，そうした抵抗を扱う最善の戦略について一般化することはできない．無防備なセックスを行ったり飲酒運転したりというようなある種のアクティング・アウトに対しては，その行動により患者の生命が脅かされるかもしれないので，精力的に直面化しなければならない．セッションを繰り返し休む患者には，本人がいなければ治療は不可能であるということを告げる必要があるかもしれない．セッション間に自分を傷付けたり薬を飲んだりする患者にも，

第6章 抵抗に取り組む

直面化をし，行動に関する限界設定を設ける必要があるかもしれない。

一方，多くの形のアクティング・インは，それらの意味が出揃うまで，しばらくの間は容認され，探索され，観察されることが必要である。アクティング・インという現象に付随して起こる抵抗の大部分は，転移抵抗を伴っている。いい換えると，患者は，この行動の意味に関して観察したり内省したりせず，治療者との間でのある特定の空想を作り出し，その空想を生きる。臨床例がこの現象の有用な一例を供するであろう。

36歳の女性Jは，「気性の問題」のために精神療法を求めて，精神科の女性レジデントであるK医師のもとへやってきた。彼女は，人生のさまざまな領域での著しい困難を描写した。彼女は，男性から虐待される関係を繰り返しており，二度の離婚を経験していた。彼女は一人になることを恐れて，知り合って2, 3週間しか経っていない男性と暮らす決断をしたということが，少なからずあった。Jは，母親から一度たりとも是認されることなくいままできたと感じており，彼女と母親との関係は，とても緊迫した難しいものであった。Jは，彼女が母親の同意しないことを何かしら行なおうものなら，母親からの愛情が撤去されてしまうということを繰り返し経験していた。

Jは，幼い頃，継父から性的に身体を撫で回された。彼女はそのことを母親にいい付けた。母親は継父を問いただし，もう決してしないと約束させた。しかしながら，虐待はその後3, 4年の間，同じように続いた。継父は，もし誰かにいい付けたら彼女の妹に虐待を始めるぞといってJを脅した。彼女が13歳のとき，母親と継父とは離婚し，Jは虐待が続いていたことを母親に告げた。母親はそのときは激しく憤った。しかしながら，後に一家が経済的に立ち行かなくなると，母親は継父とよりを戻す決心をした。

Jは15歳で家を出て，何とか大学に入ったが，そこで酒に溺れては，複数の相手と性的関係をもつようになった。彼女は，一緒に寝た男の名前をすべてローロデックス［訳注：回転式索引カードホルダー］に書き連ねていると治療者に述べた。

彼女は，退学し，出会ったばかりの男性と別の州へ移り住んだ。彼女はトップレス・ダンサーとして働き始め，身体的，性的に虐待してきて，ときには彼女を殺すと脅すような男性と関わるようになった。彼女は，この男から逃げ出すため，出会って8週間しか経っていない他の男性と結婚した。結婚生活の間に，彼女はインターネットで出会った10歳も年下の男性と，短期間だが付き合った。彼女の夫が気付いて，赦し難く思い，離婚になった。

精神療法において，彼女の過去が層を成して明らかとなった。何がいつ起こったのかをK医師が正確に突き止めようとすると，彼女はしばしば防衛的になった。週

1回の治療で，治療者が何も知識を持ち合わせない異常な出来事を彼女が描写するというパタンが現れてきた。たとえば，ある日，彼女はセッションにやってきて，朗らかな声で「今週PEPの集会に行ってきました」といった。K医師はPEPが何の略なのかを尋ねた。Jは「人を探索する人びと People Exploring People といわれる地元のグループです」と答えた。

K医師は，この組織を知らないということをほのめかした。Jは，それが緊縛や支配，サドマゾキズム (SM) に関心をもつ人びとのための組織であると説明した。彼女は，自分も現在の恋人とSMを楽しんでいると説明した。すなわち，彼が彼女を縛り上げ，目隠しをした上で，首を絞めるのだった。彼女は，この行動によって危険を感じることはないといった。というのも，彼がどの程度の強さで首を絞めるのかに関しては自分が主導権を掌握していると彼女は確信していたからであった。彼女は，性的に本当に満足できるのは何らかの形でSM──常に彼女が責められ役──が演じられているときだけであるともなげにいった。これらの活動について聞かされて，治療者は，ショックとまではいわないにしろ，驚いた。これまで話題に上ったことがなかったからである。

次のセッションでJは，数年前からクラック・コカインに依存してきたことと，コカインを買う充分な資金を調達するために売春してきたことを明らかにした。彼女は，あるとき，500ドルで立ったまま一列に並んだ5人の男性にフェラチオしたことや，別のときには，一晩で17人の男とセックスしたことを豪語した。彼女は治療者に「自己新記録よ」と誇らしげに述べた。

Jが新手の物語を明らかにするたびに，K医師はどんどん情緒的に切り離され，疑わしい気持ちになっている自分に気付いた。彼女は，最早，何らかの意味ある形ではJに関わることができないと感じ始めた。実際，治療者は，自分がJをモノとしてみていること，そして自分がますます「見世物」をみているように感じていることに気付いた。自分の逆転移をリフレクトして，彼女は，他者がこれまでずっとJを性的なモノとしてみてきたように，自分がJをモノとしてみ始めていることに気付いた。PEPの集会の一つについてK医師に話した際に，Jは，組織のメンバーの幾人かが人前で性行為をしたと説明した。当のJが，とある集会で，別の女性にバイブレーターで責められながら人前で縛り上げられた様を描写した。K医師は，一体何が起こったのか詳細を探り始め，頭の中でその場面を映像化しようとした。Jの曖昧さゆえに，治療者は少なくとも10分を費やし，詳細を引き出そうとしてみた。ある時点で，Jは「ああいう行為って，ほとんど露出狂と同じよね」と意見を述べた。

セッションが終わると，K医師は何かが上手く行っていない気がして落ち着かなかった。彼女は，スーパーバイザーとそれについて振り返って，Jが面接の間中微

笑んでおり，治療者との過程を楽しんでいるようにみえたということを想い出した。K医師は何が起こっていたのかよくよく考えた結果，PEPの集会の光景を彼女がすべて事細かに把握することなど全然本質的なことではないということに気付いた。彼女のスーパーバイザーが指摘したのは，Jが露出狂だとすれば，彼女はのぞき魔になっていたということであった。

Jは，治療外の人生で普通に生じていることを，治療者への転移の中で創り出していた。彼女は，K医師を驚愕させて魅了する性的な露出症にいそしむことで，治療者の注意を惹きつけられると確信していた。しかしながら，それはまた抵抗としても機能した。なぜなら，それはその意味や，起源，あるいはそれが患者の心理的，情緒的な葛藤をどのように表象しているのかについて何かしらリフレクティヴに観察するということにつながらなかったからである。彼女は行動を変えることに何ら関心を示さなかったので，K医師は彼女が何ゆえそれを治療に持ち込むのか不思議に思ったほどであった。

この例はまた，アクティング・インという行動がどれほどしばしば患者の望む反応を治療者に引き起こすかを例証している。Jのアクティング・インによって創り出された「ダンス」が，いかにしてPEPの集会で起きることと同様の露出狂・のぞき魔のシナリオを喚起したかをK医師は述べている。しかしながら，この洞察はそのアクティング・インをしばらく観察し，起きていることに「巻き込まれて」みた後に得られたのであった。この点では，この形の抵抗は非常に有用であった。患者の実人生に存在して，恋人たちとの危険な恋愛関係を引き合いに出すまでもなく関係性を非常に困難なものとしている強力な対象関係のシナリオを明らかにしたからである。治療者はJにこのパタンを指摘し，二人の間で何が進行しており，この関係性のパタンを反復することが彼女にとってこれほど魅力的なのはなぜなのかを探索することは有用であると示唆した。しかしながら，K医師はまた，その抵抗がある程度は二人で作った現象であったことにも気付いた。というのも，彼女は自身の**逆抵抗** counter-resistance を通して参画していたのである。これらの転移-逆転移は避けがたいものであるが，治療過程にとって有用であり，最後には患者と議論可能となる。

転移に気付くことへの抵抗

　治療者の重要性を繰り返し否認するという形の抵抗を示す患者がいる (Gill 1982)。3週間の休暇をとる前，治療者は患者に「私が3週間いなくなることに何かしら感じていらっしゃるのではないかと思うのですが」といった。「そんなことは考えてもみませんでした」と患者は答えた。自分にとって治療者は，会計士や歯科医やその他の専門家と同じようなものであって，治療者への特別な愛着は感じていないと彼女は述べた。自己愛的な構造を持つ患者の場合，明らかな転移がないということこそが転移なのである。これらの患者は，他者と意味のある関係を築くことが慢性的に困難であるかもしれない。この深刻な対象関係の問題は，治療過程でも同じように顕れる。愛着理論の視座からは，これらの患者は愛着軽視の姿勢を示す。依存はそうした患者にとって恐るべきものであるかもしれず，治療者は，治療者など重要でないという主張が表しているのは，自己愛の傷付きを未然に防ごうという患者の重要な自己防衛であると気付いて，転移外の作業しか不可能であろうと判断するかもしれない。他の例では，治療者は転移に気付くことへの患者の抵抗を解釈するかもしれない。そうすることで治療者は，依存にまつわる不安に打ち克てるよう患者を手助けすることができる。しかしながら，治療者への愛着を認めたがらないことを患者に直面化するに際しては，思慮深くあらねばならない。あまりに熱心に患者の発言における転移性の意味合いを指摘する治療者は，患者の目にはあまりにも自分のことで頭がいっぱいであると映るかもしれない。そのような治療者は，逆説的に患者の抵抗を強める。患者はさらに激しく，自分は治療者に対してどんな類の感情も持ち合わせていないと主張するであろう。

　この性質の患者を相手にする治療者への助言は，時間をかけて，見間違えようのない転移感情が，セッションの最初か最後の何気ない発言や夢の中に現れるのを待つことである。患者が椅子から立ち上がりドアへと歩き出してからの「去り際の台詞」には，それと関連した転移が特別に研ぎ澄まされた形で存在することがしばしばである (Gabbard 1982)。ときには，去り際の台詞が，セッション本番の椅子に座っている間に患者が感じてはいるけれど口に出せないメッセージを伝える，その日の最も重要なコミュニケーションであるかもしれない。患者にはこころの仕切りがあって，椅子に座っていうこととドアを出掛けのところでいうこととは区別されている。これらの発言は念入りに配慮されてしかるべきである。なぜなら，患者はそれらを次の時間には持ち込まない可

能性が高いからである。去り際の台詞が帰りながら口にされるのは，患者がそのことをセッションから締め出して置きたいからである。より正確にいえば，患者は，このセッションでこの素材を伝えるべきかどうかについて**両価的**なのである。捨て台詞を浴びせることは，それをいうこといわないこととの間での妥協なのである。あまりに情緒のこもったコミュニケーションは，セッション終了時，つまり治療者が返事のしようのないときにしか伝えようがないのかもしれない。

　28歳の男性患者Lは，週2回の力動精神療法で女性の治療者と会っていた。彼はしばしば前の治療者について語った。彼は前の治療者をファーストネームで呼び，その治療者との間に親密で温かな関係を築いていた。治療者は，彼が述べているのは，彼女との関係をどういったものにして行きたいと思っているのかについてなのであろうと周期的に示唆した。Lは否認して，新しい治療者には何ら関心がないし，現状には実に満足していると述べた。彼はまた，彼女の私生活への多少の好奇心すら否認した。しかしながら，治療者の2週間の休暇明けのセッションで，終了後ドアへと向かいながら，彼は「休暇中に日焼けなさったようですね。恋人とスキーにでも行かれたんですか？」と尋ねた。Lの治療者はその質問に不意を突かれたものの，「それについては次回お話しましょう」と冷静にいった。予想されたことかもしれないが，Lは次のセッションに姿を現してもその発言を持ち出さなかった。セッション開始後およそ15分から20分経ったところで，彼の去り際の台詞についてこのセッションで話し合うはずだったのに，いままでのところそれには何も触れられていないということを治療者は指摘した。忘れてしまっていたが，いずれにしろ実に取るに足らない発言なのだと彼は即答した。しかしながら，治療者はその意味を探索することに拘った。そしてついにLは，自分が治療者の私生活について知りたがっており，彼女に関する何らかの内部情報を手に入れることで前の治療者との間で持てていたような特別な関係になりたいと望んでいることを受け入れた。

　多くの文脈で，最後に発せられる言葉は特権的な位置を占める（Gabbard 1982）。時間が尽き掛けてくると，「いましかチャンスはない」という感覚が働きだし，患者は長い間胸に閉まってきたことをとうとう口にするかもしれない。治療セッションでの最後の言葉には非常に重みがある。なぜなら，より早期の別離に由来する気持ちがそれらの言葉に託されているからである。精神療法において，時間に逆らうことはできない。患者は，毎回最後に，その関係が制限付きであるということを思い知らされる。去り際の台詞は，治療者と一緒の時間を延長したり，職業的なものというより個人的なものとして二人の関係を再

定義したりするための必死の努力でありうる。

　なぜこれらの言葉が最後まで取って置かれるのかに関する一つの理解としては，そのとき治療者には，患者を跳ね除けるだけの時間がないということがある。時間の最後に発言することには安全感がある。この説明のおかげで，患者がなぜ去り際の台詞の主題に次のセッションで戻りたがらないのかをも理解しやすくなる。治療者は，もし患者が「忘れて」いるなら，その問題を持ち出す心積もりをしていなければならない。

　去り際の台詞には，治療者と分離することにまつわる葛藤も反映されているかもしれない。

> 断続的に自殺未遂を繰り返してきた31歳の男性患者が，治療者の1週間の休みの直前のセッションで，治療者と話していた。患者はセッション中にはその休みについてなんら関心を示さなかったけれど，最後になって変化が生じた。彼はドアの取っ手に手を伸ばしながら，治療者を振り返り「それでは，私が自殺していなければ，再来週にはお会いできますね」といった。

　この去り際の台詞は，1週間会わないことや患者を見捨てることにまつわる不安や罪悪感を治療者に残すことを意図されていた。患者はまた，休みの間に自殺する可能性があるという考えを吹き込むことで治療者の休暇を台無しにしたがっていたのかもしれない。彼は1週間の休みの間，治療者が自分のことを念頭に置いているという確証が欲しいのである。実際，素早く考えて満足のいく返答を思いつくことができなかった治療者は，ただ患者を見送るしかなく，その後休暇の間中ずっとその患者のことで思い悩んでいた。このやり方には，敵意の表出と治療者と1週間分離することへの防衛との双方がみられる。その患者は，自分の表象が治療者のこころの中で次の1週間生き続けるであろうから，二人は真の意味で離れ離れではないと想像していた。

　ときに，強烈な怒りが，セッションの最後——患者がそれを表出しても安全であるとようやく感じられるとき——に噴出するかもしれない。ゆえに，この種の去り際の台詞は，治療時間内での治療者との通常の関わり方からは分割排除された，転移の高まりの一例としての役目を果たしているのかもしれない。

DVDで第3ヴィネットを視聴

DVD第3ヴィネットへのコメント：マージョリーは境界パーソナリティ障害の

患者で，セッションの最後にコートを着る彼女を私が手助けしようとすると激怒する。次のセッションの冒頭で私はそのことを話題にするよう提案するが，マージョリーは何が起こったのかを一切「忘れて」いる。私は，彼女を苛立たせることになるとしても，同じマンションに住む若い男性についての彼女の話を遮る必要があると感じる。というのも，そうしないと，彼女と共謀して，彼女の怒りを治療の外部にのみ存在する部分として分割排除し続けることになってしまうからである。境界パーソナリティ障害を有する多くの患者は，この種の一時的分割を用いる。いい換えると，彼らは，過去の経験といま現在の経験との心理的不連続を維持しようとする。彼女は，私に激怒した彼女の部分を否定したいのであるが，私はその否定と共謀することを拒んでいる。これが，力動精神療法に「非指示的」というレッテルを貼らない方がよいのはなぜかという一例である。回避されている物事に患者が注意を向けるよう指示する必要性が，治療者にはしばしばある。そうしないことは，事実上，患者が分割の過程を維持することを手助けする手段となるであろう。

　何が起きたか憶えていないと患者がいっても，私は何とか粘って，怒りを爆発させたことを彼女に思い出させる。私がコートを着る彼女を手助けした理由について，彼女を子ども扱いしたいという以外に何か考えつかないかと尋ねることで，私は彼女のメンタライズを手助けしようとする。このようにして私は，彼女自身の知覚だけというよりも多重の視座という観点で考えられるよう彼女を励ましている。私はまた，彼女の「自分でない」（爆発的に怒る）部分がいまこの瞬間にこの部屋で私の隣に座っているのと同一人物であるということを彼女が認識すると，私が彼女にうんざりして見捨てるであろうということが彼女には酷く心配なのかもしれないと示唆するとき，彼女がこの分割の機制を用いる理由を説明する転移解釈をも成している。彼女は，自分の怒りが爆発的で容赦のないものであることを知っており，私を失う危険は犯したくないと思っている。境界パーソナリティ障害を有する患者の一見説明不能な行動は，患者の存在の中核にある分離不安に波長を合わせると理解しうることがしばしばある。彼女を見捨てているのではないということをヴィネットの最後でマージョリーに再保証するとき，私は，解釈的表出的モードから支持的モードへいかにして移行するかをも例示している。このヴィネットでのように，私は，去り際の台詞を翌週のセッションに持ち込み，去り際の台詞が具体化する自己表象と患者の自己体験の残りの部分とを統合し，分割の理由を解釈する必要性を例示している。結局，このヴィネットが例示しているのは，境界パーソナリティ障害患者との同一の治療過程内で治療者はメンタライジング技法と転移解釈とをいかに組み合わせうるのかということである。

性格抵抗

　大方の場合，患者が治療過程に抵抗する様子から，患者のことが分かるようになる。第2章（「査定，適応，そして定式化」）で記したように，患者の特徴的な防衛は，患者が治療に入ると，抵抗になる。防衛と抵抗とは関係性の中に組み込まれ，患者が治療過程に入ると，治療者がいることで生まれる不安が明らかとなる。生涯にわたって患者の神経回路網に刻み込まれてきた特定の性格防衛や内的対象関係が症例ごとに前面に出てくるので，誰か（すなわち治療者）に分からせることへの脅威に直面すると，患者の基本的なパーソナリティがくっきり浮き上がって示される。

　力動的な治療者は，患者の情緒状態を追いかけることが有用であると気付くかもしれない。こころを掻き乱す情動を患者がどう処理するかによって，患者の性格防衛に関する多くのことが分かるであろう。恥や屈辱の感情のせいで患者は治療者によってなされた観察所見を消化吸収することができないかもしれない。ある種の感情状態の新生が，ある特定の精神内的葛藤の前触れであるかもしれない。セッション中に怒りや悲しみや不安がパッと湧き上がったとき，患者はそれにどう対応するのであろうか？　たとえば，ある話題から別のものへと急に移行することは，怒りを喚起する主題からの防衛的な逃避を表しているのかもしれない。治療者は，怒りを巡る患者の葛藤やそれを処理する際に用いられた防衛戦略に注意を促すとよい（Grey 1990）。臨床例によって，性格抵抗の新生と力動的治療においてそれらがいかに扱われるものであるのかを例証しよう。

　　38歳の男性患者であるMは，人間関係と仕事とに関する心配事で治療にやってきた。彼は椅子の端に座り，彼の問題について相当な時間喋った。彼はN医師に，原因となる問題は8つ特定できていると教えた。彼は手書きのノートを持ち込み，そのノートを機械的に読み上げた。問題1は，ある女性同僚との漠然とした葛藤関係であった。彼女の名前を表題にして，Mは2人のこれまでのやりとりについて12の異なる考えと説明とを起草していた。これらの項目のうちの一つは，「彼女についての情報」と題され，彼らの関係を理解するのに関連があると彼が感じる12の事実が下位項目として連ねられていた。彼女との関係の重要性は明らかであるにも関わらず，Mは，なんら一切の感情を表に出すことなくこれらの事柄について語った。

　　N医師は，患者の強迫的な性格形式に治療過程の早くから気付いた。患者は，や

っては打ち消すこと，情動の隔離，反動形成，そして知性化を含む，強迫性パーソナリティ障害を連想させる多くの防衛を用いた。Mは，事実と「データ」とを寄せ集めることで明らかに自分の感情を制御していた。彼の問題リストやその下位項目は，困難な感情を制御しおおせているという錯覚を得るための手段であった。こうして彼は，「制御を失う」という彼がほとんど他の何よりも恐れている状況を避けることができた。彼が，女性同僚との関係を制御しようとしたのと同じ方法で，治療状況をも制御しようとしていることもまた明らかであった。彼は治療セッションの時間を，彼が味わった無力で打ちのめされた経験に関連する事実を詳細に描写することに用いたのであった。彼はその女性との葛藤関係をあらゆる側面から見定め，セッションの中でも外でも，その状況の全詳細を報告しようとした。

　たとえば，Mはあるセッションにやってくるなり，「一体，どうしたらいいんです。私のやっていることといったら，この娘のことを考えることばかりじゃないですか」と述べた。彼は，彼女が数日前の朝方四時半に電話してきて，大事な話があるので起きてもらえないかと頼んできたという報告をした。「私は笑って，もう布団に入った方がいいよといいました。彼女は私のことを無礼なやつだと思ったようです。というのも彼女は電話を切ってしまいましたから」とMはいった。このやりとりを描写した後，Mは，なぜ彼女が電話をしてきたのか考え続けていたということや，いまや彼女が何を話したがっていたのかが分かっているということを報告した。彼は，彼女のアパートで一緒に夕食を摂ることになるであろうと彼女に信じ込まされたときのことを引き合いに出した。彼が到着すると，他の3人の男性客がすでに居合わせていることに気付いた。「彼女はやっぱりあの晩のことで罪悪感を覚えているんだと思うんです。彼女は自分が私を傷付けたことを知り，いまや私がなんというか知りたいのです」とMは述べた。彼は，彼女が罪悪感を抱いているにも関わらず，まだ自分の抑えが効かず，懲罰的で意地悪でありたいという思いからその状況を生み出してしまった様を詳細に描写し続けた。Mが分かったと主張する情報や事実の大部分が，かなり曖昧な30秒の電話からの推定によるところが大きいことにN医師は気付いた。彼はまた，取り留めのない，詳細なMの説明には，木をみて森をみず的な強迫的過包摂性があることにも気付いた。強迫性パーソナリティ障害に典型的な，この認知形式や情動的に負荷のかかる素材への防衛的なアプローチが，セッション全体を支配したため，横から口を差し挟むのが極めて難しいことに治療者は気付いた。治療者が話そうとすると，Mは「まず私に最後まで説明させてください」といって応じることがしばしばであった。しばしばまるまる50分が，その女性とのわずかな接触からMが発展させたさまざまな推定で埋め尽くされ，治療者側から何かを発信する時間はほとんど残されていなかった。こうして，MはN医師を制御し，自分自身の不安を制御し，援助を得る機会を自ら失っていた。

治療で起こったもう一つの困難な問題は，行為に移す前に完璧な回答が得られていることをMが強く求めることであった。この完全主義がセッションに姿を顕したのは，二つの競合する行動計画のよい点と悪い点とを概説した後で，Mが決断できず固まってしまったときであった。すると彼は，よい点と悪い点とを徹底的に吟味し始め，一方の行動計画が他方よりも優れていると結論付けたのであった。最善の計画を決定したと思えたとたん，彼はもう一方の立場に戻り，長い目でみると彼が選んだものがよくない決断である可能性を考え出したのであった。

　強迫的な性格構造をもつ多くの人びとと同じように，Mは，もしかしたら結果は完璧とはいかないのではないかということを心配して，自分の決断に疑念を抱いては悩んでいた。それゆえ，やること（意思決定）と打ち消すこと（決定を破棄すること）とのパタンは精神療法の中で反復されるパタンであった。やっては打ち消すことは，怒りや攻撃性の表出を巡る彼の葛藤にも当て嵌まった。あるとき，彼はN医師と面接しているオフィスビルの入り口で受付に挨拶をしなかったところ，なんだか受付を傷付けてしまったのではないかとひどく心配になった。それゆえ彼は，セッションが始まる前に，待合室を辞去してエレベーターで下へ降り，受付に「おはよう」といったのであった。

　ときどき，決断できずに固まってしまうと，Mは彼の選択が「正しい」ものとなるように彼のジレンマに対する完全な回答を与えて欲しいとN医師に頼んだ。たとえば，あるセッションで彼は治療者に「私の母が次のセッションに来て，われわれに会いたがっています。母は母からみた私について先生に話すことができるので，いい考えだと思うのです。先生はどう思われますか？」といった。治療者はMになぜこれが有用だと感じるのかについて尋ねながら，その問題への取り組み方が性急であることも指摘した。Mは，そのような会合をもつことの有用性についてしばらくの間考え続けてきたといい，手筈を整えるようにという家族からの圧力を感じているといった。彼は，よい点と悪い点としてどのようなものがあり得るかを概説して，母親との会合は具体的な目標がよりはっきりするまでは延期するのが最善かもしれないという考えに最終的に行き着いた。会合を延期するのがよいであろうという結論に達すると，MとN医師とはセッションを終え，患者はドアへと歩いた。Mの去り際の台詞が「母が次回来られるか確認してみようと思います。それが最善だと思うんですよね」と決定を覆した。

　Mが去って，さっきまでの時間で成し遂げた骨の折れる仕事はすべてなかったものになってしまった。それはあたかも長期にわたる契約交渉が最後の瞬間に灰燼に帰したようなものであった。N医師は発生した事態への怒りをくすぶらせたまま取り残され，患者と次回このことを扱う必要があると感じた。次のセッションの冒頭で，N医師は以下の観察を行なった。「あなたがここでどうすればよいかを私に教

えて欲しいと思っていらっしゃることは存じ上げています。しかししばしば感じられることなのですが，私はあなたが経験されていることについてあまりにも知らなさ過ぎて，そうした提案ができないのです。前回われわれは一緒に考えてある決定を下しましたよね。それは私が強くお勧めしたものだったわけですが，結局あなたはオフィスを出るときにこころ変わりしてしまいました。私が思うに，あなたの関係性に葛藤をもたらしているものの一つは，他人に手伝わせるだけ手伝わせておいて，最終決定の際には皆の援助をはねつけてしまうということにあるのではないでしょうか。いくら頑張ってコントロールしようとなさっていても，こうしてあなたの攻撃性が染み出してくるのです」

　この臨床ヴィネットで，N医師は「いま，ここで」の過程を用い，Mが自分の怒りや攻撃性に対しどのように防衛しようとして失敗したかを解説するための一助とした。過包摂であることでセッションを制御しようとする彼の傾向や，打ち消すためだけに治療者の意見を要求することや，固まってしまい決断できなくなることはすべて，彼に対する怒りを人びとのこころにかき立て，治療者もその例外ではなかった。治療者は，時間をかけて，患者を手助けして，怒りや攻撃性についての患者自身の懸念や，治療者の援助に抵抗する際の防衛形式を突き止められるようにした。

　N医師はまた，Mがすべての決定には正しい選択が一つあるという思い込みの下で動いているということを彼に理解させる作業にもいそしんだ。この信念が，行為の前に「正解」を同定しなければならないと彼が考える原因であった。N医師は最終的に，選択に直面して，どちらの決定が最終的に上手く行くかは，それを選んだ後でその選択にいかに上手に取り組むかにかかっているということを患者が理解できるように手助けした。

　患者の性格抵抗は，硬直性や情動の隔離という形で現れたので，Mはほとんどユーモアをみせることがなかった。治療者はまた，適当と思われるときにはいつでも意思決定の過程にユーモアを取り入れるようにした。Mは最後には笑って，完全主義に彩られた彼の目標がそもそもばかげているということを理解できるようになった。

健康への逃避

　もう一つのありふれた抵抗の様式が明らかとなるのは，治療の早期に，まだ事態が徹底的に探索されていないのに患者が「治って」いるといい張るときで

ある。これらの健康への逃避は，痛みを伴う葛藤や情動状態を議論するのを避けるための防衛手法である。治療者は患者を手助けして，治療の始めに設定された目標が実際にいくつ達成されたかを数え上げさせてみるとよい。内側で起こっていることをリフレクトすることにまつわる患者のこころの底にある不安に治療者が共感することもまた有用であるかもしれない。

健康への逃避のため，ときに治療は早まった時期尚早の終結へと至ることがある。一般的な経験則では，最初に患者が終結を持ち出すとき，その決断は恐らく抵抗の機能を果たしているのであろう。しかしながら，たとえ治療者がそれは賢明ではないと思っていても，患者が終結を何度も強く主張することがある。そのような場合は，治療者はその決定を受け入れ，患者が戻ってくる道を切り開いておくのが賢明であるかもしれない。治療の終結の時期については，第9章（「やり通すこと，そして終結」）でさらに論じている。

遅刻と欠席

抵抗のもっともありふれた二形態は，遅刻と欠席である。遅刻が性格的なものであり，時間を守るということがほとんどありえない患者もいれば，治療が何かしらまずい部分に差し掛かっているときだけ遅刻する患者もいる。時間通りであることに並外れた関心を示し，数分の遅刻でも無責任であると感じる患者もいれば，他人を待たせ続けることに何ら思い煩うことなく，自分の遅刻を話題にすることもめったにない患者もいる。

治療者は，各々の患者ごとに遅刻がもつ特有の意味や，遅刻に対する患者の反応を慎重に査定しなければならない。治療者の介入の仕方は，個々の患者の特徴や特定の状況によっている。たとえば，遅刻することや治療者を待たせておくことに関して不安のかけらも示さない人物の場合，治療者はメンタライゼーションを促進するとよい。タイミングを見計らって，治療者は「今日あなたをお待ちしている間，私がどんなふうに感じていたのかについて，何かご想像できますか？」と尋ねるかもしれない。患者は，治療者の内的状態について考慮したことや，遅刻が治療者にもたらす影響について熟慮したことがないかもしれない。治療者の内的反応についてメンタライズし始めるよう患者を手助けするためには，患者が治療者の内的世界に一層の好奇心が湧くまで，そうした介入が数多く必要となるかもしれない。それから治療者は，転移状況を患者が他人を待たせておくという外部の関係性へと一般化できる。他者がスケジュー

ルを彼に合わせるべきであるという権利意識があるのであろうか？　患者は，待たせておくことによって他者への怒りを表出しているのであろうか？　幼少期に親や同胞から待たされたことがあり，いまや他者を待たせることでそのときの復讐を企てているのであろうか？

　いずれにしろ，治療者によくいっておきたいことは，最初に設定した時間枠を守るということである。もしセッションが2時に始まり2時45分に終わるのであれば，たとえ患者が2時20分にやってくるとしても，セッションは2時45分に終わるべきである。治療者がセッションを延長すると，患者は他者が自分のスケジュールに合わせてくれることを当然のことと考えても差し支えないという無意識のメッセージとして受け取る。治療者が時間枠を守ることでもし患者が怒りだすとしたら，この怒りは患者の遅刻パタンを探索する上で有用なものとなるかもしれない。

　通常は時間を順守する患者が治療セッションに遅れてやってきたとき，治療者は即座にその遅刻を扱いたいと思うかもしれない。しかし，これはしばしば防衛を促進することになる。より賢い戦略とは，患者が自分の遅刻をどう説明するのかを確かめることであり，患者がその遅刻を治療にとって意味あるものとみなしているのかあるいは単なる交通問題や他の外的問題の結果であるとしかみなしていないのかを確かめることである。現実の要素がいくつか重なって予約に遅れることがときにあるけれど，治療者は抵抗が絶好の隠れ場所を見出しているのではないかと常に心に留めて置くべきである。交通渋滞がことさらひどいとしても，交通による遅れということになれば，治療者との間に難しい問題が持ち上がることを不安に思う患者にとっては，うってつけの隠れ家となる。けれども，患者が単にその探索に前向きでないとき，治療者は無理に抵抗を議題に載せようとは思わない。患者のこころの底にある懸案は，将来のセッションで間違いなくまた顔を覗かせるであろうから，そのときに吟味することが可能である。探索する価値のあるもう一つの要素は，前回のセッションで生じて，患者が厄介であると感じている問題や議論に話が戻るのを避けるための手段として患者が遅刻してきているのかどうかということである。

　欠席はもう一つのありふれた抵抗の形式である。多くの治療者が精神療法セッションの欠席に対し料金を課す理由の一つは，こうすることで出席率がかなり高くなることがしばしば認められるからである。治療を休んでも課金されない患者は，休むことについて数多くの合理化ができる。来ようがこまいが料金は払うものであるといわれていると，欠席もそのための言い訳もとも

に不思議なことに消えてなくなってしまう。こういうわけでフロイト（Freud 1913/1958）は患者に時間を「賃貸しする」ことを主張している。

> 厳密さに欠ける体制下では「偶発的な」欠席がとても多くなり，医師は自分の物質生活が脅かされるのを感じる。ところが取り決めがしっかりと行なわれていれば，障害となる偶然事は決して生じず，病気で治療に来られないということもまずほとんどないということが分かった。……時間を賃貸しするという厳密な原理の下で精神分析を数年実践してみることほど，人間の日常生活において心因性の要素がどれほど重要か，仮病がいかにたくさんみられるか，そして偶然などありえないということを強く痛感させるものはない。(p.127)

今日の日常臨床の風潮では，フロイトの推奨を実践することは難しいかもしれない。欠席分の支払いをしないであろう保険会社や政府第三機関もある。しかしながら，患者が自費で支払う場合，いまでも多くの治療者は治療の開始前に欠席しても料金を支払う契約を結んでいる（もちろん，その空き時間を他の患者の面接で埋めることができなければではあるが）。この方針に手を加え，幾分柔軟性をもたせる者もいる。たとえば，24時間以上前に欠席の連絡がない**場合**に限り料金を請求する治療者もいるかもしれないし，年に数度の回数限定でキャンセル料を払うことなくセッションを休んでもよいとする治療者もいる。正真正銘の緊急事態や深刻な病気の場合も，多くの治療者は例外として取り扱う。

初心の治療者がしばしば迷うのは，精神療法セッションに姿をみせない患者に電話をしたほうがよいのであろうかということである。自殺傾向が明らかなら，治療者は恐らく電話をかけて患者の安全を確かめのがよいであろう。一方，境界パーソナリティ障害で慢性的に自殺傾向のある患者の中には，自殺の可能性に関して治療者が抱く不安を巧みに利用して，セッションを休むたびに必ず治療者が電話をかけてくるよう求めだす患者もいる。このパタンが明らかであるなら，治療者は患者と一緒にそのことを取り上げ，患者の動機を吟味することが絶対に不可欠である。

自殺傾向や自己破壊性のない患者の場合，たいていの治療者は1回休んだくらいでは電話をしないであろう。しかしながら，2回連続で欠席するなら，患者に電話をして，治療を続けていくつもりがあるのか，あるいは何か外的な事情が生じて出席できないでいるのかを確かめてみるのがよいであろう。治療を止めることにしたと患者がいう場合，もう一度来てもらって，その決定で本当

にいいのかどうかを探索するべきである。もっとも治療をするかどうかは結局のところ患者の自由意志であり，続けていくのかどうかは完全に患者に委ねられるということは明確にしておく。

要　約

　抵抗は，力動的精神療法家の作業の中で日常的なものである。抵抗という術語は本来，分析中の患者の自由連想が滞ってしまう場合に用いられていたが，いまや精神療法の作業を妨害するほとんどすべてのことを意味するより幅広いものとなった。特に，それはいわゆる意識の分割――それにより患者は治療の作業に参加すると同時に自己観察にも携わっている――ではなく非リフレクティヴな行為として現れる。抵抗を軽蔑すべきものとみなすのは避けよう。というのも，抵抗によって隠されることと同じくらい明らかになることも多いからである。**アクティング・イン**とは，治療者によって観察可能な非言語的行動で，説明を要する重要な意味をもつもののことである。一方，**アクティング・アウト**とは，セッション外での行動で，一般に転移の問題に絡んでなんらかの意味をもつもののことである。

　多くの形の抵抗は転移に伴って生じている。治療者が何を考えているのか，治療者はどんな人物なのかという空想を抱くがゆえに，しばしば患者は，治療において生産的に作業することができなくなる。一方で，患者は転移に気付くことにも抵抗し，あたかも治療者など自分にとってどうでもよい人物であるかのように治療を進めるかもしれない。ときにはセッション時間の最後に，患者がドアへと向かいながら，去り際の台詞として知られている捨て台詞を吐くときにのみ，治療者への転移が現れることがあろう。それゆえに去り際の台詞には充分に留意すべきである。多くの患者が性格抵抗を示す。それはずっと昔からの防衛や内的対象関係に組み込まれており，治療者の努力に抵抗する役割を果たしている。他のよくある形の抵抗としては，健康への逃避，遅刻，欠席がある。

文　献

Freud S: The dynamics of transference (1912), in The Standard Edition of the Complete Psychological Works of Sigmund Freud, Vol 12. Translated and edited by Strachey J. London, Hogarth Press, 1958, pp99–108（小此木啓吾訳：転移の力動性について．フロイト著作集9．人文書院，1983；須藤訓任訳：転移の力動論にむけて．フロイト全集12．岩波書

店,2009)
Freud S: On beginning the treatment (1913), in The Standard Edition of the Complete Psychological Works of Sigmund Freud, Vol 12. Translated and edited by Strachey J. London, Hogarth Press, 1958, pp123–144（小此木啓吾訳：分析治療の開始について．フロイト著作集9．人文書院,1983；道籏泰三訳：治療の開始のために．フロイト全集13．岩波書店,2010)
Freud S: Remembering, repeating, and working through (1914), in The Standard Edition of the Complete Psychological Works of Sigmund Freud, Vol 12. Translated and edited by Strachey J. London, Hogarth Press, 1958, pp147–156（小此木啓吾訳：想起,反復,徹底操作．フロイト著作集6．人文書院,1970；道籏泰三訳：想起,反復,反芻処理．フロイト全集13．岩波書店,2010)
Friedman L: A reading of Freud's papers on technique. Psychoanal Q60:564–595, 1991
Gabbard GO: The exit line: heightened transference-countertransference manifestations at the end of the hour. J Am Psychoanal Assoc 30:579–598, 1982
Gabbard GO: On gratitude and gratification. J Am Psychoanal Assoc 48:697–716, 2000
Gabbard GO, Horowitz MJ: Insight, transference interpretation, and therapeutic change in the dynamic psychotherapy of borderline personality disorder. Am J Psychiatry 166:517–521, 2009
Gill MM: Analysis of Transference, Vol 1: Theory and Technique. New York, International Universities Press, 1982（神田橋條治・溝口純二訳：転移分析――理論と技法．金剛出版,2006)
Gray P: The nature of therapeutic action in psychoanalysis. J Am Psychoanal Assoc 38:1083–1096, 1990
Kohut H: How Does Analysis Cure? Edited by Goldberg A. Chicago, IL, University of Chicago Press, 1984（本城秀次・笠原嘉監訳：自己の治癒．みすず書房,1995)
Paniagua C: Acting in revisited: Int J Psychoanal 79:499–512, 1998

第 7 章 力動的精神療法における夢と空想の使用

　夢の臨床作業は，精神分析や精神力動的治療の中で常に大切な位置を占めてきた。フロイト (1900/1953) は，夢解釈の冒頭で「Flectere si nequeo superos, acheronta movebo」というラテン語を引用した。翻訳はさまざまあるが，「天の神々を動かせないのなら，冥界を動かそう」といえばその本質は捉えられる。フロイトはまさにそうしたのである。同時代の有力者(パワー)を動かすことができないことに不満を抱いて，フロイトは無意識の最深部に取り掛かると，1900 年の代表作で名を成したのである。多くの中核的葛藤は患者にとってあまりに厄介であるがゆえに患者の覚醒時の思考からは追い出される，と彼は強調した。しかしながら，眠りに就いて警戒が緩むと，その葛藤が夢の素材の中に現れることもある。それゆえ彼は，夢の解釈が無意識への「王道」であるとみなした。

　夢についてのフロイトの見解は，時の試練に耐えてきた。彼は 1960 年代と 70 年代に，急速眼球運動 (REM; rapid eye movement) は脳幹で制御されており，動機や願望，情緒の中枢とは何の関係もないと論じる神経科学者の挑戦を受けた (Hobson 1988)。しかしながら，その後の研究は夢についてのフロイト派の考え方を強力に支持している。ブラウンら (Braun et al. 1997) は，ポジトロン放出断層撮影や機能的磁気共鳴画像法を用いて，情緒や動機を制御する脳の辺縁系や傍辺縁系の領域がレム (REM) 睡眠中に高度に活性化することを例証した。自己モニタリングや論理性，作業記憶に関わる領域である前頭前野は活性が低下している。その活性低下によって，自己リフレクションの減退や，批判的洞察や論理性の喪失，無時間性，奇妙な夢イメージの説明がしやすくなる。いい換えると，前頭前野の活性低下は，願望は夢イメージの中に記号化されているというフロイトの創案と整合性が取れている。夢見ることは，「願望システム」であるところの高位の精神機能としての地位を回復したのである。その上，ソルムス (Solms 2000) は，レム睡眠と夢見ることとが同義語ではないということを見出した。彼は，脳幹に損傷を負った患者を研究して，これら

の患者ではレム睡眠は阻害されているが夢見ることは阻害されていないことに気付いた。一方，前脳の動機中枢に損傷のある患者では，例えレム睡眠が阻害されていなくとも，夢見ることの喪失が報告された。それゆえ，たいていの神経生物学的現象と同様に，夢見ることは，ある回路網が関わる過程であり，脳の一領域に局在化できないものである。

　レイザー（Reiser 2001）は，神経生理学的領域と精神力動的領域とは相互交換不可能であると強調している。神経科学の所見が，夢の精神力動的価値は誤りであると証明することはできない。こころと脳とは，異なる言語や技法を用いており，夢見手のこころは，意味のある心理的問題を描くために夢をみている脳の生理学的状態を使用している。それゆえに精神分析的夢解釈についての多くの伝統的原則は，現代の力動的治療者の作業に適用され続けている。

夢

夢の理解

　精神分析の中核を成す教義の一つは，夢は願望が偽装されたものであるということである。夢見手の睡眠を妨げることのないよう確認する検閲を通して，無意識の幼少期の願望が，偽装された象徴に変形するとフロイトは主張した。フロイトは夢内容の二層を識別していた。**顕在** manifest 内容とは，夢見手に知覚される夢の表層である。**潜在** latent 内容とは，夢見手を目覚めさせてしまう恐れのある無意識の願望や思考のことであり，したがって偽装されねばならないものである。夢見手の自我の中で作動する一連の防衛機制は，潜在内容を偽装し，それを顕在内容へと変形する役割を果たす。

　今日われわれは，夢が無意識の幼少期の願望に加えて，他の内的過程をも表現しているかもしれないと認識している。それらは恐怖，葛藤，そして（外傷性の患者の場合には）外傷体験を克服し代謝するための反復性の努力をも表している。それでもなお，夢見手の自我によって用いられる防衛機制は，夢の意味を読み解こうとする際，有用であり続けている。

- **圧縮**　この機制は，一つ以上の願望や感情，そして衝動を組み合わせて一つの顕在夢イメージにする。たとえば，夢の中の一人物の像は，はげ頭はある人物で，あごひげは別の人物で，衣服はこれまた別の人物のものであるかもしれない。これらの異なる3人に関連した感情は，このように偽装

されているので，夢についての精神分析的作業を通してのみ明らかとなるのかもしれない。

- **置き換え**　この機制では，ある人物に関連した強烈なものが，別個の人物へと転用されることで，夢見手の自我にとってより受け容れやすいものになっているのかもしれない。たとえば，夢見手は自分の治療者に対して性愛的な感情を抱くことは禁じられていると感じているので，その感情を患者の人生における別の人物へと置き換えているのかもしれない。
- **象徴表象**　この偽装方式は，極度に心的負担を強いるような一連の複雑な感情を表象するために，単純な具象的感覚印象を用いることと関連している。フロイト（Freud 1900/1953）が示唆したのは，たとえば，花は一般に女性性器を表象しているということである。家の内側は，人のこころの内側を表現しているかもしれない。しかしながら，フロイトはまた，たいていの夢の象徴は夢見手ごとに特有の用いられ方をしており，その素材に関する患者の連想に耳を傾けることを通してのみ無意識の意味が正確に理解されるとも強調している。スーパーマーケットのレジ横で売られている出版物に見出されるように，夢の象徴に対して任意の意味を割り当てることは，ほとんど価値がない。一部が全体を現すとき，象徴表象の特別な事例は，**提喩** synecdoche と呼ばれる。たとえば，帆船に言及する際，15 艘の帆船を示唆して「今日，海で少なくとも 15 の帆をみました」という人がいるかもしれない。こうした比喩的表現は，通常は夢の中に組み込まれて，一部を表現することで全体を表象する。
- **二次加工**　置き換えや圧縮，象徴表象の機制は，フロイトが**一次過程** primary process と呼んだ認知活動の原始的様式の特徴である。自我のより進歩した，合理的な側面は，これらの原始的な要素をより首尾一貫した枠組みへと組織化する役割を果たす。**二次加工** secondary revision として知られるこの過程は，夢の不合理で奇妙な構成要素を引き受け，それらをより合理的な話へと編集する夢見手の努力に関連している。夢見手が目覚めて，治療で述べるために夢を思い出したり書き留めたりし始めてからも，夢見手は夢の内容をより首尾一貫したものにしようとするので，さらなる変化が生じるかもしれない。したがって，精神療法で述べられる夢は，みられた夢とは著しく異なっているかもしれない。

フロイトに始まるもう一つの重要な概念は，**日中残渣** day residue である。

日中に生じた出来事が夢の中に偽装された形で現れるかもしれない。『オズの魔法使い』のドロシーの夢では，彼女が竜巻の前に出くわした3人の農場労働者が，かかし，ブリキの木こり，そして臆病なライオンに偽装された形で彼女の夢の中に現れる。ミス・ガルチは西の邪悪な魔女になる。力動的治療者は，夢を理解し解釈する際，しばしば患者と協力して日中残滓の要素を探す。

夢解釈の技法

　精神力動的治療や精神分析における一つの中心となる概念は，夢を理解するにはその夢についての患者の連想が必要であるということである。治療者は，夢についての患者の考えにまず耳を傾けることなく，何でも知っているという姿勢で夢の意味するところを患者に告げることを避けたほうがよい。したがって，夢解釈の過程への有用なアプローチは，患者が夢について話し終わった後に，「その夢について思いつくことを仰ってください」ということである。ときに，顕在内容が夢見手の人生の主要な問題をあまりに明らかに描き出しているので，連想は必要ないと思われるかもしれない。それでもなお，患者が夢内容について連想するまでは，治療者は夢の解釈を先延ばしにするほうが賢明である。しばしば，夢見手の連想により，夢は予期せぬ方向へと進んでいく。特に皆が望んでいるのは，夢見手がいかにして潜在内容を顕在内容へと変形するかが連想によって解明されることである。

　夢についての精神療法的作業では，幾多の抵抗が生起するかもしれない。患者は治療者のことを，患者の手助けがなくとも夢の真実の意味を見分けることのできる預言者であるとみなすかもしれない。何も連想が浮かばないといって，テレビの超能力者がやるように夢を解き明かして欲しいと治療者をみつめる患者もいるかもしれない。そのような場合，治療者は患者に，精神療法とは協働作業であり，患者の手助けなしに夢解釈はできないということを思い出させる必要があるかもしれない。極めて競争心の強い患者は，夢について自由に連想する代わりにその意味を解釈して治療者を出し抜こうとするかもしれない。患者は，防衛を放棄して自由連想のように取り留めなく考えることを避けるために，各象徴の意味について考えていることを制御され極めて知性化されたやり方で治療者に述べるかもしれない。夢を扱う作業でありがちな抵抗形式の3つ目は，ある種の極度に心的負担を強いる夢イメージは，患者の連想では回避されるということである。この回避がしばしばみられるのが，治療者を描いた夢の場合である。治療者は，回避された夢イメージについて思い浮かぶことは何

かを患者にしっかりと尋ねる必要があるかもしれない。確かに，よくみられる技法戦略では，治療者の観点からは関連があるように思われる特定の夢イメージについて患者に直接尋ねることになっている。

　夢それ自体が精神療法への強力な抵抗として用いられるかもしれない。ときには，患者がセッションを丸ごと夢の素材で溢れんばかりにして，治療者はいずれの夢についても取り組む時間がないということがある。そのような患者は，夢の素材について立ち止まって連想してみることなく，ある夢から次の夢へと飛び回るかもしれない。そうすることで治療者は圧倒されてしまい，さまざまな夢の経過を追い，患者が何を描き出しているのかを把握し続けることで手一杯となる。夢は「去り際の台詞」という形で時間の最後に話題にされることもある。そうなるとその夢を分析する時間がない訳である。夢は，無意識への王道 royal road としてだけではなく，無意識からの特製の迂回路 royal detour としての役割も果たす。

　精神療法における夢作業についての臨床例から，前述の概念のいくつかが明らかになる。

　　27歳の女性Oは，P医師から週2回の力動精神療法を受けていた。彼女には32歳の姉がいたが，父親のお気に入りは姉であると感じて，姉に強い対抗意識を抱いていた。姉は父親同様医師であったが，Oはまったく畑違いの分野へ進んだ。彼女は父親の注意を惹き付けたかったが，姉には勝てないであろうと感じるのが常であった。感謝祭の週末を実家で過ごした後，月曜の朝に治療へと戻ってきた彼女は，日曜の夜にみた夢を報告した。彼女は家にいて，別の部屋から物音が聞こえてきた。彼女がその部屋に歩み入ると，姉が父親と一緒に寝ているのを目にした。彼女はそこで目が醒めた。

　　治療者はその夢について思い浮かぶことを尋ねた。Oは，しばらく沈黙した後「何も」といった。P医師は，患者がまごついていることを強調して「夢であっても，お父さんとお姉さんとが近親姦的な関係にあると想像すれば，こころが掻き乱されてしまいますね」といった。この共感的発言のおかげで，患者は理解されていると感じることができた。彼女は「そうなんです。先生にこのことを話そうとするとばつが悪いのは確かです。けれども，ある意味では，それももっともなことなんです」と連想を始めた。P医師は「なぜです？」と尋ねた。Oは「はい。昨夜，父が私と姉とを空港まで送ってくれました。こちらへ戻る飛行機に乗らなくちゃいけませんでしたから。父は私を抱き締め，頬にキスをしました。それから父は姉のもとへ向かい，抱き締めてキスをしました。すると姉はまともに父の口にキスをしたの

です。信じられませんでした。2人はまるで恋人のようでした」と説明した。ここでOが連想しているのが，夢の引き金となった日中残滓であることは疑いようもない。P医師は「あたかも2人がベッドを共にしているように思えたに違いありませんね」といった。Oは「でもその夢で2人はセックスはしていませんでした」と答えた。ここでは，目覚めている自我の防衛的な力が救いの手を差し伸べ，夢の中で描かれた受け入れがたいものが思ったほど悪いものではなかったということを確認しようとしている。P医師は，その素材をよくよく咀嚼し「ええ，それは分かっています。でも，ときどきあなたは，2人の関係から締め出されていると感じてきたのでしょう。それはまるで，2人が両親の寝室におり，あなたは外から内側を覗いているような感じなのでしょうね」といった。Oは「感謝祭の週末の間中，2人はぶっ通しで医学について話し合っていました。私は自分が2人の関係には割って入れないのだと感じました。母も同じように感じていたのではないかと思います。2人はまるで夫婦のようで，残された私と母とは締め出されていました。このことを口にするのは嫌なんですが，私はいまでも姉に嫉妬しているんです」と連想を続けた。P医師は「恐らくあなたの中に，お姉さんに代わって，お父さんと一緒に両親の寝室で過ごしたいと思う部分があるのでしょう」と答えた。Oは頷き，父親のお気に入りでありたいといつも思ってきたことをしぶしぶと認めたのであった。

このちょっとした夢の作業において，夢見手は，置き換えを用いることで，姉を打ち負かして父親を独占したいという願望を偽装している。実際には，彼女ではなく**姉**が，父親と寝ていた。日中残滓は，この願望を偽装するための媒介として有用な役割を果たした。P医師とOとの治療同盟は何カ月もの治療を通じて培われた強力なものであったので，彼は，治療において何度も何度も同じテーマへの徹底的な取り組み worked through を促してきたことを基に，彼女がその置き換えに向き合えるよう手助けすることができた。夢の中で姉は，Oの母親――父親の寵愛をめぐる本来の競争相手――の置き換えとしても機能していたのかもしれない。しかしながら，この関係はOの意識的気付きからはあまりにかけ離れていたので想起されることはなかった。それでP医師は口にしないで自分の胸に秘しておくこととした。

次の事例が例証するのは，象徴表象，そしてとりわけ提喩の機制である。

42歳の女性Qは，息子を筋ジストロフィーで亡くした後に精神療法へとやってきた。彼女は毅然とした女性で，地域の筋ジストロフィーの組織に携わり始めることや，他人を助けていれば息子のことで悲しまずに済むと主張することで哀しみに

対抗してきていた。それにも関わらず，彼女は，不快な気分になるとそれから逃れるためだけに，息子の話をしては目に涙を湛えているということがちょくちょくあった。

　ある日，Qは治療にやってきて「昨晩夢をみたんです。自分ではどう理解すればいいか分からないんです。とっても短い夢でした。指の爪をみたら，全部割れていたんです」といった。治療者は彼女に，割れた爪というイメージについて考えるときに思い浮かぶことは何かと尋ねた。彼女は一瞬躊躇してから「あの子のシーツを取り替えていたときのことです。あの子の最期の頃は，もう始終シーツ交換をしてあげなくちゃいけなかったんです。よく爪を割っていました」といった。息子が死につつあるときに割れた爪のようなちっぽけで取るに足らないことを気に掛けているということがどんなに馬鹿げたことであるかを彼女は内省した。治療者は夢の意味に注目して「ある意味，また爪が割れたら素晴らしいことですよね。息子さんが生きてらっしゃるということなんですから」といった。彼女は静かに泣いた。

　Qは，息子が死んだからといって，哀しみに打ちひしがれたり，あられもなく泣いたりすることは避けたいと願う類の人物であった。夢が描いているのは，偽装された願望である。割れた爪の描写は象徴表象である。提喩を用いることで，イメージは部分を全体の代用とする。割れた爪はQにとって特定の意味があった。すなわち，息子は生きていて，彼女は彼のベッドのシーツ交換をしている。そうすることで彼女は息子をこの手に再び取り戻すという願望を成就しており，それにより彼女は息子の世話に没頭し，哀しみから逃れることができるのである。その夢はまた，息子の最期の数週間を違った方法でやり直したいという思い，すなわち，爪が割れるというようなつまらない心配事に気を取られることなく，もっと徹底的に気持ちを込めて息子の世話に没頭したいという思いを表現している。

　これらの例では，治療者は，潜在内容の偽装された版を表象するものとして顕在内容を解釈した。しかしながら，この作業は氷山の一角に過ぎない。なぜなら，夢の深奥まで理解することや，夢のイメージを創り出すに至った無数の決定要因について考察することなどめったにできやしないからである。シェイクスピアの『夏の夜の夢』において，ボトムは異様な夢から目覚めた後「『ボトムの夢』と名付けよう。なにしろ底がないのだから」といった（Wright 1948, p.56）。夢は底無しであり，どのような夢であれ幾重にも重なった意味をすべて見極められるなどと期待してはいけない。われわれは通常，夢が夢見られた時点で患者にとってもっとも重要な内容で満足しなければならない。

空　想

　米国の作家アーシュラ・K・ル-グウィンは，かつて次のような観察を行なった。「われわれは白日の下に生きていると考えがちであるが，世界の半分は常に闇に覆われているのである。そして詩と同様，空想が紡ぐのは夜の言葉なのである」(Le Guin 1979)。確かに夜の言葉——夢——は，日中の空想の言葉と密接につながっている。どちらも共に，われわれを現実から願望充足的な魂の奥深い領域へと誘う。そこにはわれわれがそうあって欲しいと望む人生がある。しかしながら，白昼夢は夜の夢よりも決まりが悪く恥ずかしいものであるのかもしれない。多くの患者は圧倒的に，セッション開始数分前に抱いた白昼夢よりも昨晩みた夢を話したがる。患者は，白昼夢の方により責任を感じるらしく，したがって白昼夢が治療者と共有されれば自分が秘密にする恐怖や願望，欠陥，葛藤といったものが透けて見えると感じるようである。

　空想は，われわれにとって現実での失望に適応する主要な手段の一つである(Person 1995)。空想はしばしば，人生の痛ましくも叶わぬ願望に代理満足を供する。それらはわれわれが手にすることのできないものに対する慰めとしての役割を果たし，われわれの過去の傷をも癒してくれるかもしれない。

> 　ある16歳の少年は青年期に自己愛の傷付きを経験していた。体育の授業で，対戦競技のチームを決めるとき，彼に声が掛かるのはいつも最後の最後であった。彼はまた，クラスの他の男子より自分は運動神経が悪く，ひ弱であるとも感じていた。彼は運動能力の乏しさゆえに女の子にもてないのではないかと恐れていた。この痛々しく屈辱的な現実を埋め合わせるため，彼はスーパーマンの漫画を読んで広大な空想を練り上げていた。精霊や妖精の類の超自然的人物との魔術的な接触を通してスーパーマンのあらゆる力が授けられるであろうと彼は想像していた。彼の空想では，彼はオリンピックに出場し，複数の競技で仰天すべき世界記録を達成し，その結果『タイム』誌の表紙を飾るのであった。オリンピックで次から次へと金メダルを獲得する彼の姿を目の当たりにして，テレビの前の同級生たちが言葉を失っているところを彼は想像した。

　白昼夢やもの想いはしばしば空想の同意語として用いられるが，それらが表象しているのは，恐らく空想の一部である。もの想いや白昼夢は意識的なものである。それらはしばしば話の展開を伴い，強力な心理的機能を果たす。運動技能が欠けた10代の少年の事例でのように，白昼夢のおかげで彼は，いずれ

第7章　力動的精神療法における夢と空想の使用　　149

のスポーツ活動においても最後まで誘いの声が掛からないという外傷を乗り越えることができ，オリンピックに出ている彼をテレビでみたら同級生仲間がどんな顔をするであろうとほくそ笑んではなんとか復讐できていた。空想はまた，充足や満足の喜びが奪われていると感じるわれわれの人生の一部にそうした感覚をももたらしている。白昼夢やもの想いがたとえ私的なものであるとしても，それらはしばしば強い力を持ち，われわれの理解を超えるような方法で人生に影響を与えている。それらは共有された文化的空想の一部であることも，極度に特異的かつ私的なものであることもある（Person 1995）。

　しかしながら，無意識的であり，精神療法の作業を通じてのみ姿を現すかもしれない空想もある。これらの無意識の空想が，治療者との転移関係の中で明らかとなることもあれば，患者と治療者とで患者の治療外での生活における現在の諸テーマをつなぎ合わせるときに姿を現すこともある。

　　52歳の男性Rは，治療開始のおよそ18カ月前に妻と離婚していた。彼は治療者にいまだに哀しみから抜け出せずにいると告げた。彼は不安で抑うつ的であり，実質上，身動き取れずにいた。その哀しみが治療で何度か語られた後，治療者は彼が多かれ少なかれ「立ち往生」しており，元の妻から見捨てられ不当な扱いを受けているという気持ちを乗り越えて進むことができずにいるということに気付いた。彼は身の回りに残る結婚生活の思い出と一切決別することができなかった。彼女がマンションへと移り住んだのに対して，彼は二人が共に暮らした家に留まっていた。二つあったナイトテーブルのうち一つがなくなってしまったというのに，彼は同じベッドで眠っていた。彼は彼女の写真や思い出の品をどこへ行くにも持って歩いた。どうやら彼女が現実に戻ってきてまた自分と一緒に暮らすであろうという空想を彼が抱いているらしいということを，ある日，治療者は示唆した。Rは，自分が元の妻とは一切接触しておらず，妻は何ら和解の努力をしてきていないものの，なんとか復縁できないものかといまだに考えていると答えた。治療者の手助けで，和解の可能性についての無意識の空想が浮かび上がり始めた。空想の一部には，彼がどれほど苦しみ，どれほど身動き取れなくなっているかを彼女が目にすれば，彼に同情を示すというものが含まれていた。もし彼女が彼に対して充分申し訳ないと思うなら，彼女は戻ってきて彼の面倒をみるかもしれなかった。彼はまた，彼女が自分の元を去った主たる理由は「経済力」に欠けるからであると想像していた。州営宝くじに当たる方法をみつけることができれば，多額の小切手を握り締めて彼女に戻って来て欲しいと頼みに行けるかもしれないと考え出した。したがって，麻痺状態を一皮剥けば，そこにあるのは身動き取れないままでいることが必要であると煽る強

力な空想であった。彼がどれほど苦しんでいるのか彼女が目にしさえすれば，恐らく彼女は戻ってくるであろう。それまで待たなくとも，彼は宝くじに当たり，彼女に戻ってきて欲しいと確約された富を携えて頼みに行くことができるかもしれない。

Rが抱いた空想は，主として治療の外部の人を巻き込んだものであった。無意識の空想の中には，最初は明らかになっていない転移願望を注意深く理解することを通してのみ姿をみせるものがある。治療者に関する空想の中には，露見すれば決して成就しなくなることを恐れて長期間隠されているものもあるかもしれない。シドニー・スミス（Smith 1977）は，多くの精神分析や長期力動的精神療法の事例において出現する，普遍的とまではいえないにしろよくみられる空想を**黄金空想** golden fantasy と記述した。要するに，それは「すべてのニーズを完全なものとして神聖化された関係性の中で満たしてもらいたいという思い」（p.311）である。この独特な空想は，精神療法的作業に対する強力な抵抗として現れるかもしれない。ある種の患者は，あたかも治療者が患者を愛し患者の世話を焼くことであらゆる問題を解決することができるとでもいうかのように治療者と関わってくる。彼らは興味深そうに洞察に耳を傾けるかもしれないが，その洞察を内在化したり，日常生活の変化へ繋がるようなやり方でその洞察をリフレクトしたりすることはめったにない。あるいは，彼らはどんなものであれ洞察には一切関心を示さず，ただひたすら治療者が自分を愛するようにと仕向けてくるかもしれない。

この空想の蓋を開いて白日の下でしっかりと吟味するなら，その主要な特徴とは，この世のどこかに自分のあらゆるニーズを満たしてくれる王子様がいるというものである。自分では全くどのような努力もする必要のない完全なやり方で世話を受けている間，患者は受身的な立場をとる。この空想を失うことは，自らの意義を放棄して実存的な絶望という身の毛もよだつ状態へと突き進むことであると感じて，しばしば患者はこれに執拗にしがみつく。空想が探索されると，しばしば気付くことは，それが幼少期以来の失楽園を表象していると患者が信じているということである。それはあたかも，（実際にそうであったことなどほとんどないにも関わらず）かつて完璧な養育者が現実に存在したかのようであり，患者が適切に行動してさえいれば楽園が復活するとでもいうかのようである。空想が同定され精緻化されると，結果としてしばしば有用な喪の過程に至るが，それは長期力動的精神療法に常に付いて回るものなのである。多くの夢や空想，願望といったものは，治療経過中に不本意ながらも弱められ，

患者は空想よりも現実の中で生きるようになる。それにも関わらず，精神療法はまた，患者に空想の価値や空想がもつライフサイクルを通じての適応的で有用な側面をも教える。

性愛空想の役割

多くの患者は空想について尋ねられると，治療者が**性的** sexual な空想に言及しているとみなす。一般的な用法として，**空想** fantasy という術語にはそういう意味合いがあり，患者は治療者と関連するあらゆる空想を特に決まりの悪いものと感じるようである。精神療法で空想という言葉を使うときにはそれが何を意味しているのか明確にするため，ときに教育的介入が必要となる。

性愛空想は人間の精神生活において中心的な役割を果たす。ストーラー (Stoller 1979) は，われわれが精神療法で性的空想を探索するのは，その主題が性の問題を超越したものであるからであると強調した。性愛空想はしばしば，内的対象関係や無意識の葛藤，自己愛の傷付き，そして人の過去の外傷を知るよすがとなる。ストーラー (1979) がいったように，「問題と解決とはその間を興奮が流れる二つの極であって，白昼夢の機能は偽装されてきた問題を提示し，次いでそれを解決することなのである」(p.xi)。

他の多くの白昼夢と同じように，性愛空想は，特に自慰や他者との性的関係を伴うものであれば，恥ずべきで決まりの悪いものであることがしばしばある。性的空想は千差万別であるとはいえ，成人にはそれぞれ特有の性愛パタンがあり，パーソン (Person 1980) はそれを**性の刷り込み** sex print と呼んでいる。

性の刷り込みは，人のパーソナリティ形式には適合しているかもしれないが，意外にも人の普段の行動や対人関係の形式とは一致しないかもしれない。空想は異性愛的であったり，両性愛的であったり，同性愛的であったりするかもしれないし，特定の場所や多数のパートナーを伴っているかもしれない。性愛空想の興奮の中には当人にとって恥ずべきものもあり，愛するパートナーとセックスしている間に想像することが，しばしば深い恥の源泉となる。なぜなら，現実にベッドの中で生じていることとあまりにかけ離れたことを想像しているからである。成人がそれぞれこころに抱く性の刷り込みは通常，権力や快楽の主題にその起源をもつ。それらは性別や快楽を伴う人生早期の経験や葛藤に関連している (Person 1995)。空想は人が性的陶酔(オルガスム)に達するのに不可欠なものであるのかもしれないし，少なくとも他の性的活動を補助するものであるのかもしれない。

性愛空想は，受け入れがたいものや「不適切な politically incorrect」ものとみなされるかもしれない。したがって患者は，自分の秘密の願望を晒すという屈辱を味わわずに済むよう精神療法の間中それらを隠しておきたいと思うかもしれない。たとえば，大学生139名に対する研究で，女性の30％と男性の31％とが「セックス中に縛られたり拘束されたりする」という空想を抱いたことがあると認めた（Person et al. 1989）。患者には，そうした空想が極めて許しがたいものであることがしばしばあるので，治療者はそれらの恐怖に相当な手腕でもって対処しなければならない。恥のために性生活や性的空想について一度も議論することなく精神療法の全過程を終える患者もいるかもしれない。治療者はそうした事柄を明らかにすることに対する患者の不安に取り組むことができるが，患者の中にはどうしても嫌がって性生活について決して治療者と議論しないものもいるかもしれない。それは患者がもっとも私的で恥ずべき空想を治療者と分かち合うことで恥をかくことを恐れているからである。

　他の多くの患者は自らの性愛的な空想生活についてためらうことなく話し，これらの空想を探索することで自分のことをもっと知りたいと思う。性愛的な空想生活のおかげで，患者は現実の親密な関係での絶望に対して希望をもてたり，補償を得られたりすることがよくある。性愛化は，破壊性や窮乏，不快といった感情を興奮や多幸感へと変形するのかもしれない（Coen 1992; Gabbard 1996）。

　　極端に敬虔な原家族を出自とする42歳の女性Sは，幼少期，青年期，成人早期を通してずっと完璧に行動してきた。しかしながら，彼女は治療にやってきて，夫が10年間彼女に対して性的な関心を示さないので絶望の極みに達していると説明した。彼女は豊胸手術を受け，個人トレーナーを雇って体を引き締めていた。これはすべて何の役にも立たず，彼女の夫は相変わらず彼女にほとんど関心を示さなかった。しかしながら，個人トレーナーとトレーニングを続けるうちに，彼女は彼に夢中になり始め，彼について大々的な性愛空想を抱いた。彼女がとりわけ愛したのは，彼は「不良タイプ」であるという考えであった。彼と一緒なら「下品」でいることができ，夫が決してしないようなことをできると彼女は想像した。彼女は真っ黒な「ハマー」を購入し，徐々にその車や個人トレーナーとの空想の愛情生活に関連する新しい同一性を発展させた。彼女は，自分がハマーを買ったのは，それが「素晴らしく格好いい」からであると治療者に説明した。彼女は，ハマーに乗って街を走り回っていると強力で不死身であるという錯覚を抱くともいった。彼女は，ハマーの人気が出だしたのは湾岸戦争後の1990年代初頭のことであるとポロリと

述べた。自分の住む街でハマーを走らせているとき，彼女は偶然トレーナーと出くわし，後部座席でセックスするというあからさまな性愛空想を抱いていた。

Sの空想生活は複合的な機能を果たしていた。それは明らかに，家庭での求められないという体験を補償していた。それはまた，彼女が刺激的だと気付いてくれる男性をどうにかしてみつけようという希望をも供した。「不良」を選んだり運転用にハマーを選んだりすることによって，彼女はまた，極端に敬虔な家族生活という硬直的な締め付けを打ち消し，野性的で冒険好きであり，家族の縛りや宗教上の信念によって押さえ込まれないようになるという夢をも叶えた。

空想への治療的接近

空想はどこにでもあるものなので，治療者は治療の間中，患者の意識的かつ無意識的な空想に浸り切っていることになる。過去についての語りのおかげで治療者は，患者が他者に関する現在の空想で何を克服しようとしているのかが分かる。恋愛相手や同僚，子ども，そして上司に何を期待しているかで，患者の決定的空想が現今どのように作動しているのかがよく分かる。同様に，治療者に何を期待しているのかについて患者と議論すると，治療者がすることができることやするべきであることを巡って，さまざまな転移空想が姿を現す。

空想は，ルボルスキー（Luborsky 1984）が**中核葛藤テーマ** core conflictual relationship theme と呼んだものと密接な関係がある。その主題は通常，自我や超自我の制御機能と対立するような欲求や願望を含んでいる。たとえば，患者は職場で成功することを望んでいるが，野心的に頑張っていると罰せられてしまうのではないかということを心配しているかもしれない。その葛藤を解決するため，患者は仕事で成功しないよう決心さえするかもしれない。したがって，空想を識別するための一法は，願望やその願望に対する他者からの想像上の反応，そしてそれに続く自己の反応を見定めることである（Book 1998）。

他者への期待や失望を探索することは通常，患者の空想生活の詳細を見出すための直通路を供する。患者の中には，**空想**という術語に尻込みするものもいるかもしれない。というのもその術語がセックスを連想させたり，患者の白昼夢が恥ずべき性質のものであったりするからである。私的な空想を探索するため治療者には手腕が必要である。患者が秘密の空想について語ることに気乗りがしないようなら，治療者は単にその決断を受け入れることを選び，同盟がよ

り強くなってから次の機会が来るのを待つかもしれない。

　もう一つの選択としては，空想について語るのを嫌がることに対して，沈黙や回避のようなその他の抵抗と同じようにアプローチすることである。力動的治療者は，裏に潜んだ内容や「秘密」を目掛けてまっしぐらに突き進んだりはしない。力動的治療者は，抵抗はもっともな理由があるからこそ存在するとみなすので，秘密を打ち明けるよう患者に言葉で強制するというよりも治療者に何かを打ち明けることについての患者の不安を探索する。治療者がこれらの状況にある患者に治療は強制的なものではなく患者が治療者から素材を隠すのは当然であると説明するときしばしばみられることであるが，そうした声明には逆説的な効果がある。患者の中には，治療者がそんなに窃視症的ではないし，患者の秘密を詮索してきたりもしないと感じるがゆえに，分かち合うことをより快適に感じるものもいるであろう。その上，治療者が恥ずべき秘密を明らかにすることについての患者の不安を探索するとき，治療者はしばしば治療者が起こしそうな反応についての転移空想に出くわす。それらの転移空想は，患者の願望や恐怖を理解する上で極めて有用である。

　性的な空想を表現することに気乗りがしないという患者もいる。なぜなら治療者はそれらに賛同しないか，それらを倒錯であると考えるであろうと患者は確信しているからである。それゆえ患者が，性愛的な空想や，何か他の恥ずべき空想について議論しているとき，治療者は淡々とした態度を維持することで患者を手助けして，治療者が患者にとって屈辱的なことを考えているという確信を克服できるようにするかもしれない。その空想を汚らわしいと思っているのが他ならぬ患者当人であり，他者がその見解を共有すると（投影を通じて）思い込んでいるのも患者であるということを指摘するのはしばしば有益である。

　ときにある種の空想は生死に関わる重要性をもつようになるので，より積極的に追求される必要がある。たとえば自殺しようと決心している患者は，自殺が他者にもたらす衝撃に関する強力な空想をこころに抱いているかもしれない。幼い子どもをもつ親は，自分など死ぬほうが子どものためになるであろうと思い込んでいるかもしれない。そうした患者の空想を探索すると，患者のメンタライジング能力は増していき，患者の想像する通りに子どもが感じているのではないということに気付くことができるようになるかもしれない。過度に完全主義者的な自己目標に到達することができないなら，他にはもう自殺しか選びようがないと感じる患者もいる（Smith and Eyman 1988）。自分自身の人生で可能なこととは何かという現実を無視したこれらの空想を吟味することで，患

者は自分に何ができるのか，より規準を下げた視点で考えることができるようになる．自殺を計画する人にはしばしば復讐空想がある．自殺行動を通して他者の人生を破壊しようという強烈な憎しみに彩られた願望があるのかもしれない．最後に，自殺の動機には再融合の空想があるのかもしれない．愛する人との喜ばしい再融合を期待する患者にとっては自殺が極めてこころ惹かれるものになるのかもしれない（Gabbard 2000）．

あまりにしばしば自殺について議論することは，特に初心の治療者には，不安を伴うものである．自殺したらどうなるであろうかということについて患者と率直に議論していると，非常に重要な力動的主題へと行き着く．こうした主題は議論しうるし，理解可能なものである．これらの空想をあらわにすればするほど，実行可能な代替案がより一層の現実味を帯びてくるかもしれない．そして患者は，自殺ですべてに終止符を打つ代わりに痛みと共に生き続ける道があるということを学ぶかもしれない．

要　約

夢は，患者が起きている間には言葉にするのが困難であるような無意識の空想を明らかにする．夢の潜在内容は，圧縮や置き換え，象徴表象，二次加工を用いて偽装されているかもしれない．夢に取り組むに際しては，治療者は夢に対する患者の連想を引き出し，夢はまた抵抗の機能をも果たしているということを認識しなければならない．

空想はどこにでもあるものである．空想の中には，われわれが失望や外傷を生き延びる手助けとなるものもある．もの思いと白昼夢とは意識的であるが，他の空想は大部分が無意識であり，それらを表面に浮かび上がらせるには治療的な作業が必要である．性愛空想は，葛藤，防衛，そして内的対象関係を知るよすがとなるかもしれない．強力な空想はまた，自殺願望の源泉でもあるのかもしれない．

文　献

Book HE: How to Practice Brief Psychodynamic Psychotherapy: The Core Conflictual Relationship Theme Method. Washington, DC, American Psychological Association, 1998
Braun AR, Balkin TJ, Wesenten NJ, et al: Regional cerebral blood flow throughout the sleep-wake cycle: an H2(15)O PET study. Brain 120:1173–1197, 1997
Coen SJ: The Misuse of Persons: Analyzing Pathological Dependency. Hillsdale, NJ, Ana-

lytic Press, 1992

Freud S: The interpretation of dreams, Parts 1 and 2 (1900), in The Standard Edition of the Complete Psychological Works of Sigmund Freud, Vols 4 and 5. Translated and edited by Strachey J. London, Hogarth Press, 1953, pp1–625（高橋義孝訳：夢判断．フロイト著作集2．人文書院，1968；新宮一成訳：夢解釈1，2．フロイト全集4，5．岩波書店，2007，2011）

Gabbard GO: Love and Hate in the Analytic Setting. Northvale, NJ, Jason Aronson, 1996

Gabbard GO: Psychodynamic Psychiatry in Clinical Practice, 4th Edition. Washington, DC, American Psychiatric Publishing, 2005

Hobson JA: The Dreaming Brain. New York, Basic Books, 1988

Le Guin UK: The Language of the Night: Essays on Fantasy and Science Fiction. New York, Putnam, 1979（山田和子訳：夜の言葉――ファンタジー・SF論．岩波書店，2006）

Luborsky L: Principles of Psychoanalytic Psychotherapy: A Manual for Supportive-Expressive Treatment. New York, Basic Books, 1984（竹友安彦監訳：精神分析的精神療法の原則――支持・表出法マニュアル．岩崎学術出版社，1990）

Person ES: Sexuality as a mainstay of identity, in Women—Sex and Sexuality. Edited by Stimpson CR, Person ES. Chicago, IL, University of Chicago Press, 1980, pp 36–61

Person ES: By Force of Fantasy: How We Make Our Lives. New York, Basic Books, 1995

Person ES, Terestman N, Myers WA, et al: Gender differences in sexual behaviors and fantasies in a college population. JSex Marital Ther 15:187–198, 1989

Reiser MF: The dream in contemporary psychiatry. Am JPsychiatry 158:351–359, 2001

Smith K, Eyman J: Ego structure and object differentiation in suicidal patients, in Primitive Mental States of the Rorschach. Edited by Lerner HD, Lerner PM. Madison, CT, International Universities Press, 1988, pp176–202

Smith S: The golden fantasy: a regressive reaction to separation anxiety. Int J Psychoanal 58:311–324, 1977

Solms M: Dreaming and REM sleep are controlled by different brain mechanisms. Behav Brain Sci 23:843–850, 2000

Stoller R: Sexual Excitement: Dynamics of Erotic Life. New York, Pantheon, 1979

Wright LB (ed): Four Comedies by William Shakespeare. New York, Simon & Schuster, 1948

第8章 逆転移を見定め，取り組む

　T医師は29歳の女性で，精神科のレジデントである。新患である既婚女性Uが初回セッションのため彼女のオフィスにやってきた。Uは54歳の魅力的な女性で，実際よりも若くみえ，話し方は極めて演技がかっていた。彼女は早口で話し，思考過程はいささか迂遠気味であった。T医師に病歴を語る際，彼女の話は取りとめもなく散乱していった。彼女は感情の面でも状況の面でも多数の不満を抱えていた。夫がしっかり働かず，2人の成人した娘たちは出来が悪いので，慢性的に家計が逼迫していると彼女はいった。彼女は，アンガーマネジメントのクリニックへ行って，母親への怒りを表出しながら椅子をドンドン叩いた話をした。彼女はT医師に「自分の怒りの根底に辿り着く」ために何かできることがあるであろうかと尋ね，T医師に答える暇も与えず「あなたに何かお出来になるとは思えませんわ──神様さえも私のことをお見放しになったのです」といった。

　Uに対するT医師の最初の反応は，圧倒されて息が詰まる感じがするというものであった。遅れを取ることなくUの思考の脈絡に付いて行くのは並大抵のことではないと彼女は気付いた。T医師はまた，彼女の話を遮ったり横から割り込んだりすることが非常に困難であることにも気付いた。初回面接の終わり近くになっても，T医師にはどこから手をつければいいのかが分からないままであった。率直にいって，彼女は自分がUの役に立てるとは思えなかった。

　週1回のセッションが続いている間，Uは夫への過剰ともいえる不満を述べた。夫は最近，血管形成術を受けたが，それは「大騒ぎをするほどのことではない」のであって，悪いのは本人なのであると彼女はいった。というのも彼女がいうには，彼は全く運動もしないままに，おぞましい食習慣を続けていたからであった。彼女は，母親が自分に対していかに無反応であるかについて散々語り，2人の娘も自分や自分の苦しみに無関心のようであると言及した。Uは，あたかも彼女の人生の詳細をT医師がすでに知っているかのように話す傾向があった。彼女は，何の説明もなく人の名前を口にすることがしばしばあった。T医師は自分が単なるUの共鳴板に過ぎないのではないかと感じ始めた。話を遮ることは難しいと気付いた治療者は，Uが口にする人名について説明してくれるように頼んだ。さらなる情報を得ようと

いうこれらの努力が上手く行った試しはほとんどなかった。なぜならUの取り留めのない話し様は，あたかも自分が語っている人物についてT医師が知っていようがいまいがほとんど気にしていないかのようであったからである。T医師は自分が利用されていると感じ始めた。Uは本当に精神療法を求めているわけではなく，単に誰かに自分の視点を無批判に受け入れて欲しいと思っているだけであり，家族やその他諸々の人びとのせいで自分が味わった不遇のすべてに同情して欲しいと思っているだけであると彼女には感じられた。T医師はUとのセッションのたびにひどく不安を覚えるようになった。彼女は，その日の夕食の献立だの，ベビーシッターに関する問題だの，彼女が手掛けている研究計画だのについて自分が特に取り留めもなく考えていることがしばしばあることに気付いた。再びUに思いを巡らしたときに，T医師の頭を一瞬よぎった考えは，Uの話し方が前の晩に電話で話した自分の母親の話し方を思い起こさせるということであった。T医師は，その考えに非常に戸惑っている自分に気付き，急いでUの語りへと関心を切り替えた。

　患者に対する情緒的反応に苦悶するT医師の姿は，われわれ皆にとっておなじみのものである。第1章（「主要概念」）に記したように，精神力動的治療の中心となる概念の一つは，面接室には二つの主体──「二人の患者」という人もいるであろう──があるということである。精神療法の経過中に相互に作用している二人の複雑な人間は，常に相互に影響し合っており，お互いにさまざまな感情を引き起こしている。

　このように逆転移はどこにでもあるものである。コフートの自己心理学が自己愛を普遍化したように，一者心理学から二者心理学へと精神分析内で理論的転換が生じたことにより，逆転移は治療者の日々の業務における有用な部分として正当化された。逆転移についてのフロイトのそもそもの考え，いわゆる**狭義**の考え方には，どこか侮蔑的な意味合いがある。すなわち，治療者が逆転移を抱くのは未解決の個人的葛藤があるからというわけである。この侮蔑的な論調は，いまや過去の遺物と考えられている。第1章に記したように，狭義のフロイト派の考え方は全体像のほんの一部である。たいていの理論的学派に共通した一般的な考え方は，逆転移感情というものは，患者と治療者双方の寄与による共同産物であるということである（Gabbard 1995）。いい換えれば，治療者は自分自身の過去を治療の二者関係に持ち込み，一方で患者もまた治療者にさまざまな感情を引き起こすのである。

　もしこれらの概念的知識をT医師とUとの場合に当て嵌めるなら，Uがある特別な方法でT医師に関わっているのが分かる。彼女はT医師に喋らせない

ことでセッションを制御し，いかに他人から失望させられてきたかについて取り留めなく話し，自分の視点を無批判に受け入れるよう圧力をかけている。T医師は圧倒され，無益で，満たされていない感じがしてきている。というのも，彼女は自分には有用な発言をして会話を双方向性のものとして成り立たせるというようなことがほとんどできないことに気付いているからである。自己愛的に組織化された多くの患者たち同様，Uは発信者ではあっても受信者ではない（Gabbard 2000）。こうして他者を共鳴板として扱うと，カンバーグ（Kernberg 1970）が「衛星的存在」と呼んだものが引き起こされる。関心を失いセッションを恐れるというT医師の反応は完全に理解しうるものである。そのうえ，T医師の逆転移が示唆しているのは，Uの内的世界がUとT医師との間の対人関係の場で再現されてきているということである。Uは，彼女に無関心な母親と，やはり彼女への関心を欠く2人の娘のことを描写した。これらの内的対象が彼女の中に表象され，投影同一化を通して精神療法の過程に外在化される。T医師は，投影された無関心な対象へと同一化し，Uのこころの中の表象のように感じ，行動し始める。しかしながら，母親との電話と治療における状況との共通点に関する一瞬頭をよぎった考えで明らかなように，T医師は話し合いの場に自分自身の過去をも持ち込んでいる。T医師は，Uが母親とほぼ同年齢であることや，2人がある種共通の特徴をもっていることに気付いている。T医師は，ときに母親を無視したくなるのと同じ感じでUを無視したくなるのかもしれない。T医師の脳裏を一瞬よぎったこの考えが示唆しているのは，Uによって投影されたものが上手く「引っ掛かる」自己表象や対象表象が彼女の中にあるということである。自分が感じていることを注意深く処理することを通して，T医師は，自分が経験しているものが，他者——たとえばUの娘——がUと話しているときに経験するものであるということにしっかりと気付くことができるようになってきている。

投影同一化と逆転移のエナクトメント

投影同一化 projective identification と逆転移のエナクトメント counter-transference enactment という2つの術語は，精神分析家や精神力動的治療者の日常会話に染み渡っている。どちらも治療の二者関係におけるよく似た過程に伴って生じるが，前者がクライン派や対象関係的な考えに由来するのに対し，後者は米国の自我心理学者の研究によって発展した。

投影同一化の概念は，英国や米国の多くの者の貢献によって，時間をかけて発展してきた（Bion 1962a, 1962b; Gabbard 1995; Klein 1946/1975; Ogden 1979, 1982, 1992; Rosenfeld 1952; Scharff 1992）。世界共通というわけではないが，もっとも一般的となった定義は，二段階によって生じるというものである。すなわち 1）（しばしば情動状態を伴う）ある自己表象または対象表象が，無意識的に誰か別の人へとその場を移すことで，投影的に否認される。そして 2）投影者が対人関係上の圧力を加えることで，相手は投影されているものを経験したり，それらに無意識に同一化したりするようになってくる（図 8-1 と 8-2）。第一段階は一種の転移である。しかるに第二段階は逆転移とみなしうる。

その状況が精神療法の文脈内での話であれば，次に第三段階が生じる。投影の受け手，すなわち治療者は，問題を孕んだ自己表象や対象表象をその情動もろともコンテインして耐え凌ぐ。そして投影してきた患者にそれらを（何かしら変容した形で）引き取らせたり，再取り入れさせたりすることで，投影された内容を処理する（図 8-3 を参照）。このように，投影同一化の構図は，精神内部の防衛とも対人関係のコミュニケーションともみることができる。それは，患者にとって耐え難く思われた困難な内的状態を治療者は耐え凌ぐことができるということを患者にみせるという点において，治療的意味合いを持っているとみなすことさえ可能である。患者が投影した内容を再び取り込むと，自己表

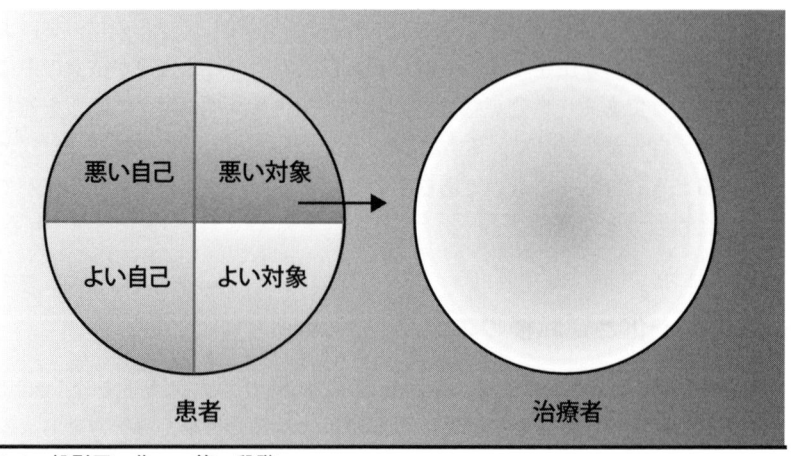

図 8-1　投影同一化——第一段階
患者は悪い内的対象を否認し，治療者へと投影する。
出典　Gabbard GO: Psychodynamic Psychiatry in Clinical Practice, 4th Edition. Washington DC, American Psychiatric Press, 2005. より。許可を得て掲載。

図 8-2 投影同一化──第二段階
患者が加えた対人関係上の圧力に反応して，無意識のうちに治療者は投影された悪い対象のように感じ，かつ／あるいは，行動し始める（投影逆同一化）。
出典 Gabbard GO: Psychodynamic Psychiatry in Clinical Practice, 4th Edition. Washington DC, American Psychiatric Press, 2005. より。許可を得て掲載。

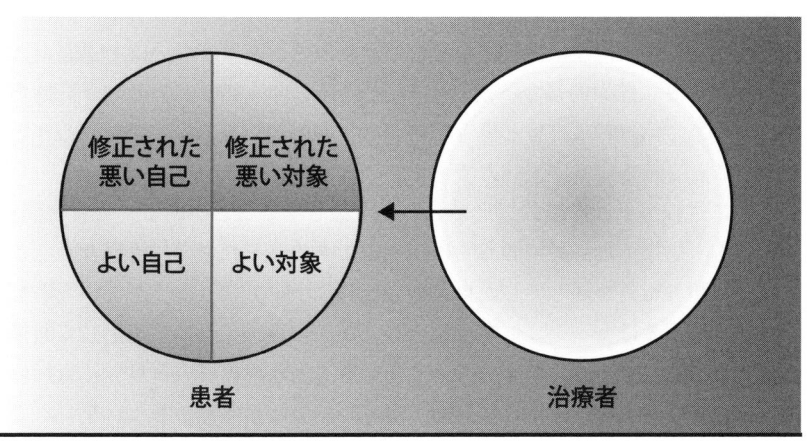

図 8-3 投影同一化──第三段階
治療者は投影された悪い対象をコンテインし，修正する。次にそれが患者によって再取り入れされ，同化される（取り入れ同一化）。
出典 Gabbard GO: Psychodynamic Psychiatry in Clinical Practice, 4th Edition. Washington DC, American Psychiatric Press, 2005. より。許可を得て掲載。

象や対象表象は，それに伴う情動もろとも，ある程度修正される。それにより，時間と共に患者の内的対象関係が変容する。

投影同一化は，心的内容の神秘主義的あるいは超常的な交換というよりも，対人関係上の圧力や「一押し nudging」に拠るものであるという幅広い合意を踏まえると，治療者に生じる逆転移反応は，患者からの一押しが何かしらの引き金となったにしても，そもそも構造として［訳注：治療者の中に］潜伏していたものとみなされるべきである。投影とその受け手とが上手く適合するかどうかは，治療者の葛藤や防衛や内的対象関係といった元々の性質次第である。治療者が逆転移を自らを襲うよそ者的な力として経験するときでさえ，実際に起こっていることは抑圧された情動がぎっしり詰まった自己表象や対象表象が患者からの対人関係上の圧力によって活性化されているということなのである。それゆえ，慣れ親しんだ連続的な自己という治療者の通常の感覚は，これらの抑圧された自己の側面の出現により遮られる。シミントン（Symington 1990）は，この過程を，治療者自身の思考というより患者の思考で考えるように患者が治療者を「追い込んで」行く過程であると描写した。

治療者は，自分がいつものように振舞えないという経験をし始めるときに，投影同一化が生じつつあると認識し始めるかもしれない。治療者は，異様に腹が立ったり，いつになく寛容になったり，普段ではありえないほど退屈だと感じたり，過度に詮索的になったりする。「自分が自分でない」という気持ちが現れるとき，治療者は自分と患者との間で何かが起こっているのかもしれないということを慎重に考慮すべきである。

ときに逆転移は大層微妙な形でしか姿を顕さないことがある。転移と同様，逆転移も，少なくとも最初のうちは無意識である。それゆえ，治療者は，さまざまな種類の行為を通してしか自らの逆転移について知りようがないのかもしれない。治療者はセッションを忘れたり，電話や書類仕事に手を出して面接開始が5分遅れたり，患者が話している間に拳を握り締めている自分に気付いたり，気付いたら患者と会う日に特別に着飾っていたりするかもしれない。これらの行動のすべてが，いまだ無意識である感情の最初の兆候であるのかもしれない。

投影同一化で投影されるものは，自己表象のこともあれば対象表象のこともありうる。治療者が投影された自己の側面に同一化すると，この過程は，しばしば**融和型逆転移** concordant coutertransference（Racker 1968）と呼ばれ，共感と密接な関わりを持つ。治療者が投影されている対象表象に同一化する

場合，この現象は**補足型逆転移** complementary countertransference（Racker 1968）として知られている。たとえば，幼少期に深刻な虐待の犠牲となった成人患者を取り上げてみよう。この患者の中にあるのは，虐待者の対象表象および犠牲者の自己表象である。治療の経過で，治療者はときに対象のように感じて，患者に対して腹を立てたり，暴言を吐いたりするようになるかもしれない。またあるときには，患者が腹を立て喧しくなり，治療者は犠牲者のように感じるかもしれない。治療者は患者の自己表象に同一化して，一方で患者は自分自身の虐待者としての内的対象表象に同一化している。

　治療者にとっての課題は，ある特定の逆転移を構成しているものは患者に帰する部分と治療者に帰する部分とからなる特有の混合物なのであるが，その混じり具合を見定めることである。投影同一化は極めて強烈なものでありうるので，治療者は患者の投影に侵され，はっきりと考えることができないと感じるかもしれない（Schafer 1997）。したがって起こっていることを処理するには膨大な時間を要するかもしれない。治療によって引き起こされた強力な感情は，セッションとセッションとの**合間**にしか理解されないということがよくある。

　われわれは投影同一化が代謝される過程としてコンテインメントのことを考えることがしばしばある。すなわち，患者の思考で考えることから自分自身の思考で考えることへの移行である（Gabbard and Wilkinson 1994）。コンテインメントの過程の間，治療者はいくつかの異なる活動に従事している。治療者は単に，自ら考えることに対する患者の無意識の攻撃に持ち堪えるだけではない。彼らは，自分自身の寄与と患者の寄与とを慎重に区分けし，それらがいかにして患者の内的対象関係を再現しているのか熟考する。彼らはまた，二重意識という望ましい状態に立ち戻ろうともする。その状態では，彼らは患者と一緒に何かをエナクトしながら，そのときの自分を観察してもいる。彼らはまた，自己分析にも携わっている。そこで彼らは，この目の前の患者によって自分自身の葛藤がいかに再活性化されているかをリフレクトする。彼らは，話し出す前に，起こっていることについて頭の中で解釈を定式化するかもしれない。最終的に，彼らは，転移‐逆転移の展開を患者自身がどう経験しているのかについてつまびらかに語るよう患者を手助けするため，患者に明確化だけを求めるかもしれない。

　ある患者に対してあらゆる治療者が皆，同じ逆転移反応を示すわけではない。治療者の中のフックという発想や患者と治療者との相性という発想が含蓄するのは，治療者の内的世界が転移に対する反応の性質をある程度まで決定するで

あろうということである。オグデン (Ogden 1983) は次のように観察した。「投影同一化とは，内的対象関係の外在化すなわち転移にみられる普遍的な特徴である。外的対象が内的対象関係の外在化に参画する度合いはさまざまである」(p.236)。それゆえ，ある治療者でそうなることがあるからといって，ある特定の患者によって他の治療者までも「スイッチが入る」ということにはならないであろう。ときには，治療者が代わることで治療状況が改善することがある。なぜなら新旧の治療者の主体性が大きく異なっているので，同じようには挑発されないからである。

1990年代に，米国の多数の自我心理学者たちが逆転移のエナクトメントという話題に関して寄稿し始めた (Chused 1991; Jacobs 1993a, 1993b; MacLaughlin 1991; Renik 1993; Roughton 1993)。徐々にその術語は投影同一化と非常によく似た意味を持つようになった。その根本的な考え方は「エナクトメントが生じるのは，転移空想の実現を目指そうとして逆転移反応が引き出されるときである」というものであった (Chused 1991, p.629)。しばしばこれらのエナクトメントは，狭義の逆転移と患者により引き起こされたものとの双方が関与するものとみなされた。ラフトン (Roughton 1993) は，これを実現化として記述した。すなわち，患者の側からの巧妙な形での操作により，治療者が一風変わった方法で行為したりコミュニケーションしたりするように仕向けたり，ある特定の役割を担うように仕向けたりするのである。そうすることで患者は転移願望をこっそりと満足させたり，反対に，それらの願望に対する防衛を強めたりする。

エナクトメントは患者による一種のアクティング・インであるということができるが，米国の自我心理学者が強調してきたのは，治療者が患者に応じて起こすアクティング・インでもありうるということである。共同産物としての逆転移という考え方は，投影同一化と逆転移のエナクトメントとのどちらの構図からも支持されている。治療者の実際の行動が患者の転移に影響するし，患者の実際の行動が治療者の逆転移に影響する。

逆転移のマネジメント

逆転移のマネジメントについて話す前に，まず逆転移そのものを見定める必要がある。前述の「投影同一化と逆転移のエナクトメント」での議論でお分かりいただけるように，エナクトメントはいまだ意識されざる感情の最初の兆候

かもしれない。患者に関する夢が，逆転移の最初の兆候の一つであるかもしれない。患者への怒りや性愛的な気持ちが何ら意識されていないうちに，患者に腹を立てる夢や患者と寝る夢をみるかもしれない。いずれにせよ，逆転移が治療者の意識的気付きの中に上ってきたなら，次にはコンテインメントの過程――そこでは治療者と患者とが相対的に寄与していると考えられている――が始まる。

それにより治療者は特有の逆転移感情をいかにマネジメントするかに関して多数の選択肢を手にする。そしてそのどれもが，ある状況では治療的であるかもしれない。

逆転移を持ち堪える

ウィニコット（1971）はかつて，患者が本当に治療者を使用できるようになるためには，患者は治療者を破壊せねばならず，治療者は患者の攻撃を生き延びねばならないと記した。治療者と患者との間で起こることに関するこの定式化が内在しているのは，治療的変化を生み出すには治療者の耐久力が重要な要素であるのかもしれないという発想である。

それゆえ，ときに治療者は，他には何もしなくても，座ったまま何かを感じ，コンテインし，最後に理解へとたどり着くことさえできれば，それだけで患者に強力な影響をもたらす。患者が以前には耐え難いと考えていた感情を治療者が持ち堪えているのを目にすると，変化をもたらす過程が生じるかもしれない（Carpy 1989）。次に患者がその感情や表象を再取り入れすると，彼らはそれほど圧倒されることなくそれらを「再‐所有」することができる。

解釈的理解を伝えるために逆転移を利用する

逆転移をマネジメントするもう一つの方法は，それを用いることで患者の内的世界についての解釈を定式化するというものである。もし治療者との間で何かが外在化され，再現されているとしたら，それは患者の内的世界での自己‐他者の布置を反映している。UとT医師との例に戻れば，患者は治療セッションにおいて彼女の通常の関わり方をエナクトすることで外での関係について相当量の情報をもたらしていた。T医師は自分など全くどうでもよい存在で役立たずであり，セッションに留まり続けUの物語に耳を傾けることが耐え難くなってきていると感じていることに気付いた。Uが母親と2人の娘のことを無愛想であると描写したことを知って，T医師は自分の逆転移体験に基づく解釈

を定式化してもよかったかもしれない。それはこのようなものである。「ここでのセッションで私が観察したことを共有することで貴方と関わろうとしても，あなたがその余地を全く与えてくださらないことがしばしばあるということに私は以前から気付いていました。娘さんやお母さまがあなたの話に耳を傾けようとなさらないということのようですが，それはあなたが彼女たちの話に耳を傾けようとなさらないからなのではないかと考えることはできませんか？」

　この解釈では，そもそもの始まりは，締め出されて話しかけることができないという治療者の逆転移体験である。彼女の経験がUの娘や母親のそれと似ているように思われるので，治療セッションで進行していることとUの家族との間で起きていることが似ているという暫定的な定式化を彼女は提示している。

　この戦略は裏目に出ることもあるので，治療者はよくよく時期を考える必要がある。第4章（「治療的介入」）で記したように，転移解釈は，特により混乱した患者では，得るものも多いが危険も多いものとなることがある（Gabbard et al. 1994）。患者の中には，解釈とは治療者が自分自身の感情を患者に押し付けるための手段であると理解しており，解釈を聞き入れるだけの準備ができていない者もいるであろう。たとえば，ある治療者は境界パーソナリティ障害の患者への苛立ちが徐々に積み重なって行き，とうとう「私が思うに，あなたはご自分の怒りをすべてまとめた上で，私に投影しようとなさってますね」といった。患者はしばらく黙ってから「もう少しマシな言い方が思いつかないんですか？」といった。彼女は，憎悪や軽蔑の感情を自分から取り除き誰か別の人に押し付けるためには，彼を「悪い対象」の役に仕立て上げる必要があるということを彼に対し基本から説き明かした。要するに，彼女の発言は彼へのスーパーバイズなのであり，彼が厄介な逆転移感情を時期尚早に押し付けようとしているということを明らかにしたのであった。

　転移と逆転移とは同じコインの表裏であるとみなすことができる。治療者は，厄介な感情を患者に属するものとして解釈することで取り除きたいと感じることがしばしばあるかもしれない。しかしながら，怒り，憎悪，羨望，軽蔑といった激しい陰性転移の状況では，解釈とは治療者が攻撃者もしくは迫害者であるということを立証するものとみなされるかもしれない。すなわち，治療者は強引に感情を患者に押し付けることで患者を犠牲にしようとしているのである。カーピー（Carpy 1989）が強調したのは，逆転移感情を起源とする解釈は患者がその解釈を活用できるようになる——それは，患者が治療者の中の自分の側面に気付くことができるようになるときを意味することがしばしばあるが

——まで差し控える必要があるということであった。治療者も解釈を用いるのに最適な心構えでいなければならない。治療者が投影同一化に侵されていると感じるとき，考えて，内省し，解釈を定式化する能力は著しく損なわれているかもしれない。

　解釈をいつ行なうかは，設定と治療の時期とによるところが非常に大きい。もし治療者と患者との双方が**分析空間** analytic space にいるのなら，解釈の意味は，遊ばれ，理解され，熟考されうる (Ogden 1986)。分析空間という発想は，ウィニコット (1971) の可能性空間の概念に由来する。そこでは，患者は転移を現実でもあり非現実でもあるものとして経験し，治療者は逆転移を現実でもあり非現実でもあるものとして経験することができる。各当事者が経験していることには「かのような as if」性質がある。ある患者は治療者が不当で不法であると感じるかもしれないが，それは治療者が母親である「かのよう」であるということを患者は認識しているということであって，治療者が母親そっくりであると主張するということではない。分析空間あるいは可能性空間では，患者は「私たちが喧嘩になってしまうとき，私には母親に抱いた感情がそのままの激しさで蘇っているのです。でも私は現実にはあなたが母と同一人物ではないことを分かっていますし，これらの感情のいくつかをあなたに不当に押し付けているということも分かっているのです」と考えることができる。患者か治療者に強い感情があるときは，「かのような」という感覚が破綻することがある。そうすると各当事者が知覚するものの意味を素直に探索するということは難しくなることがある。

　その後のセッションに解釈作業を先延ばしにするときによくみられることであるが，「冷却期間」が生じ，それにより分析空間へ入る能力が回復する。治療者も患者もお互いへの強い感情を処理することで，治療者に投影してきたものが本当は誤りであったのかもしれないということを患者が理解するのをより一層助長する雰囲気が生まれる。パイン (Pine 1986) は，解釈を先延ばしにするというこの有用な原則を明らかにして，「鉄は冷めてから打て」(p.528) といった。

自己開示を用いる際は慎重に

　第5章 (「目標と治療作用」) に記したように，自己開示は通常，力動的精神療法の介入とはみなされないけれど，よくよく考えた上で治療者の感情を患者に開示するのであれば，治療的となることもある。たいていの治療者は自分の

私生活や個人的な問題を開示することを避ける。しかしながら，ある特定の種類の開示，すなわち治療状況の「いま，ここで」生じた感情に関する開示は，自分が他者に及ぼす影響を患者が分かるようになるために非常に効果的であるかもしれない。

本章の冒頭の事例において，T医師が考慮しえたもう一つの戦略は，自分の経験を直接的に述べることである。彼女はUに「私はときどき，私があなたの共鳴板に過ぎないのではないか，そして私がお伝えすべきことをあなたは本当には聞きたくないのではないかという気がします」といってもよかったかもしれない。この種の自己開示は，治療者をどのように扱っているかということに患者の気付きを向けさせるという点で，直面化と深いつながりがある。

けれども，自己開示は慎重に用いられなければならない。なぜなら，治療者は患者に単なる仕返しをするときだとか，罪悪感を抱かせようとするときに，自分のいっていることは治療的であると考えるという自己欺瞞に陥りやすいからである。われわれは，何らかの感情を患者に開示しようと決断する際の動機に関して，常に懐疑的であらねばならない。患者を救いたいという真剣な思いの背後には多くの腐敗した底意が潜んでいるものである。グリーンバーグ (1995) は意図的な自己開示に対する懸念を表明して，「各当事者の参画に関しては常に幾重もの視座がある。何をいいたいのかというと，明らかなことというものは何であれ，ある瞬間にある人物が理解したことに過ぎず，決して……結論ではないということである。……私は必ずしも，自分が考えたり感じたりすることのすべてを知る特権的な立場にいる訳ではないし，ましてやそれらを明らかにする立場にいる訳でもない」(p.197) と述べた。

われわれは，自分自身の感情を患者に開示するときに何をしようとしているのか確信をもつことができないので，自己開示を用いる前によくよく考えてみるべきである。スーパーバイザーと話し合って，予期せぬ結果が生じる可能性について論議しておくことは，ほとんどの場合，賢い行為である。しかしながら，スーパーバイザーと話し合う機会がないことがしばしばある。特に，患者からの直接的な質問によって自己開示を迫られる場合がそうである。

しかしながら，患者を不必要に苦しませたり，分析空間——そこでは治療者についての知覚が「かのような」の領域にある——を崩壊させたりすることのないよう，恐らくは開示されるべきでない気持ちもある。たとえば，患者への性的な感情を開示することが有用であることはめったにない。もし治療者が患者に性的な感情を抱いていることを認めてしまえば，患者は象徴的な領域で

の性的感情について語り続けることが難しいと感じるかもしれない。モデル (Modell 1991) が記したように，「現実のある一面で満足すると，逆説的なことに別の面で不満が出てくる」(p.26)。患者への性的な感情を認めると，象徴的なままであるべきものが具象的になる。たとえ父親との相互作用を通じて性的な感情に娘が感づいているとしても，父親は自分の娘に対してそうした感情を抱いているとはいわないものである。父親が娘にそうした感情を開示しないからこそ，娘は愛の対象としての父親に関する複雑な空想を伴う重要な発達課題に携わることができる。娘は，父親が築く境界によって生み出された雰囲気により，そうしていても安全であるということを知っているのである (Gabbard 1996)。

　類推するに，女性患者に向かって性的感情を表明する男性治療者は，治療設定はもはや思っていたほど安全なものではないと患者に感じさせるであろう。もし女性患者から自分に性的な感情を抱いているかと直接尋ねられれば，治療者はその質問に答えることに関するジレンマを開示するという修正版の自己開示を選ぶかもしれない。たとえば，彼は彼女に「あなたの質問で私は本当のジレンマに陥ってしまいます。もし私が『いいえ，あなたに性的魅力があるとは思えませんね』といえば，あなたは気落ちなさってしまうかもしれません。もし私がその通りなんですといえば，この治療はかつて思っていたほど安全な場所ではないとお感じになるかもしれません。ですから，その質問にはお答えしないのが一番よいと思うのです」というかもしれない。

　一般的な原則として，自己開示が考慮される多くの状況において，気持ちを直接開示するよりもジレンマを共有する方が役に立つ可能性が高い。たとえば，T医師はUに「私はいまジレンマに陥っています。というのも私は，観察を行うためにはあなたの話を遮って口を差し挟まなければならないと感じているからです。一方で，もし私が何もいわなければ全くあなたのお役に立てていないと感じるのです。このジレンマをどうにかする方法を何かご存知でしょうか？」といってもよかったであろう。

いろいろな逆転移

救済空想

　患者を救いたいという思いは，精神療法家になることを選ぶ人びとにあまねく行き渡っている。われわれは皆，患者の人生を変えることを願う。そしてあ

る一群の患者は特別な方法でこころの琴線に触れてくるので，その結果，たとえ純粋な精神療法的役割を越えてしまうことになろうとも，われわれは救済に積極的に携わりたいと思うようになる。ある種の救済願望は，逆転移の一種として完全に気付かれないまま経過するかもしれない。なぜなら救済願望は，癒し手としての治療者の視点と非常によく調和するからである。たとえば，患者を自殺から救おうとする治療者の英雄的努力は，倫理的で，思いやりに溢れ，実に適切なものであると思われるかもしれない。この状況にある治療者が，夜通し電話に付き合い始めたり，セッションを20〜30分も延長したり，永遠の愛を表明したりするなら，深刻な逆転移の問題の結果，救済努力が暴走してしまっているのではないかと考えられるであろう。

　多くの逆転移空想は，特定の転移空想と密接なつながりがある。たとえば，（第7章「力動的精神療法における夢と空想の使用」で描写された）黄金空想をこころに抱く患者は，完璧な救済者に出会うという空想が精神療法家によって叶えられるであろうという希望を胸に治療を求めるかもしれない (Smith 1977)。精神療法関係に内在する専門家としての境界ゆえに自分の空想が実を結ぶことは一切ないということにこれらの患者が気付くと，彼らは絶望的になり，冷酷で人間のこころを失った鬼ででもなければ彼らの転移願望を満たしてくれるはずであると治療者に述べるかもしれない。この救済されたいという願望が，治療者に先在する救済空想と「適合する」のかもしれない。それで治療者は，専門家としての役割から一歩踏み出して，専門家としての境界が維持されることで患者が打ちのめされてしまわないように，文字通りの救済者にならざるを得ないと感じるのかもしれない。患者を抱き締める治療者もいるかもしれない。患者に食事代を差し出す者もいるかもしれない。治療者は思いやりがあり，単に仕事をこなしている訳ではないということを伝えようとして患者と外出する者までいるかもしれない。

　これらの救済空想に対する最善のマネジメントは，実際に境界を逸脱してしまう前に，それらの空想が形を成し始めた時点で気付くということである。たとえば，ある女性治療者が女性患者に対して，母親のように自分の胸元に彼女の頭を抱き寄せたいと思うなら，自分はそのような空想をエナクトする危険性があるということに気付くべきである。そうすることで治療者は，治療関係であらゆる空想が満たされることなどありえないということに伴う必然的な喪の過程を患者が経験するよう支援するかもしれない。彼女は患者に「あなたを抱っこして愛を注ぐ文字通りの母親に私はなることができないということが，あ

なたにとってどれほど困難なことであるのかは分かっています。でも私たちは，この熱望のおかげであなたの人生，特に他者との関係がどれほど影響を受けているのかを理解できます。その思いを直接満たして差し上げることはできなくとも，その理解を提供していくという点ではまだまだあなたのお役に立てると思うのです」というかもしれない。患者が熱望することを叶えてやらないのは自分がサディスティックだからなのではないかという，また別の逆転移空想によって，限界設定をしない方向へと加速されことがしばしばある。しかしながら，長い目でみれば，空想を満足させることで行き着くところは偽りの希望でしかなく，患者にとってはより残酷な結果となるのが落ちである。喪の過程は迂回されてはならないものである。遅かれ早かれ患者は，幼少期に失ったものや現在治療者から受け取ることのできないものの喪に服さねばならない。

退屈した，あるいは眠い治療者

治療者にとって，一日中患者の話に耳を傾けていることは疲れるものである。しかしある種の患者は，他の患者以上に逆転移性の退屈感や眠気を誘うかもしれない。眠気や退屈感に初心の治療者が通常示す反応は，あたかもそれが何か悪いことをしている象徴ででもあるかのように，罪悪感を抱くというものである。初心の治療者は自らを非難し，気を張り詰めたまま患者の話に注意深く耳を傾けようと努力するかもしれない。

けれども，精神力動的治療の中心となる特徴は，自分自身の感情を非判断的に探索することで，隠された意味に光を当てるかもしれない治療過程のいまだ解明されていない部分を識別することである。なぜこの日のこの患者に限って退屈なのか？　治療者は当直で夜通し呼び出されていたので眠いということもあるであろう。一方で，先程の患者はこの患者のようには治療者にこうした感情をもたらさなかったかもしれない。どちらの過程においても寝ていない時間は同じであるのに，なぜ差が出るのか？

患者はさまざまな理由で退屈を誘うのであり，治療者が患者を退屈であると経験するのには多数の理由がある。どのような設定であろうとも，性格的に退屈を誘う患者もいる。たとえば，強迫性パーソナリティ障害の患者は，感情を伴わない乾いた単調な口調で，どうでもいいような詳細を延々と話し続けることで，自然に生じてくるあらゆる感情を厳しく制御し続けようとしているのかもしれない。患者は，セッションをこういう形で制御することで治療者を「麻痺」させようともしているのかもしれない。そうすれば治療者は，患者を驚か

せるような予期せぬ介入ができない訳である。

　一方，自己愛パーソナリティ障害の患者は，患者の語りに内在する全面的な自己陶酔ゆえに治療者を退屈させるかもしれない。治療者は，患者の人生において意味のある役割を担っているとはみなされない。共鳴板として使用される治療者は感覚が鈍化し始め，患者の独白の前には治療者の介入など役に立たないと感じる。自分などいてもいなくても同じであるという気持ちが一様に続けば，そうした患者を扱うあらゆる治療者に眠気や強烈な退屈感といったものが生じてくるかもしれない。

　たいていの時間は活き活きとして魅力的であるのに，ある特定の日やある特定の話題に関しては，耐え難いほど退屈で聞くに堪えなくなるような患者もいる。その他の逆転移感情と同様に，治療者は手始めに自分について研究することで，自分が治療のその主題に何か問題を抱えていないかどうかを究明するとよい。退屈感が，患者についてよりも治療者について多くを語るということはないのであろうか？　患者に怒りを覚える際，その怒りの激しさを全面的に味わわずに済むように，眠くなったり退屈になったりすることで怒りを鈍化させようとする治療者もいるかもしれない。あるいは，ある種の患者は，死ぬほどの退屈を味わわせようとすることで，治療者への怒りを表明するのかもしれない。（獣医師の慣習では「眠らせる」という言い回しが「殺す」を意味するということを肝に銘じておくべきである。）

　退屈感や眠気の原因が何であれ，初心の治療者は，単に自らを軽んじて，定刻前にカフェインをたっぷり摂っておきたくなる衝動を抑えなければならない。治療の技とは，退屈な患者を魅力的な研究題目にすることを含んでいるのである。どうすれば患者は他者にこの状態を引き起こさなくなるのであろう？　二人の当事者の間で何が起こっているのか患者と共に積極的に探索することは，治療者が活気を取り戻す手段であると同時に，眠気を催す退屈感という悪循環を遮断する手段でもあるかもしれない。

　そのような場合に考慮されてもよい介入の例をいくつか挙げておこう。すなわち「お気付きでしょうが，今日のあなたはご自分の仰ることなどどうでもよいかのようですね。形だけやっているふりをなさっているかのようです。」「今日のあなたのお話し振りは，なんだかあなたのお話に私が関心をもとうがもつまいが関係ないとでもいう感じですね。」「いま私たち二人の間で何が起こっているとお考えですか？」などである。これらの介入，あるいはこれらに類似した他の介入はすべて，治療の対人関係の場を探索へ向けて切り開く。そして，

部屋の中には二人の人間がおり，それぞれ互いに影響しあっているということを強調する。

性愛逆転移

患者への性的な感情は治療者をひどくまごつかせることがある。初心の治療者は，湧き起こってくる性的な感情を患者に投影し，性的な感情を純粋に患者から発せられたものとみるかもしれない。この防衛作戦は，初心の男性治療者が女性患者を治療するときに特によくみられる。逆転移から現れる性愛的な感情で動揺するのをマネジメントする手段として，男性治療者は女性患者を「誘惑的」であると呼ぶかもしれない（Gabbard 2005）。こうして，問題は治療者というよりむしろ患者にあるということにされる。

別の場合では，性愛逆転移は無意識のままであるが，患者に特別な関心を抱いていることを示唆する小さなエナクトメントに治療者は気付き始める。その患者と会う前に鏡を確認する治療者もいるかもしれない。その患者と会う日はことさら身なりに気を遣う者もいるかもしれない。その患者にいつになく同情していることに気が付く者もいるかもしれない。その患者を動揺させることを恐れて，ある種の否定的な問題が避けられるかもしれない。症例がこれらの主題のいくつかを例証している。

　　32歳のV医師は精神科の女性レジデントであり，34歳になる男性法律家を治療していた。その法律家は最近恋人に振られたばかりであり，セッションのかなりの時間を使って，気持ちが荒んでいるということを話した。彼は，その完全主義的な期待には到底応えられないような高い要求を彼女がしてきた様を詳細に述べた。
　　V医師は，相当な関心を示しながら患者の話に耳を傾けていた。彼女は，実に理不尽な要求をしていた元の恋人から患者がひどくぞんざいに扱われていたのであろうと感じた。彼女は，彼が本当に性根の優しい人物であり，関係を築くために誠心誠意努力する人物であるとも思った。数週間の治療の後，彼女は自分が通常の治療戦略から著しく逸脱していることに気付いた。彼女は，*彼*にもその問題を助長していた面がないのかをただの一度も尋ねたことがなかった。彼女は，元の恋人を元凶とみてしまいがちで，患者を主としてばかげた期待の犠牲者であるとみなしていた。V医師は自分のほとんどすべての介入が事実上共感的なものであり，患者の気持ちを傷付けることを恐れて直面化する発言を一切控えていることにも気付いた。
　　彼女は，患者はもっと思いやりのある女性を探し出す必要があるとも考え始めた。もし彼がもっと相応しい人と出会えていたなら，現在の状態には決して陥っていな

かったであろうと彼女は確信するようになった。彼女は、喧しくなく同情的で、より道理をわきまえた女性をみつけるように彼を励ましている自分に気付いた。セッションの最中に、もし2人が現在の職業上の関係という条件で出会っていなかったなら、自分と彼とはお似合いであったかもしれないという考えが一瞬彼女の頭をよぎった。彼女は自分自身の夫が与えてくれなかったものを彼なら与えてくれるかもしれないとさえ考えている自分に気付いた。

　スーパーバイザーの手助けもあって、彼女は逆転移のエナクトメントが、彼女のすることというよりむしろ彼女のいうこととなって現れていることに徐々に気付いていった。彼女の行動は、専門家として実に真っ当なものであったけれど、彼自身の責任という点では患者に問わずにいた。彼女の発言のほとんどすべてが、次の恋愛相手との間で同じことが起こらないようにするため、彼がいかにして関係を台無しにしてしまったのかをはっきり見据えることができるよう彼を手助けするものではなく、彼がいかに不快に感じているかに共感するものであった。スーパーバイザーはまた、彼女を手助けして、彼女が患者の空想とよく似たもの——すなわち、問題は「正しい女性」をみつけることであって、関係を台無しにしてしまうような彼のパタンについてこころの中で考えることではないという考え——をこころに抱いているということをも理解できるようにした。

　性愛逆転移は救済空想の中にその姿を顕すことがしばしばある。なぜならば、治療者の専門家としての役割に対する意識的知覚にとっては、明白な性的感情より救済空想の方が相対的に受け入れやすいからである（Gabbard 1994）。その感情は、患者の一押しに対する直接的な反応として生じるのかもしれない。自らを辛らつで思いやりのない女性による不当な扱いの犠牲者として描いた患者の魅力ある提示に、V医師が影響を受けていたことは疑いようがない。彼はなんとかV医師の同情を獲得し、彼女が自分の味方になるように誘惑しようとしていた（そしてかなり上手くやってのけていた！）。V医師が考慮してもよかったかもしれない一つの治療戦略は、そうやって自らを提示することで彼女を完全な自分の味方にしようとする患者の願望を解釈することである。いい換えると、彼の物語の述べ方が、彼女を協力者として、あるいは元の恋人よりも「素晴らしい女性」として取り込むようにどれほど計画されたものであるのかということを最大のポイントにするということである。

　ときには、性愛逆転移が治療者の手に負えないものであるように思われるかもしれない。ある種の患者は非常に人を惹きつけ魅力的であるので、治療者は自分が明瞭に考えることや、患者のためを思って行為することができなくなっ

ていることに気付くかもしれない。そのような場合，スーパービジョンやコンサルテーションが不可欠である。同僚と相談しても効果がなく，問題が続くのなら，別の治療者を紹介することを考慮すべきである。特に魅力的と思われる患者と新たに治療を始めるときには常に，コンサルタントやスーパーバイザーと話し合う機会を設定することを習慣にするとよい治療者もいる。

無力を味わわされる逆転移

　たいていの治療者の人生において，患者への反応ゆえに，あたかも自分がもはや治療者のように考えたり，専門家としての役割を果たしたりできないかのように感じるときがある。これらの無力な瞬間は，さまざまな環境下で生じうる。ある場合には，治療者は身体的に脅かされていると感じて，「こんなふうに脅してこられると，私は考えることができません。私たちが治療での作業を続けていくためには，この場が安全な環境であることが必要です」というような発言をするかもしれない。一部の患者は，あからさまに誘惑的で，治療者に対し明け透けに性的な申し入れをしてくるために，治療者は，治療の枠組みが侵され，治療者として機能できないと感じるかもしれない。たとえば，ある男性治療者は，女性患者がブラウスのボタンを外し彼に胸をみせたとき，黙り込んだ。治療を行うのは不可能であると彼は感じた。それで彼は，ブラウスのボタンを掛けて席に戻るよう彼女に述べた。考える時間を稼ぎながら，直接的に限界設定することこそが，恐らく差し当たりは最善の対処法である。

　ときに，怒りの大爆発のために，治療者は無力であると感じることがある。

　　境界パーソナリティ障害患者の女性Ｗは，長期力動的精神療法でおおよそ８カ月間，Ｘ医師にかかっていた。彼女は，母親との電話越しでの口論について繰り返し報告した。このときには，患者は前の晩の電話での会話を描写することからＸ医師とのセッションを開始した。母親が仕事の具合はどうかと尋ねてきたと彼女はいった。Ｗは，自分が仕事を辞めてしまったのではないかと母親は疑っていて，それを調べようとしているのであると確信するようになった。これは以前に話し合ってきた類の話であり，彼女が母親の関心や心配を可能な限りもっとも否定的な捉え方で理解しているように思われるとＸ医師は答えた。彼女は不機嫌になり床をじっとみつめて「ええ……ときどきそうしている自分に気が付きます」といった。Ｘ医師は，彼女が傷付いているように思われると述べた。
　　するとＷは，極度に動揺した。彼女は爆発寸前といっていいほど顔を紅潮させ，彼に向かって声を限りに叫んだ。「何であんたがそんなことをいうのよ！　そんな

こととっくに自分で分かってるのよ！　そんなことあんたに一言だっていわれる前から，分かり切ったことでしょ！　あの人の話を否定的に受け止めてんのが私だなんてことは百も承知なの。だから私はここに来てんじゃないの！　私は自分の行動を理解しようとしてんのよ。何をどう考えたら，そんな当たり前でばかばかしい話ができんのよ！」

　X医師は，露ほども予期していないことであったので，怒りの爆発を前に完全に面食らった。彼は面目を失い，なぶり者にされ，誤解され，濡れ衣をきせられていると感じ，最後に強烈に腹が立ってきた。彼が観察所見を述べたことに対して彼女があのような行動で応じることは実に不適切であると彼は感じ，自分が何をいったところで詮のないことであろうと感じた。それで彼はただ黙っていた。患者は治療者が大層動揺しているのを見て取った。それでWは叫ぶのを止め，床をみつめながら黙ってプリプリしていた。最終的に彼女はX医師に「ええと，何か仰りたいことはなくて？」といった。

　X医師は，多少の自己開示を用いることを決意し，「あなたが怒鳴るので私はくたくたになってしまいました。それですので，現時点で何か有益なことをいえるとは到底思えません」といった。

　2人ともしばしの間，黙っていた。それからX医師が最終的に話した。「私がしようとしていたことは，あなたの反応をより大きなパタンに当て嵌めることでした。そうすることで，単にお母様があなたのことを探っているとみなすのではなく，お母様についてあなたが種々の思い込みをなさっているということを理解していただきたかったのです。私には，どうしてあの発言にあれほどお怒りになったのかが分かりません」

　Wはバツが悪そうにみえた。「先生を傷付けてしまっていたたまれない気持ちです」

　X医師は「私としてはあなたを手助けしたいのに，あなたに誤解されてしまっていると私が感じているということにあなたは気付いていらっしゃるのだと思います。私が主として反応しているのは，あなたに傷付けられたということではなく，私が理解してもらおうとしていたことをあなたが完全に誤解したということなのです。何であのような癇癪を起こすのか，私には全く分かりません」と答えた。

　Wは「怒ることって素敵なことじゃあなくって？」と答えた。

　X医師は「それはまたなぜ？」と質問した。

　Wは「ええと，心理テストをしてくれた心理士さんがいってくれたんです。怒りは私にとって素晴らしいものだって」と答えた。

　X医師は，人びとの前で癇癪を起こすことが素晴らしいことであるというのが心理士の真意であると考えているのかと彼女に尋ねた。

Wはしばしリフレクトしてから、「多分違いますね。集団療法の場面で私が怒ると、他の患者は、怖いし、しらけるといいますから。あの人たちは、私のいうことなんかもう聞かないともいうんです。でも怒ると、私はとても気分がいいんです。私が怒るってことを、先生に気に入ってもらえるといいんですけど。私にとっては素晴らしいことなんですから」といった。

治療者は「ちょっとそのことをリフレクトして、癇癪の的になる私のことを想像してみて下さい。あなたはそのことのどこが私の気に入るだろうと思われますか？」といった。

Wはその質問には即答した。「もし先生に向かって怒鳴る人がいるとすれば、それはつまり、その誰かにとっては先生が何かしら意味のある存在であるってことになるわよね。先生に向かって怒鳴って、先生を動揺させちゃうくらい、先生を気に掛けてる人がいるってことよね。その人たちの関心を勝ち取ってるってことじゃない！　私は繋がってる感じがするのよね。誰かに受動攻撃型で相手されるくらいなら怒鳴られている方がずっとましよ。上品な素振りをしつつ本当は先生に腹を立てている人たちがたくさんいるのだけれど、その人たちは先生にそのことを知らせてないのよ」

X医師は「どうもあなたは、私が実際にどう感じるかについて考える代わりに、私があなたと同じように考えると想像していらっしゃるようですね」と答えた。

するとWは「ええと、先生にそう感じてもらいたいんだけど、多分先生には先生の感じ方があるってことなのよね。私は自分にとって素敵に思えることをして行けたらなぁと思ってるの。ただそれだけよ。他の人たちが、そのことでしらけたりしないで、いいことをしたってきちんと評価してくれたらいいなぁと思ってるの」といった。

次に治療者は、彼女のせいで自分がしらけてしまうことが心配ではないのかということを尋ねた。

Wは「いいえ、そうは思わないわ。内側に鬱積させておくくらいなら、怒りは吐き出しちゃう方が私にとってはずっといいの。いっつも怒りを内側に溜め込んでいたら、ロクなことにならないわよ」と答えた。

X医師は「そうはいっても妥協点というものはないのでしょうか。爆発するのと、それをすべて内側に溜め込んでおくのとの間には幾らでも妥協点がありそうなものですが？　もしかしたら、ここで作業していくためのよい目標がみつかったのかもしれませんね」と答えた。

このヴィネットで、X医師は、反応する能力を完全に無力化された状態から抜け出し、その瞬間を生産的に用いることができた。当初は、言葉を失ってい

たので，彼にできることといえば黙って座っていることぐらいであった．治療者は，準備が整うまでは，気兼ねせず黙っていられるように常にこころ掛けるべきである．特に相手が境界例患者であると，治療者は，反射的に反応する前に何が起こっているのかについて考える時間が欲しいといいたくなることがしばしばあるかもしれない．X医師はそのとき，Wのメンタライゼーションを促進する形で何が起こっているのかを論じることで，これを自分の有利になるように用いることができた．彼は，彼女が感じるように彼も感じているというのは彼女の想像であるということを絶えず指摘し続けた．彼は他にも可能性があるということを彼女に理解させようとした．彼はまた，怒りは内に留めておくか爆発させるかのどちらかであるという全か無か的な考え方をも再考させた．このおかげで彼女の両極端な考えは，怒りをマネジメントする最善の方法を再考できるまでに和らいだ．

要　約

　逆転移はどこにでもある現象であり，軽蔑すべきものとみなすのはよくない．一般的な見解では，逆転移感情は患者と治療者との双方の寄与による共同産物と関与している．**投影同一化**と**逆転移のエナクトメント**とは，理論的に異なる流派から出た2つの術語であるが，どちらの術語も患者がどれほど巧妙に対人関係上の圧力を用いて治療者を患者の内的表象に近似したものへと変形するかを描写している．治療者が逆転移のマネジメントに用いるかもしれない技法には実にさまざまなものがある．それらには，逆転移を持ち堪えること，解釈的な理解を伝えるために逆転移を使用すること，そして慎重に自己開示することが含まれる．よくある種類の逆転移には，救済空想，眠気や退屈感，性愛的感情，そして寄る辺なさや無力感がある．

文　献

Bion WR: Learning From Experience. London, Heinemann, 1962a（福本修訳：経験から学ぶこと．精神分析の方法Ⅰ──セヴン・サーヴァンツ．法政大学出版局，1999）

Bion WR: The psycho-analytic study of thinking, II: a theory of thinking. Int J Psychoanal 43:306–310, 1962b (Reprinted in Bion WR: Second Thoughts: Selected Papers on Psychoanalysis. London, Heinemann, 1967, pp110–119)（松木邦裕監訳：考えることに関する理論．再考．金剛出版，2007）

Carpy DV: Tolerating the countertransference: a mutative process. Int J Psychoanal 70:287–294, 1989

Chused JF: The evocative power of enactments. J Am Psychoanal Assoc 39:615–639, 1991
Gabbard GO: Sexual excitement and countertransference love in the analyst. J Am Psychoanal Assoc 42:1083–1106, 1994
Gabbard GO: Countertransference: the emerging common ground. Int J Psychoanal 76:475–485, 1995
Gabbard GO: Love and Hate in the Analytic Setting. Northvale, NJ, Jason Aronson, 1996
Gabbard GO: Psychodynamic Psychotherapy in Clinical Practice, 4th Edition. Washington, DC, American Psychiatric Publishing, 2005
Gabbard GO, Wilkinson SM: Management of Countertransference With Borderline Patients. Washington, DC, American Psychiatric Press, 1994
Gabbard GO, Horwitz L, Allen JG, et al: Transference interpretation in the psychotherapy of borderline patients: a high-risk, high-gain phenomenon. Harv Rev Psychiatry 2(1):59–69, 1994
Greenberg JR: Self-disclosure: is it psychoanalytic? Contemp Psychoanal 31:193–205, 1995
Jacobs TJ: The inner experiences of the psychoanalyst: their contribution to the analytic process. Int J Psychoanal 74:7–14, 1993a
Jacobs TJ: Insight and experience: commentary on Morris Eagle's enactments, transference, and symptomatic curing. Psychoanalytic Dialogues 3:123–127, 1993b
Kernberg OF: Factors in the psychoanalytic treatment of narcissistic personalities. J Am Psychoanal Assoc 18:51–85, 1970
Klein M: Notes on some schizoid mechanisms (1946), in Envy and Gratitude and Other Works, 1946–1963. New York, Delacorte Press/Seymour Laurence, 1975, pp1–24（狩野力八郎・渡辺明子・相田信男訳：分裂的機制についての覚書．メラニー・クライン著作集4．誠信書房，1985）
McLaughlin JT: Clinical and theoretical aspects of enactment. J Am Psychoanal Assoc 39:595–614, 1991
Modell AH: The therapeutic relationship as a paradoxical experience. Psychoanalytic Dialogues 1:13–28, 1991
Ogden TH: On Projective identification. Int J Psychoanal 60:357–373, 1979
Ogden TH: Projective Identification and Psychotherapeutic Technique. New York, Jason Aronson, 1982
Ogden TH: The concept of internal object relations. Int J Psychoanal 664:227–241, 1983
Ogden TH: The Matrix of the Mind: Object Relations and the Psychoanalytic Dialogue. Northvale, NJ, Jason Aronson, 1986（狩野力八郎監訳／藤山直樹訳：こころのマトリックス．岩崎学術出版社，1996）
Ogden TH: The dialectically constituted/decentred subject of psychoanalysis, II: the contributions of Klein and Winnicott. Int J Psychoanal 73:613–626, 1992
Pine F: Supportive psychotherapy: a psychoanalytic perspective. Psychiatr Ann 16:526–529, 1986
Racker H: Transference and Countertransference. New York, International Universities Press, 1968（坂口信貴訳：転移と逆転移．岩崎学術出版社，1982）
Renik O: Analytic interaction: conceptualizing technique in light of the analyst's irreducible subjectivity. Psychoanal Q 62:553–571, 1993
Rosenfeld HA: Notes on the psycho-analysis of the superego conflict of an acute schizophrenic patient. Int J Psychoanal 31:111–131, 1952 (Reprinted in Klein M [ed]: New Directions in Psycho-Analysis. London, Tavistock, 1955, pp180–219)
Roughton RE: Useful aspects of acting out: repetition, enactment, and actualization. J Am Psychoanal Assoc 41:443–472, 1993

Schafer R: Vicissitudes of remembering in the countertransference: fervent failure, colonization, and remembering otherwise. Int JPsychoanal 78:1151–1163, 1997

Scharff JS: Projective and Introjective Identification and the Use of the Therapist's Self. Northvale, NJ, Jason Aronson, 1992

Smith S: The golden fantasy: a regressive reaction to separation anxiety. Int J Psychoanal 58:311–324, 1977

Symington N: The possibility of human freedom and its transmission (with particular reference to the thought of Bion). Int JPsychoanal 71:95–106, 1990

Winnicott DW: Playing and Reality. New York, Basic Books, 1971（橋本雅雄訳・遊ぶことと現実．岩崎学術出版社，1979）

第9章 やり通すこと，そして終結

　長期精神力動的精神療法を学ぶ訓練生は，どの時点でもう充分と判断するのかという課題を前に当惑することがしばしばある。研修先の変更のような外的な要因が，患者との作業を終える時期を決定する要因となるかもしれないが，そういう場合はしばしば，患者は他の訓練生に移ることになる。精神療法の作業の大部分は繰り返しのように思われ，終点は恣意的なものに思われるかもしれない。

　フロイトが精神分析を展開したとき，彼が感じていたのは，**やり通すこと** working through とは変化を究極的に生み出す過程であり，そうすれば自然と終結に至るであろうということであった。しかしながら，その術語の定義は，彼の著作を通じてどこか曖昧なものであり続けた。彼が思い描いていたと思われるものは，それを通じて防衛と内的対象関係との特徴的パタンが異なる文脈で何度も何度も立ち現れてくる過程であり，繰り返し解釈され，観察され，直面化され，明確化されることで，ついに患者が抵抗を放棄し分析家の解釈的理解を受け入れる過程であった。第6章（「抵抗に取り組む」）で論じられた抵抗への取り組みの大部分は，やり通すことという過程の心臓部とみなすことができる。シェイファー（Shafer 1983）は，「果てしなく続くかのように思われる繰り返しや順列，組合せ，変異を通じて，何度も何度も，根気強く」抵抗を分析することがやり通すことであると定義した（p.76）。彼はまた，これらの抵抗をやり通すためには，抵抗や防衛は患者自身の産物であり，患者自身に責任があるということを認識することが不可欠であるとも感じていた。それゆえ，やり通すことおよび終結の用意ができていることの鍵となる要素は，自分自身の人生の行動主体なり紡ぎ手であると患者が感じているということであろう。

　精神分析理論が，欲動‐防衛の強調から対象関係や愛着理論の重視へと歩を移すに従って，やり通すことは新たな意味を帯び始めた。古い対象関係パタンを変容するようなニュー・オブジェクトとしての治療者と関係をやり通すことが注目を集めるようになってきている。くわえて，やり通すことは，治療者と

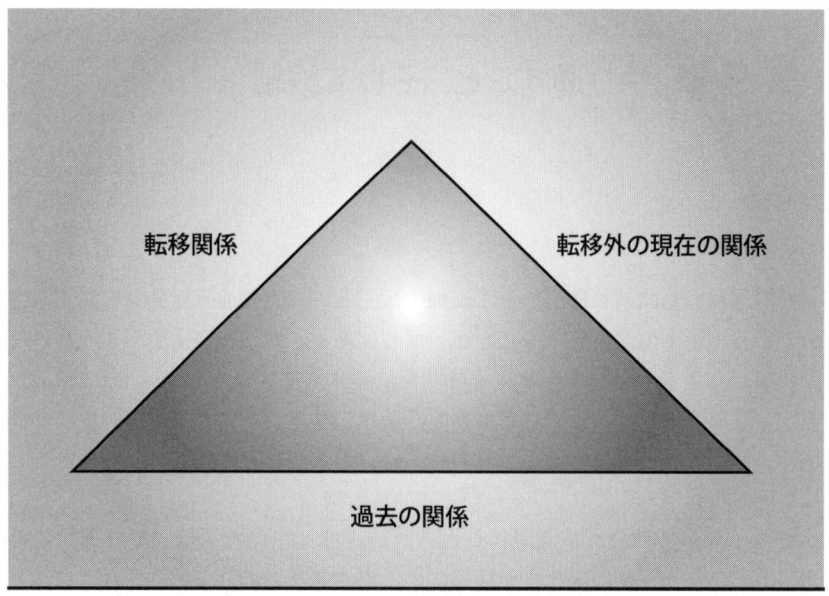

図 9-1 洞察の三角形（Menninger 1958 を修正）
出典　Gabbard GO: Psychodynamic Psychiatry in Clinical Practice, 3rd Edition. Washington DC, American Psychiatric Press, 2000. より。許可を得て掲載。

(三角形の頂点：転移関係、転移外の現在の関係、過去の関係)

の関係がどれほど幼少期および現在の転移外の関係を反映しているのかという認識をも伴う（図9-1をみよ）。

　関係性のパタンを含むこの洞察の三角形は，繰り返される問題を孕んだ関係を系統的にやり通していく過程にとって決定的である（Menninger 1958）。治療者は患者の経験のあらゆる側面において反復する関係パタンを同定する。（第7章「力動的精神療法における夢と空想の使用」に記載された）ルボルスキー（1984）の中核葛藤テーマという概念は，この繰り返される過程にアプローチするためのもう一つの方法である。他者がどのように反応するのかという患者の予想や，その予想への防衛的な反応が，治療者との関係においても治療外の人びととの関係においても，何度も何度も浮かび上がるであろう。治療者はこれらのパタンを指摘し，それらを患者の早期の経験に関連付ける。

　患者の独特の対象関係の様式を直面化し明確化する途上で，治療者は，有害事象や過去の「悪い対象」への強固な愛着について患者と共に探索する。たとえば，なぜある女性患者は，行き着くところは傷心だというのに，不誠実で頼りない男性を恋愛相手に選ぶことを繰り返すのであろうか？　治療が続けば，

いろいろな説明が姿をみせるかもしれない。悪い対象へ愛着を示すことは，先が見通せ，慣れ親しんだものであるのかもしれない。見知った悪魔の方が見知らぬ悪魔よりはましという訳である。悪い対象であっても，対象が何もないよりはましということもあるのかもしれない。ある女性が頼りなく不誠実な男性との間で繰り返している関係は，男なんてものは信頼が置けないものであり，いざというときに忠実な友として当てにできるのは母親だけであると明言していた母親への根本的な愛着を保つものでもあるのかもしれない。その女性は，「悪い」男性を「よい」男性へと変形するという空想をもこころに抱いているのかもしれない。

　患者が治療の外部で自己敗北的な関係に関与しているのに加えて，彼女は治療者との間での決して最善とはいえない関係パタンにしがみついているかもしれない。彼女は自分が出くわす関係性のパタンを，真っ当な男性に出会えないという問題として理解することに固執するかもしれない。したがって彼女は，治療者が，彼女の人生における理想化された完璧な男性になることによって，一連の悪い経験から彼女を救い出してくれるものと期待する。この一種の黄金空想に対しては，輝ける鎧を身に纏った騎士が現れることを期待するというよりも，自ら人生に救いを見出さねばならないのであろうと患者が最終的に気付くまで，繰り返し直面化し解釈する必要があるかもしれない。

　空想はしぶといものである。やり通すことが困難な過程の大部分には，患者を手助けして，非現実的な夢や空想――成熟へと向かう正常な発達経路を阻むもの――を失うことを哀しみとともに受け入れられるようにするということが含まれている。これらの空想を手放すことには激しい抵抗があるかもしれない。患者は，物事はかくあるべしという自らの見解を守るために治療者と戦うかもしれない。

　やり通すことの過程が進展するにつれ，患者はまた，治療者が彼女のために誂えた彼女その人や彼女の内的世界についてのある決まった見方をも内在化する。このようにして治療者の考え方を受け入れることが，やり通すことの一部をなす。治療者はまた，治療者以外の何かに変形されることにも抵抗してきた（Aron 1991）。現代の言葉使いでは，やり通されるものの一部は治療者と患者との間の実際の関係であり，そうして患者は治療者が何者であるのかということや，その関係には限界があるということを率直に受け入れるようになるのである。第5章（「目標と治療作用」）に記したように，治療者が「よい」対象のように行為するからといって患者がよくなるほどことは単純ではない。重大な

ことは，患者の人生にずっと付きまとってきたある種の複雑な関係性のパタンを患者が治療者と共に繰り返すということである。その過程では，不適応的な自己表象や対象表象に関わる古い神経回路網が徐々に弱められ，一方で，異なる種類の関係性に関わる新しい神経回路網が強化される。患者の防衛が生涯を通して発展するのと同じように，対象関係を表象する神経回路網もそういうものなのである。そして時間だけがこれらの構造に永続的な変化をもたらす可能性が高い。

　この治療者との関係性をやり通すことは，関係の決裂や破綻と，それに続くその修復という形を取ることがしばしばある。これらの決裂は，患者と治療者との間での協働過程における緊張感，コミュニケーションの悪化，または関係の質の全体的悪化として姿を顕しうる（Safran and Muran 1996, 2006）。決裂は，治療者が意図せず患者に負わせてしまった自己愛の損傷や，過去の批判的な人物像として治療者を再体験すること，治療者は退屈し無関心であるという患者の知覚，あるいは全体的に誤解されているという感情の反映であるのかもしれない。患者は，治療者との有用な治療的対話から一切ひきこもったり，怒りに任せて治療者を攻撃したりするかもしれない。これらの決裂を上手く扱うには，治療過程は二方向性のものであり，治療者の無神経や誤解もいまの困難に寄与しているのかもしれないという黙示的メッセージを発しながら，決裂をもたらしたものについて系統的に探索するのがよい。患者による歪曲を強調すると，しばしば決裂は悪化する（Gabbard 2008）。

　いわれていることを要約すると，確かに治療者は患者に内在化されるニュー・オブジェクトとして機能するのである。しかしながら，治療者は患者の過去の問題を孕んだ人物像を演じる破目にも陥る。治療者の課題の一つは，患者を手助けし，転移-逆転移の相互作用からなる「いま，ここで」の実験室で患者自らが対象関係の葛藤的パタンを再現している様を理解させることである。そのため，他者との問題を孕んだ関係を繰り返し再現するに際し自分がどれほど要因となっているかを患者に示すことに関わる洞察は，異なる対象として治療者を内在化することや，相互作用に対する治療者の考え方や観察の仕方を内在化することと同調して作動する。

　やり通すことの過程についての決定的に重要な側面は，治療者による一者的視座から三者的視座への転換を含んでいる（Goldberg 1999）。いい換えると，治療者は患者の「私」体験——一者的視座——を共感的に認証しなければならないが，その一方で，自分自身の外部経験——三者的視座——をも有しておく

必要がある。患者の視座に共感的に身を沈めることで，理解されているという経験が治療の雰囲気の一部となる。その文脈の中で，自分の外部からの観察であるが故に最初は異質に思われる自分についてのことに患者は耳を傾け始める。ゴールドバーグ（Goldberg 1999）が強調するように，「無意識は，一者的現象としてではなく，異質で切り離されたものとして経験される」(p.357)。したがって，やり通すことの過程の一部は，患者が自分自身の無意識の生活に習熟していく手段として，治療者が外部の視座，あるいは三者的視座から徐々に解釈なり，観察なり，直面化なりを行っていくということである。ゆっくりと，この観点の繰り返しを通じてのみ，患者は，無意識というものや三者的視座に由来するものを，自分自身の一者的視座の一部として所有することができるようになる。

初心の精神療法家が苦労するのは，提示されている素材を傾聴しリフレクトしつつ，介入の焦点をどこに当てればいいのかを知ることである。反復する葛藤を患者とやり通すことを試みるとき，入り口となりうるものはたくさんある。恐らくもっともよくある戦略は，患者の情動状態を綿密に追い掛け，情緒表出の促進を試みることである。ディーナーら（Diener et al. 2007）は，患者の情緒体験の治療者による促進についてメタ解析を行った。彼らは，転帰コンストラクトを2つ以上盛り込むと，患者の情緒体験や情緒表出の治療者による促進と転帰との間に統計的に有意な関係があることに気付いた。患者による情緒表出の奨励を強調することは，精神力動的精神療法を通しての改善とつながっていると彼らは結論付けた。これに関しては，患者の情緒指標に特別に言及すること，自分が回避しているのかもしれない感情への患者の気付きを増加すること，そして特に患者の気分の移り変わり——涙，筋緊張，あるいは他の情緒状態の現れ——に焦点を当てることを含む，多くの特別な技法が有益なようである。いい換えると，情動状態を観察することは，意味を解釈する努力に先行すべきことということになる。

メンタライゼーションを促進する

特に境界レベルのパーソナリティ構造をもつ人びとのような，より混乱した患者では，メンタライゼーション能力が増大するにつれ，完全に一者的な視座から三者的観点への移行が起こる。時間とともに，治療者が治療者自身のこころの中で患者を表象しているということに患者は気付く。治療者が，患者や患

者の内的経験のイメージを構成し，再構成するとき，患者本人は徐々に，自分をいままでとは違ったふうに見始め，自分が知覚する治療者や他者は表象に過ぎず，外的現実の正確な写しではないと認識し始める（Fonagy 2001）。

　治療同盟が強固であれば，治療者は，自分の視座が患者のものとはどのように違っているのかを充分に詳述することができ，両者は一者的視座と三者的視座との差異を率直に論じることができる。得られる均衡の一部は，危険を冒し，事態を新たな方法で理解しようという意志を伴う新しい愛着関係が安全であるという感覚である。長期力動的治療によって生み出されるもう一つの弁証法的緊張は，受け入れるのか，それとも変化を望むのかということである。よい治療者は，患者のあるがままを評価し受け入れているということを患者に伝える。同時に，治療者は患者の苦しみを認め，患者と協働して他者への新しい関わり方を発見することで，その苦しみを和らげる可能性を指し示す。

　メンタライゼーションの促進を目的とするやり通すことの過程では，多くの技法が有用である。一般には，内側で何が起こっているのかについて好奇心を抱くよう患者を励ますことで，探求的姿勢（Bateman and Fonagy 2006）を促進する。同様に，他者との相互作用の中で，他者が何を考えていると患者は想像しているかについてもである。治療者その人は，全知的姿勢を避け，患者が何を感じ考えているかを正確には分かっていないということを快く認めるのがよい。

　もうひとつの有用な技法は，患者の精神状態の刻一刻の移り変わりを同定し，そこに焦点を当てることである。たとえば，治療者の目に映っている自分を患者が見出せるよう手助けしようとして，患者は怒っているようだという観察所見を述べる治療者もいるかもしれない。患者がこの怒りをいくらか保持できるようになると，自分の感情状態によって自分の他者知覚がこの上なく影響を受けることがあるということを理解するかもしれない。たとえば，治療者は「私に対して立腹なさっているときには，私がこうしてここにいるのはあなたのお手伝いをするためであるということが想像し難くなっているのでしょうね」というかもしれない。この種の発言は，自分自身の情緒状態によって，他者をどう知覚するかがある程度まで決まるということに患者が気付かなければならないという点で，メンタライゼーションを促進する。

　最終的に患者は，自分が現実を知覚する方法には内的表象が関わっていること，内的表象は遊びうるものでありかつ特有の意味をもっていると理解しうるものであることを理解し始める。自らを認識し始めるにつれ，彼らは，治療者

が別個の主体をもつことをも認識し，治療者の内的世界が自分自身のそれとは異なっているという事実をも尊重するようになる。

患者が感情に基づき衝動的に行動するとき，治療者は，患者を手助けし，情動状態により衝動行為が引き起こされた――つまり，単に何の前触れもなくやってくるものではない――ということを理解できるようにすることでメンタライゼーションを促進する。衝動的な出来事を受けて，治療者は「衝動的な行動が始まったとき何が起こっていたのか思い出してみてください。そのときどんなお気持ちでした？」というかもしれない。患者は，初めは「分かりません」とか「憶えていません」とか答えるかもしれない。治療者はこれらの答えを最終的なものとして受け入れてはならず，そのときの内的経験がどのようなものであったのかをもう一度考えてみるよう優しく患者を後押しし続けるべきである。

行き詰まり

やり通すことの途中で，治療者は何度も，患者との間が行き詰っていると感じるであろう。解釈はしてきたし，抵抗に対しては直面化してきたし，患者の一者的感情に対しては共感的に認証してきた。治療者の視座からの観察所見は組織的に述べてきた。やり通すことの過程は始まっている。けれども精神療法全体としては立ち往生しているように思われる。患者が洞察を生産的に使用している様子はないし，行動面で変化が生じているようにもみえない。治療者は落胆の気持ちを抱き始め，もう諦めるべき時期に来ているのかもしれないとさえ考えるかもしれない。

第6章に記されているように，行き詰まりや手詰まりというものは，吟味されるべき転移-逆転移の作業の心臓部が露になっているだけであるのかもしれないということがよくある (Gabbard 2000)。精神療法が苦もなく進むなどと期待するべきではない。かつてマルクス・アウレリウスは，生きる技術は踊りよりも格闘に似ていると述べた。同じことが精神療法にもいえる。

治療が立ち往生しているように思われるときにもっとも有用であるかもしれないのは，患者の転移と治療者の逆転移とが，もっとも強力かつ頑強に防衛された患者の内的対象関係を再現してきた可能性を調査することである。そのことが患者と率直に議論されるのなら，進展が望めるかもしれない。

男性患者Yは治療のため約9カ月間，Z医師に会っていた。彼は，以前のように生産的に働き，満足な関係を持つことに多大な関心を抱いてやってきていた。数年間首尾よく働いた後，彼は解雇され，別の仕事をみつけ出せないまま2年が経過していた。妻は彼の元を去り，もう戻ってくる見込みはなさそうであった。うつの自律神経症状を和らげるために彼は抗うつ薬を飲んでいたが，人生を何らかの生産的な方向に持っていくのは難しいという感じは続いていた。彼は治療者に「どうすればよくなるのかを教えて欲しいだけなんです」と繰り返しいっていた。何がもっとも有用であるかを解き明かすためには2人が共に力を併せて行く必要があると治療者は繰り返し指摘した。

　Yはセッションには来ていたが，生じているかもしれない改善を最小限に見積もるのが常であった。彼は仕事を探そうとわずかばかりの努力をしていたが，世の中には自分の気を惹くものが何もないと繰り返しこぼしていた。Z医師は，Yの状況に関して彼を落胆させているいくつかの問題をYに論じさせようとしたが，Yはこれらの問題について語ることを避け，治療とはほとんど何の関連もないと思われる外的出来事へと急に話題を変えるのであった。治療の中で進行していることは，大体において患者の外的な生活と類似していた。あるとき，Yの成人した子どもらが彼のために誕生パーティを手配した。彼の妹とその夫とがパーティに参加した。Z医師はよいパーティであったかを尋ねた。彼は「ロクなもんじゃなかったですよ」と答えた。それから彼は，2人の子どもら同様，妹とその夫とからの援助が実際どんなにお粗末なものでしかなかったということを話し続けた。

　しばしば彼は，セッションにやってきては，何も変わらないといった。Z医師は彼に，求職の進み具合はどうなっているかを尋ねた。彼は「何かをやる余裕なんてありませんよ。生産的な作業ができる自信が全くないんですから」と答えた。あるときには，Yはセッションにやってきて「一体全体，私によくなっているところなどあるんでしょうか」と第一声を発した。治療者はいくらかでも励ましになればと思って「掛かってくる電話に出てらっしゃるし，あんまり泣かなくなられてるし，運動プログラムを始めてらっしゃるし，ご家族ともお会いになってらっしゃるし，日中に寝ることも減ってきてらっしゃるじゃありませんか」といった。Yは「本当は大して運動なんてしちゃいないんです。気分は相変わらずのままだと思います。こんなことを先生にいいたくはないんですけど，でもそうなんです」と答えた。

　Z医師は，自分がYに関する肯定的な観察を強調したばかりに，行き詰まりを越えられなくなっているということに気付いた。次のセッションの冒頭で彼は「相変わらずうつなんです」といった。治療者はそれに答えて「この治療が何かしら役に立っていると，あなたは本当に思ってらっしゃるんでしょうか？」といった。彼は「ほとんど思ってません」と答えた。そこでZ医師は手詰まりに見通しをもたら

そうとして「Yさん，私はあなたの中に，パッとしない状態を続けて，救いの手を差し伸べようとする人たちを挫折させたいたいというある種の深いニードがあるのではないかと考え始めています」と解釈した。Yは，その解釈に少し驚いていたが，やがて「テレビでドクター・フィルがそのようなことをいってましたよ。何かしらそんなところがあるのかもしれません」とびっくりしたようにいった。Z医師は「回復したり，成功したりしてしまうと，何か悪いことが起きてしまうのでしょうか？」と続けた。Yはしばし考えてから「試してみて拒絶されるのが怖いんだと思います」といった。治療者は「最近，誰かに拒絶されたことがあったのでしょうか？」と尋ねた。するとYは泣き出し，兄が彼に腹を立てて遂には「お前にはうんざりだよ。もう勘弁してくれ」と口にしたのだといった。それでZ医師は「いずれにしろ，あなたがいつまでもいまの状態をお続けになり，救いの手を差し伸べようと頑張っている人たちの邪魔をなさろうとしていらっしゃれば，みんなから拒絶されるのが落ちではないでしょうか」と指摘した。

　この場合，Yの「立ち往生」には変化にまつわる不安が含まれていた。治療者の手助けの下，彼が理解し出したことは，行き詰まりは彼を手助けしようとする人びとに対する攻撃性と関連していたということである。自分の主張を貫き，いかなる種類の変化にも抵抗することで，Yは家族にも治療者にもウンザリ感を抱かせ始めていた。パッとしないままでい続けることに彼が力を注いでいるということを指摘することで，Z医師は問題を孕んだ関係パタンを切り開き，彼ら二人で吟味できるようにした。

　Yとの作業が続けられるにつれ，治療者は同じままでいることへの強力な動機があることに気付き始めた。他者から手助けされると，Yは自分などちっぽけな存在で無力であると感じた。Z医師が彼を手助けできると，Yは治療者が自分の有していない洞察を有しているという羨望を抱いた。自らについての何らかの解釈的理解を考えておくべきであったと彼は感じた。羨望を処理するために，彼は，治療者からの手助けを台無しにしたり，相変わらずなんら改善した気がしないといってはその手助けを脱価値化したりしなければならなかった。

　正確で有用な解釈をすると悪くなっていくというこの傾向は，**陰性治療反応** negative therapeutic reaction と呼ばれている。フロイトが最初にこの作用を特定したのは，正確な洞察に症状の悪化でもって応える患者がいることに気付いたときであった。陰性治療反応のより現代的な定義は，治療者が手助けしているにも関わらず患者が悪化していく傾向があるような状況に対して適用されるというものである。陰性治療反応の理由はさまざまであり，いずれの場合も

こころの底にある真意を慎重に見立てなければならない。

　しかしながら，多くの場合，治療の転移‐逆転移の次元で起こっていることは，幼少期に始まった積年のパタンの名残を反映しているであろう。復讐空想が陰性治療反応の中核を成していることがしばしばある（Gabbard 2000）。治療者は転移の中で親になり，治療者の努力を打ち負かすことで患者はとてつもない満足を得る。多くの症例で，患者の親は，子どもの立身出世のためにとんでもない投資をしており，親自身の自己愛的満足のために子どもを成功させる必要があるのであるといわれている。この描写が正しかろうが正しくなかろうが，患者はそれを猛烈に信じ込み，親の期待を挫くための手段として失敗してやろうとこころに決める。この視座からは，失敗と成功とは同等であるのかもしれない。ちょうど，失敗することで親から喜びを奪ってやろうと患者が思うように，治療が上手く行くことで得られる喜びを治療者から奪ってやろうとも思うのかもしれない。そのような患者はしばしば，学校や課外活動で好首尾を修めたときに親が手柄を横取りしたように，治療者が患者の成功を横取りしようとしていないかに恐ろしく神経を遣う。

　これらの力動が染み付いている患者は，治療が終結した後になって始めて，本質的な改善を示すのかもしれない。彼らは，治療中に何らかの改善を示して治療者を喜ばせたくないと思い，治療者が側にいなくなるまで生活に真の変化が生じるのを先延ばしにするのである。そんなふうにして，これらの患者は，**自分だけ**が変化による満足を得て，治療者は得られないという秘密の勝利を想像するのである。そのような患者と終結後数年して出くわすと，彼らの回復ぶりに驚かされることがしばしばある。

　この二者心理学の時代に，復讐空想に関するこれらの行き詰まりが完全に一方的なものであるとみなすのは，あまりに純朴というものである。治療者はしばしば，そうした陰性治療反応においてある役割を演じている。意識的であれ無意識的であれ，患者をよくして，われわれの手助けに対して患者から感謝を得たいというわれわれの願望が，われわれを打ち負かしたいという患者の願望と相乗的に作用するかもしれない（Gabbard 2000）。治療者は，自分が私心のない献身的な援助者の役回りであるようなある特定の種類の内的対象関係を確立したいという積年の欲望によってその分野に惹きつけられ，患者はある特有の期待に則って行動するように――すなわち，治療者の期待に沿う方向で進展して，その進展に感謝の意を表するように――と期待されている（Feiner 1979; Gabbard 2000; Gorkin 1985）。この大変望ましい関係性の様式は，無意識

的には，適切に評価されることや認証されることのなかった過去の古い関係の修復を目的としているのかもしれない。

　このようにして表面化してくる治療者のニーズに関連する問題は，自分が治療者自身の目的のために使用されていると何かにつけて患者が感じる可能性があるということである。しかしながら，われわれの作業においてわれわれに満足を与えてくれるよう患者に望むことは，ごく少数の治療者にのみ認められる極度に病理的な目標という訳ではない。手助けしたいというこの種の願望は不可避なものであり，精神療法の分野に身を置くほとんどすべての者に存在するものである。われわれが供する手助けに対して感謝の意を受け取ったり，患者をよくすることで専門家としての自尊心を維持したりしたいというわれわれの要求を患者は感じているかもしれない。この知識で武装して，患者は，よくなることを拒否し，感謝の気持ちなど全くないという態度を維持することで治療者を悩ませては，大いなる喜びを手にしているかもしれない。このように，治療に失敗することは治療者を打ち負かすことなのである。

　患者の手助けをしたいという願望と完全に無縁なものなど一人としていないのであるから，患者とのそうした行き詰まりから学ぶべき明らかな教訓の一つは，われわれはあらゆる種類の**治療的熱狂** furor therapeuticus を常時観察していなければならないということである (Gabbard 2000)。最終的に患者には変化に抵抗する権利があり，成功があまりにも脅威であるのなら治療を無力化する権利すらあるということを治療者は認識しなければならない。治療者によくよく勧めておきたいことは，そうしていたいというあらゆる願望に反して変化するように患者を励ますチアリーダーのようになるというよりも，病気や機能不全のままでいることで患者が何を得ているのかや治療者を打ち負かすことに由来する喜びがどのようなものであるのかを組織的に分析することである。この空想を徹底的に探索すると，患者は通常，「腹立ち紛れに自分の損になるようなことをやっている」という発想に直面する。いい換えるなら，患者は，治療者の努力を挫こうとすると，本当は自分を打ち負かしているに過ぎないという観念に向き合わねばならなくなる。

　これらの状況において治したいという自らの逆転移性の願望を念入りに観察できる治療者はまた，患者を変えることに膨大な投資をすることから解放されると，活動の場が患者の視座からみたものへと改まるということにも気付く。そのような患者は，よくなることを拒絶しても自分の治療者は打ちのめされないようであるということを理解すると，もはや治療者の努力を打ち負かすこと

に「無上の喜び」を見出さなくなるかもしれない。すると彼らは内面へと向かい，彼らが自らに成していることをみつめるに違いない。

　逆転移の問題や患者の自己敗北的な力動について治療者が注意深く吟味するにもかかわらず，機能が低下したり，より自滅的になったりし続ける患者もいる。初心の治療者は，そのようなとき絶望的になるかもしれないし，専門家の役割から離れて専門的境界を外れた個人的な水準で患者に関わりたくなるかもしれない（Gabbard 2003）。この選択は，患者にとっても治療者にとっても悲惨なものとなりうる。よりよい選択肢は，行き詰まりの力動を組織的に評価することであり，薬物治療（あるいは電気けいれん療法）の役割を見直すことであり，さらには上級の同僚に相談することである。

　陰性治療反応に身を潜めているような一群の患者は，治療の失敗者であるのかもしれない。変化に対する患者の抵抗の奥底にある力動を解明しても相変わらず過程に何の転換も生じないとき，治療者は治療を終えることや誰か別の人に患者を紹介することを考慮する必要があるかもしれない。これらの問題には逆転移の落し穴が付きものであるので，治療を止める決定をする際には，通常，行き詰まりの詳細をスーパーバイザーや同僚と相談して，結論に至る前に可能なすべての選択肢を探索してからにするのがよい。

終　結

　長期力動的精神療法の終結が，多くの訓練生が授業や教科書の該当章によって信じ込まされているように秩序だって組織的なものであることはめったにない。初心の治療者に自分は理想とは程遠いところにいるとしばしば感じさせる終結という発想を巡っては，ちょっとした神話が展開してきたと口にするものさえいるかもしれない（Gabbard 2009）。この神話版では，治療者と患者とが，最初に制定した目標に到達し，治療者への転移感情は解消され，精神内部の変化が生活の変化へと姿を変えているという結論に至り，そのうえ特定の数週間なり数カ月間がお互いの同意の下で過程の「終結期」に当てられる。

　そうした相互に満足のいく終結も長期力動的治療においては稀に起こることがあるかもしれないが，それは幸運が双方の当事者を照らし，生産的な過程が展開しているときに限られている。しかしながら，時間やお金，各当事者の転居，目標の達成に関する意見の相違のような要素によってしばしば，相互に承認し合っての終結が難しくなる。臨床実践という現実の世界では，終結には相

表 9-1　終結のいろいろ

目標の達成に基づく治療者と患者との相互合意
セッション回数に基づくあらかじめ計画された終結
治療者が訓練を終了したり勤務先を変更したりすることによるやむを得ない終結
患者の転居によるやむを得ない終結
患者の第三者支払い機関が給付を打ち切ることによるやむを得ない終結
継続する価値がないと患者が感じる場合の一方的な終結
継続する価値がないと治療者が感じて(患者をどこかへ紹介する)場合の一方的な終結
終結を試みて失敗し「治療の囚われ人」の状態になっている場合
治療戦略としての終了設定

当の変形物がある(表9-1を参照)。

　もし治療が40セッションとか52セッションとかに意図的に期限設定されたものであれば,治療者と患者とは最初から終点を承知の上で作業している。対照的に,期限なしの長期力動的治療では,当事者の一人あるいは双方がもういい時期だろうかと感じ始めてようやく,終結の決定が持ち上がるであろう。よって治療期間は開始時には分からないのである。訓練生が配属先のクリニックを辞めることになったり,治療者や患者が別の街へ引っ越すことになったりして,やむを得ず終結となる精神療法もある。最後に,一方の当事者はもう潮時であると感じているが,もう一方はそう感じていないという一方的な終結がある。

　終結のいろいろな変形物を考慮すると,その過程は多くの教科書や論文が示唆しているよりはるかに複雑であることに気付き始める。そのうえ,終結は終結ですらないのかもしれない。というのも,多数の患者が最終的にはさらなる治療を求めて戻ってくるからである。終結よりも**中断** interruption という術語の方がより適切といえるかもしれないこともある。ある研究(Beck et al. 1987)が示唆したところによると,地域の精神保健センターでは実際に相互交渉の上で終結する患者は20%にも満たないということであった。われわれはまた,実際のところ治療を終結することがほとんど不可能な患者の一群が少数ながらいるという事実をも受け入れねばならない。メニンガー精神療法調査研究プロジェクトの患者を研究して,ウォーラーステイン(1986)はこの一群を「治療の囚われ人 therapeutic lifers」と同定した。これらの患者は治療の終結を期待されることさえなければ,よい状態でいられるのかもしれないというこ

とに彼は気付いた。彼らの中には，治療者に会い続けることができるとさえ分かっていれば，セッションの回数を3～6カ月に1回にまで減らすことができ，それでも充分に機能しているように思われる者もいる。しかしながら，治療者が終結をちらつかせると，彼らはしばしば大混乱をきたす。

終結の心構えを査定する

意図的に期限が設定されていない長期力動的精神療法では，患者は通常，自分の目で適当と思われるときに終結を切り出してよいものとされている。終結の要望があったなら，特に治療開始時に設定した目標が達成されているかという点で，患者とともに徹底的に探索する必要がある。この議論により，終結を望む患者のこころの奥にある動機を垣間見ることができるであろう。治療者は一連の質問を自問自答してみることが必要かもしれない。すなわち，患者は何かから逃れているのであろうか？　精神療法に絶望しているのであろうか？　治療者に腹を立てているがゆえに辞めたがっているのであろうか？　健康への逃避をエナクトしているのであろうか？　第6章（「抵抗に取り組む」）に記したように，患者が初めて終結を持ち出してくるときは，主として抵抗の機能を果たしていることがしばしばである。

患者に終結の用意ができているかを査定する際に，治療者が評価すべき主要な変数は，患者が精神療法過程を充分に内在化しており，治療者がいなくても治療者の考えるように考え，治療者のするように気持ちを処理することができるかどうかである。たとえば，ある患者は，治療者の休暇中，母親と衝突してしまったときに，治療者と話し合っている自分を想像することができたと治療者に述べた。彼は「自分がいかに母親をいらつかせ，軋轢をさらに深めているかということに関して治療者はなんというだろう」と密かに考えた。それにより彼は，治療者表象と交わした内的対話のおかげで，いつもなら母親との間でどんどんひどくなる悪循環を遮断することができた。治療者が一緒でないと治療で学んだことを使用できない患者は，さらに治療を続けてから終結を考えるべきかもしれない。

治療者側の多くの逆転移の問題によって，治療をやめる準備が患者にできているかを慎重に査定することができなくなるかもしれない。初心の治療者は，精神療法を理想化し，治療が成しうることに対し極度の完全主義者的な期待を抱くかもしれない。彼らは，到底現実的とはいえない類の構造的変化や転移の解消を目指すかもしれない。内的変化がどの程度起きているかに関わらず，生

活環境において患者が外的に機能しているかどうかを，治療成功の指標とするのがよい。訓練生は，患者本人が希望する以上のものを患者に望むがゆえに，終結過程を是認することができないという逆転移性の過ちを犯すかもしれない。同様に治療者は自分自身のニーズのために患者にしがみつくかもしれない。救済空想が作動しているのかもしれない。ある種の患者は治療者の自尊心を強化するので，治療者は患者をなかなか手放せなくなるかもしれない。個人開業の治療者は収入が必要なので，患者にはもっと治療が必要であると合理化しながら，その患者にしがみつくかもしれない。

陰性逆転移感情は，終結を決める際にも影響してくる。ある種の患者は，治療者に軽蔑や退屈，嫌悪，怒りといったものを引き起こすかもしれない。患者が終結について切り出すと，心底ホッとしたという感じを覚えるかもしれず，患者を厄介払いするため，患者のやめたいという気持ちを探索することを避ける治療者もいるかもしれない。

意図的に期間を限定した力動的治療の場合，逆転移は，患者にはもっと治療が必要かどうかを決める際にも影響してくる。たとえば，治療が40週の期間で計画されているなら，初心の治療者は，40セッション後も患者が治療を望むとしたら，それは論じられるべき問題が残っているからであり，治療は失敗であったと感じるかもしれない。患者は，どれくらい変化し，抵抗を克服し，積年の葛藤や不安と折り合いをつけることができたかを自分自身で評価しているということを治療者は自らにいい聞かせておくのがよい。患者の内的予定表は，外的方針により制定されたものである治療の予定表とは全くの別物であるかもしれない。

治療が期間限定であろうが期限なしであろうが，失敗してしまったのかどうかという問題は，初心の治療者によくみられる逆転移性の関心事である。一般に，患者も治療者も，治療を始めるときには，非現実的ともいえる期待を抱いている。あれやこれやの黄金空想をこころに抱いている患者は，無条件に自分を愛し，面倒をみて，完全な至福の状態を整えてくれる完全な親や親代理といつの日か出会うことを望んでいるかもしれない。**すると，最終的に治療者は，ある程度患者を失望させざるをえない。**いい換えると，患者は，生涯を掛けて築き上げられた切望を満足させるために別の人間ができることには限度があるということを受け入れねばならない。同様に，駆け出しの治療者は，他者を癒し，不安やストレス，不快な期間，そして根本的な実存のジレンマといったものから彼らを守るという大事に胸にしまっていた空想が失われるのを哀しみと

ともに受け入れる必要がある。患者が長年抱いてきた空想を哀しみとともに手放す一方で，治療者も自分の専門職の限界を哀しみとともに受け入れる必要がある。

終結の作業

　患者が研修用クリニックにかかる場合，終結の作業は，一緒にやっていくために最初の契約を交わすときから始まっていることがしばしばある。その治療が長期力動的過程とみなされるなら，患者は治療者のそのクリニックでの在任期間を気にしておく必要がある。治療者は，自分が年度末で新しい配属先へ移ったり，訓練を終了したりすることが分かっているなら，こうした予定になっているということを治療の開始とともにはっきり伝えておくべきである。多くの訓練生は，それならばもっと長く診てくれる人に依頼したいと患者がいい出すのを恐れて，自分が転出することを隠したがる。同様に，年度末が近付くにつれ，多くの初心の治療者は終結の話を一切避けたいと思い，治療の終わりが近付いているということを患者に指摘することができないかもしれない。患者もまた最初に得た知識を忘れているかもしれないので，適切と思える場合には，治療の終わりの問題を定期的に取り上げることが有益である。

　治療者交代の過程で協働作業を依頼することで，1年毎の次の訓練生への引き継ぎをより上手くこなす患者もいる。終結過程の最後の1カ月間，新治療者が現在の治療者とともに患者のセッションに入ることで，導入が成されるのである。同じ面接にて，患者の目標が話し合われ，患者には新治療者に聞きたいことを何でも尋ねる機会が与えられる。患者もまた，新治療者の性別や，交代の時期や，交代の実施手順に何か希望があるかと尋ねられるかもしれない。この協働により，見捨てられるという受身的な経験として感じられてもおかしくない時期に，患者はある種の充足感を得ることができる。

　たとえ治療が通常の終わり方を迎え，終結に関してお互いの同意が得られているとしても，やむを得ない終結と同様の主題がいくつか現れてくる。治療者はいつでも側にいて力になってくれるという空想は，哀しみとともに手放されねばならない。われわれの関係は最終的にはつかの間のものであるという現実に直面せねばならない。これまでの見捨てられや別離の思い出が浮かび上がってくるので，患者はこれらをより詳しく吟味する機会を得るかもしれない。

　終結に苦しんでいる非常に多くの患者が，自分の感情を言葉にして治療者に伝えることに困難を感じている。その心配はしばしば，いろいろな種類の病的

行動となって現れる．これらは，終結への反応の一環として文脈化されるべきであり，単に「管理」されるべきではない．

　AAは，境界パーソナリティ障害と過食とを抱える24歳の女性で，週1回の個人療法のために11カ月間，BB医師に会っていた．終結に着手する数カ月前から，彼女の自傷は完全に治まっていた．メンタライズ能力や衝動行為に走る前に考える能力においても，彼女は著しい進歩を示していた．レジデントの終了を4カ月後に控えて，BB医師は，あるセッションの開始後約10分のところでAAに終結について切り出した．AAは静かに泣き出して，残りの40分間，断続的に泣き続けた．彼女は悲しいと述べ，新しい治療者とやっていくなんて考えられないといった．彼女は，ようやく「打ち解けてきたばかり」なのに治療者が去っていってしまう気がするといってBB医師に怒りをも示した．BB医師は患者を残していくことに罪悪感を抱いた．しかし彼女は，充分議論する時間のあるうちにそのことを話題にできてよかったと感じた．彼女は，AAの治療を自分の個人開業の場で続けることができないであろうかとさえ考えた．しかしスーパーバイザーが，そのような低料金では，罪悪感に悩まされてあのような決断を下してしまったことを不快に思うときがいつの日かやってくるであろうと彼女に警告した．

　AAは，次のセッションにやってきて，開口一番に「昨晩，自傷しちゃいました」と告げた．BB医師は，この展開に内心で頭を抱えた．彼女は自傷など過去の話と思っていたのであった．彼女は，終結が患者に与えた影響に再び罪悪感を抱き始めた．AAは，自傷のきっかけは，服役していたかつての恋人が訪ねてきたことであると話し続けた．その訪問の後，彼女は彼に電話し，別れを告げた．その別離に関連した情緒的苦痛を軽減しようとして彼女は自傷した．しかしながら，実際には自傷したところで何の救いにもならないことを彼女は認めた．BB医師との治療を終結せねばならなくなるということを知った前回のセッションとは全く結び付けられていなかった．それゆえ，BB医師は，治っていた自傷が再び顔を出すなどということは，治療の終結が告知されるまではなかったことであると取り上げた．AAはしばらく考えてから，自傷したら入院させてもらえるのではないかという空想を自傷する前に抱いていたと答えた．（これまでの全病歴を通じてAAは一度も精神科に入院したことがなかった．）なぜそのような空想を抱いたのかとBB医師が尋ねたところ，AAは，入院すれば，たとえば母親や恋人のような人たちが，一層世話を焼いてくれるし，面倒をみてくれるかもしれないと答えた．AAが，もっと彼女の世話を焼いてくれるかもしれない人びとの中に治療者を含めていないということにBB医師は気づいたが口にはしなかった．一方AAは，自分がクリニックですれ違ったことのある男性治療者の中の誰かが彼女の新しい治療者になるのかということ

とを尋ねた。

　患者は次のセッションで，開口一番に「喪失感」を味わっていると述べた。BB医師は，その感情が迫りつつある終結と関連している可能性があるのかを患者とともに考えた。今回はAAはそのつながりを認めることができ，いまにも泣き出しそうになった。しかしながら，彼女は急に話題を変え，いろいろな仕事の選択可能性についてBB医師がどう思うかを尋ねた。BB医師は，彼女がいかに終結の話題を避けているかを指摘した。するとAAは再び泣き出しそうになった。彼女は「えーと，よいことにはすべて終わりがあるっていいますものね」と呟いた。しばしの沈黙の後，彼女は，7歳のときに父親が母親を捨てて去った様を想起した。続いて彼女は14歳のときに祖母が亡くなったことを連想した。最終的に彼女が口にしたのは，高校生のときの最初の恋人との情緒的な痛みを伴う別離のことであった。彼女は，これらの喪失が治療者を失うことにどこかしら似ていると述べたが，今回の別れはBB医師にもどうしようもないことであるということは分かっているのだといって，怒っているわけではないと急いで付け加えた。そのセッションの最後には，そのことについて直接話して，少し泣いたおかげで驚くほどスッキリしたと彼女は述べた。

　このヴィネットで，患者は，治療者を失うことについての感情を行為で表している。AAが何カ月も良好に衝動を制御できた後で再び自傷をし出したように，終結の時期には症状が復活することがしばしばある。ある意味では，症状の復活は，強制的に治療者を失うことに対する抗議とみることができる。BB医師が効果的な仕事をしたおかげで，患者は，行動化が治療者を失うことについての耐え難い感情といかに関連しているかを理解できるようになった。これらの感情をAAがはっきり口にできるよう手助けすることで，情緒的苦痛がすぐには消え去らないとしても，持ち堪え得るものであるということをもBB医師は強調した。

　しかしながら，治療者が行動の意味を解釈してもそれに反応しない患者もいる。その場合，治療者は一旦引き下がることが必要となるかもしれない。患者の発言や行動を終結につなげて解釈することに固執する治療者は，実際には，事態を悪化させてしまうかもしれない。なぜなら，患者は，探索すべきものなど何もないと主張し出すであろうからである。その話題が繰り返し取り上げられると，患者は，治療者が追い求めているのは患者の利益というより治療者自身の利益なのではないかと感じ始めるかもしれない。

　終結のときには，境界が少しばかり透過性を帯びるのかもしれない。患者は，自分には治療者に個人的な質問をする権利があると感じるかもしれない。罪悪

感を抱く治療者は，より親密なアプローチを取って，自分のことをもっと知らせる必要があると感じるかもしれない。患者と治療者との双方が，特別な関係を失うことに困難を覚え，共謀して喪失を否認するという危険が絶えず存在する。こうした共謀は，終結後に二人で会う計画を立てたり，二人が社会的関係をもつことを想像したりという形を取るかもしれない。治療者は，専門家としての境界を譲歩することのないよう終結期間中には特に警戒するべきである。最後のセッションで治療者にちょっとした贈り物をしたいと思う患者もいるかもしれない。そして治療者はその贈り物を快く受け取るのが賢明であるといわれることがしばしばある。というのも，その意味を処理する時間はなさそうであるからである。しかしながら，贈り物が高価なものや，治療者に不安を掻き立てるような個人的なものである場合には，贈り物を辞退して，受け取らないという治療者の決断に対する患者の反応を議論するとよい。最後のセッションで，自然発生的に治療者を抱擁する患者もいる。そしてここでもまた治療者は患者の抱擁を拒むのかどうかということに直面せざるを得ない。今後それを処理する時間は残されていないのである。たいていの治療者は，あっさりと抱擁を受け入れて，患者の健康を願うであろう。とりわけ性愛転移を抱いている患者が相手の場合は，前もってそのことについてよく話し合い，最後のセッションにおける抱擁が持つ潜在的な意味を議論しておくことで，そのような事態を防ぐとよい。

　今後問題が生じたら治療者に接触できるのかを尋ねる患者もいるであろう。両者合意の上での終結であり，次の治療者に引き継いでいるのでなければ，さらなる治療の可能性はしっかりと保証されているべきである。患者には「扉はいつでも開いていますよ」と告げてよい。しかしながら，臨床設定上，患者の治療者が別人に交代しているなら，新しい治療者と会って相談する一方で旧来の治療者と接触し続けることは，分割を引き起こす可能性があると考えられる。そうした状況では，終結後の接触は推奨できない。

治療戦略としての終了設定
　ときに治療者は，患者が治療を生産的に使用していないことが明らかなので，治療の終点を自分の方で設定しなければならないと感じることがある。目標に向けて作業をする動機を一切欠き，治療者を共鳴板として使用したいとしか思っていない患者もいるかもしれない。友人を共鳴板にすることができており，無意識の動機を探索することや，不適応パタンを変えることに患者が感心を示

さないなら，治療は時間やお金の無駄であろう。大幅な改善を示しているにも関わらず，終結について議論することはもちろん，考えることさえ拒否する患者もいるかもしれない。これらの患者たちには，「発破をかける」ために，治療者の方で終結の日どりを設定することが必要となることもあるかもしれない。場合によっては，終結が確定すると，終結前に仕上げておくべきことや，終結に向かって協働作業していくうえで障害となっていることに患者の関心が向くようになるであろう。上述したように，「終結」の途中で，自分は治療を終結することができないと気付く患者もいる。これら「治療の囚われ人」は，何年もの治療の後に終結が取り沙汰されて初めて同定されるということがしばしばある。彼らは，終結が計画されると重篤な症状を呈し始めるかもしれず，中には入院を必要とする者さえいるかもしれない。治療者は，これらごく一群の患者が示す「囚われ人」戦略を受け入れるほうがよく，補償不全を防ぐために3カ月毎や半年毎，ときには1年毎という間隔で定期的に彼らと接触する必要があるかもしれない。しかしながら，治療者は，この決定を下す前に，それが逆転移性の罪悪感に起因するものでないかを確かめるため，コンサルタントやスーパーバイザーとこの戦略について話し合うのがよい。

一方的な終結

ときに，治療者は一方的に患者の治療を終結せざるを得ない。ある患者は治療の条件に従うことを拒むかもしれない。非合法ドラッグの断薬や深夜の電話の禁止のような限界設定がなされていてもなお，ある患者は治療を危険にさらす行動に従事し続ける。一方的に治療を終結するもう一つの理由は，患者が支払いを拒むことである。ときには，治療者の逆転移が強烈過ぎて，考える能力の邪魔をすることがある。そのような場合には，誰か別の治療者に交代するしかないかもしれない。治療がこの手の危機に至るなら，先輩にコンサルテーションを求めて，治療を終えることの是非について話し合うのが賢明である。

セッションに来ることを拒む患者も，一方的に終結となるかもしれない。患者が連絡なしに1回セッションを欠席する場合，たいていの治療者はすぐには行動を起こさず，次の予約日まで待って何が起こるのかを確認するであろう。希死念慮のあることが知られている患者が，連絡なしに予定されていたセッションを欠席する場合，たいていの治療者は患者に電話をして，自殺を考えていないかや何らかの自傷を企てていやしないかを確認するであろう。しかしながら，希死念慮のない患者でも，連続する2セッションを欠席する場合，電話し

て彼らが続けたいと思っているのかを確認すべきであろう。患者が，セッションを欠席したことについてきちんと探索をして，続けたいと思っているのなら，治療者は大目にみるかもしれない。患者が返事も寄越さず欠席し続けるなら，たいていの治療者は手紙を書いて，治療が打ち切られつつあるということを示唆するであろう。希死念慮や他害の危険性が慎重に査定されていれば，米国のたいていの州では，患者との治療を打ち切っても，何ら違法とはならない。手紙で治療の終結を知らせて，患者がこの先治療を受けようとする場合に相談可能な他の治療者やクリニックの一覧を添付する者もいる。

要　約

　やり通すこととは，治療関係の内部であれ外部であれ，患者の人生において繰り返されるパタンを組織的に解釈し，観察し，直面化し，明確化することである。著しく混乱した患者の場合，この過程には，メンタライゼーション促進のための努力を繰り返すことも含まれている。そのために，特定の技法を用いて，他者をいかに知覚するかは自分自身の情緒の状態や内的表象に基づいているということを理解できるように患者を手助けする。

　やり通すことのために熱心に努力しているにも関わらず，行き詰まって立ち往生する治療の二者関係もある。これらの手詰まりは，「立ち往生」している転移‐逆転移の側面を慎重に吟味することで打開できるかもしれない。ある一群の行き詰まりは，陰性治療反応として知られている現象を反映しているのかもしれない。そこでは，治療者が援助しようと試みても，患者の状況は悪化する結果となる。

　終結は，患者の治療目標が達成されているかどうかに照らして，協働で査定されねばならない。症状が，終結の時期に戻ってくるかもしれず，それは患者にとっては終了についての感情を表現するための手段であるのかもしれない。終結を前にして一歩も引かない患者もいるかもしれないので，いろいろな戦略が考慮されるべきである。

文　献

Aron L: Working through the past—working toward the future: relational perspectives and working through. Contemp Psychoanal 27:81–108, 1991

Bateman A, Fonagy P: Mentalization-Based Treatment for BPD. Oxford, UK, Oxford Press, 2006

Beck NC, Lambert J, Gamachei M, et al: Situational factors and behavioral self-predictions in the identification of clients at high risk to drop out of psychotherapy. JClin Psychol 43:511–520, 1987

Diener MJ, Hilsenroth MJ, Weinberger J: Therapist affect focus and patient outcomes in psychodynamic psychotherapy: a meta-analysis. Am J Psychiatry 164:936–941, 2007

Feiner AH: Countertransference and the anxiety of influence, in Countertransference. Edited by Epstein L, Feiner AH. New York, Jason Aronson, 1979, pp108–128

Fonagy P: Attachment Theory and Psychoanalysis. New York, Other Press, 2001（遠藤利彦・北山修監訳：愛着理論と精神分析．誠信書房，2008）

Gabbard GO: On gratitude and gratification. JAm Psychoanal Assoc 48:697–716, 2000

Gabbard GO: Miscarriages of psychoanalytic treatment with suicidal patients. Int J Psychoanal 84:249–261, 2003

Gabbard GO: Techniques in psychodynamic psychotherapy, in Textbook of Psychotherapeutic Treatments. Edited by Gabbard GO. Washington, DC, American Psychiatric Publishing, 2008, pp 43–67

Gabbard GO: What is a "good enough" termination? J Am Psychoanal Assoc 57:575–594, 2009

Goldberg A: Between empathy and judgment. JAm Psychoanal Assoc 47:351–365, 1999

Gorkin M: The Uses of Countertransference. Northvale, NJ, Jason Aronson, 1985

Luborsky L: Principles of Psychoanalytic Psychotherapy: A Manual for Supportive Expressive Treatment. New York, Basic Books, 1984（竹友安彦監訳：精神分析的精神療法の原則——支持・表出法マニュアル．岩崎学術出版社，1990）

Menninger KA: Theory of Psychoanalytic Technique. New York, Basic Books, 1958（小此木啓吾・岩崎徹也訳：精神分析技法論．岩崎学術出版社，1969）

Safran JD, Muran JC: The resolution of ruptures in the therapeutic alliance. J Consult Clin Psychol 64:447–458, 1996

Safran JD, Muran JC: Has the concept of the therapeutic alliance outlived its usefulness? Psychotherapy Theory, Research, Practice, Training 43:286–291, 2006

Shafer R: The Analytic Attitude. New York, Basic Books, 1983

Wallerstein R: Forty-Two Lives in Treatment. New York, Guilford, 1986

第10章　スーパービジョンの使用

　長期精神力動的精神療法は，行う場は二者関係であるが，学ぶ場は患者‐治療者‐スーパーバイザーの三者関係である。患者は痛々しい感情や恥ずべき記憶を荷降ろしして治療者へと押し付け，治療者がそれらをコンテインすることを期待する。そして今度は，訓練中の治療者が，スーパーバイザーなら自分にはマネジメントしがたいものを扱うことができるであろうという同じような期待を胸に，同じ素材をスーパーバイザーに押し付ける。初心の訓練生にとって，スーパーバイザーは同一化の対象となる役割モデルである。スーパービジョンを受けているうちに，訓練生は，患者と治療しているときに自分がスーパーバイザーの「ように振舞っている」とときどき感じてしまうほど，スーパーバイザーを内在化するようである。確かに，訓練生はつまるところスーパーバイザーを，難しい治療の局面を案内してくれる内的表象として自分のオフィスに持ち込むのである。

　個人スーパービジョンは，通常，週に1回，スーパーバイジーが治療で起こっていることをスーパーバイザーに説明するという形式で行なわれる。よいスーパーバイザーは権威的な姿勢を控えて，(著しい誤りの場合を除いては)やるべきことを厳密に告げたりはしない。むしろ，意図されている介入がどのようなものであれ，その結果として考えられることに関する疑問を提起する。彼らは，精神療法過程について，どのように考えればその効果を最大限に引き出せるのであろうかをスーパーバイジーに教える。この点で，スーパーバイザーは，どのような情報をもスーパーバイジーに伝えるという意味で，専制的という以上に民主的である (Greben and Ruskin 1994)。

スーパービジョンのデータ

　スーパービジョンのデータは訓練センターごとにさまざまである。あるところではビデオテープの使用を奨励し，他のところでは音声テープが好まれる。

詳細なプロセスノートを使うところもある。これらのアプローチのいずれにもさまざまな利点と欠点とがある。

　セッションをビデオに撮ることには，セッションで実際にいわれていることと，言葉にならないものを伝える両当事者の非言語的コミュニケーションとの双方を捉えるという利点がある（Alpert 1996）。スーパーバイザーには，スーパーバイジーが患者に対して実際にどのように振る舞い，どの程度自立して考えることができているのかがよく分かる。しかしながら，欠点についても，慎重に考慮しなければならない。動物行動学者は，動物の自然な習性を調査することの難しさを知っている。というのも，観察者が存在することで自然の習性が変わってしまうのである。同様に，ビデオカメラが存在することで，精神療法の根本的枠組みが変わるのである。オフィスの中の閉じられた扉の奥での秘密のコミュニケーションであるはずのものが，見知らぬ観察者にさらけ出されてしまうのである。意識的であれ無意識的であれ，患者は，ビデオカメラの存在に影響され，自分の問題にフィルターをかけた形で治療者に提示するようになる。恥ずべき秘密は隠されたままになるかもしれないし，治療過程を観察している人がいると知ることで，患者は，当惑してしまうような痛々しい情緒の状態を避けるようになるかもしれない。同様に，ビデオテープを使用すると，初心の治療者にも制止がかかるかもしれない。この制止は，非常な堅苦しさとして現れるかもしれないし，「正しい」介入をするために自発的であることを避けるという感情として現れるかもしれない。これらには，スーパーバイザーに認められたいという思惑がある。それゆえ，セッションをビデオに撮ると，双方の当事者ともに演技をしていると感じるかもしれない。

　ビデオに撮ることには，また別の課題もある。治療を始めるに際し，ビデオに撮る旨のインフォームド・コンセントをするであろうが，患者は他に選択肢はないとか，否応なしにプライバシーが侵害される状況であるなどと密かに感じているかもしれない。患者がこうした搾取されるという感情をこころに抱いているとすると，利用されているというこの経験について語るのは非常に難しいと思うかもしれない。そうしてそれは，最終的に治療全体を左右する隠れた背景になってしまう。ビデオ撮影を選ぶ訓練生は，他の選択肢を患者と十全に探索し，録画は任意であるということを患者に明らかにしておくのがよい。ビデオに撮ることのもう一つの難点は，スーパービジョンにおいて，スーパーバイザーの注目が，治療の包括的主題というより相互作用の詳細に向いてしまう時間があまりに多すぎるということである。

代案としての音声テープは当初はより侵入性が低いように思われるかもしれないが，テープレコーダのスイッチを入れると，ビデオに内在するものと同じ問題が存在する。倫理的疑問も同様である。そのうえ，患者と治療者と双方の制止も同様であるかもしれない。目でみえることの利点である，非言語的データは音声テープでは失われる。

　セッションのプロセスノートを提示することが，たいていの訓練センターにおける長期力動的個人精神療法のスーパービジョンの際に好まれる様式であろう。これが好まれる理由は，精神力動的な作業において「データ」がどのようなものとして定義されているかということに関係がある。精神力動的治療者が関心を抱いているのは，単に二人の当事者の対話にとどまらない。精神療法は本質的に二者による活動であるという概念モデルに基づいて，力動的治療のスーパーバイザーは治療者の内側で起こっていることを知りたがる。スーパービジョンでプロセスノートが提示されると，治療者が患者についてどう感じたのか，患者に提示したさまざまな介入について治療者はどう考えたのか，そして介入に対する患者の反応を治療者はどう経験したのかということをスーパーバイザーは知りたがる。この点で，データとは，その場にあらゆる形で顕れている治療者の主体性や逆転移を含んでいると考えられる。治療者はセッションの開始を遅らせたのか？　治療者はセッションの間，退屈で落ち着かないと感じていたのか？　治療者はセッションをなかなか時間通りに終えられなかったか？　もしそうだとしたら，なぜか？

　この種の素材をスーパーバイザーに報告する際の主たる障害の一つは，セッションで話されたことをすべて書き下すことにスーパーバイジーがこだわってしまうことである。重要なデータを見失わないことに気を取られるあまり，可能な限り逐語記録に近いものを書き下さざるを得ないと感じる訓練中の治療者もいる。患者のあらゆる言葉を書き留めることにあまりに気を取られると，セッションの途中で生じる微妙な転移や逆転移のエナクトメントを観察できなくなるのと同様，患者の経験に共感的に没入することもできなくなる。この懸念ゆえ，セッション中にメモを取ることは推奨されない（第3章「精神療法の勘所」を参照）。何よりも，治療者は患者とともにあらねばならず，治療関係の文脈で生じる情動状態を経験することに開かれていなければならない。

　より有用な情報がスーパーバイザーに提示されるのは，訓練中の治療者がセッション後にノートを取っている場合であろう。これらのノートで伝えるべきは，治療者が行った介入の例をいくつかとそれに加えて，その時間に論じられ

た主要な主題についてである。スーパーバイジーが治療の全般的な主題や特定の困難な状況についての相談から始めることができるなら，スーパーバイズの時間は概してより生産的なものとなるであろう。たとえば，あるスーパーバイジーが以下の報告を携えてスーパーバイザーのもとへやってきたとしよう。

> 私は，この患者に何をしてやるべきなのか分からなくて困っている。彼はもっぱらの時間を外的な出来事を説明するのに注ぎ，彼の内的世界や彼を悩ませているものについてはほとんど表現しない。彼は，私に何か発言する余地を与えないのが常であるし，私が何か発言しても，それを撥ね付ける。私は，気が付けば毎週のセッションを恐れている。また彼との退屈な時間を過ごすのは本当に嫌なので，私はときどきセッションの開始を遅らせる。席に着いても，私はしばしばボンヤリとしている。だから私は，自分のいたらなさを実感させられるこの悪循環に楔を打ち込むすべをみつけ出すため先生に手助けして貰えたらと思う。

導入として治療における問題点の方向性を示した後で，スーパーバイジーは特に重要な主題を例証するために特定の一セッションの詳細を語ることができる。このように素材を提示することで，スーパーバイジーは学ぶべき問題をも同定する。そうすることで，スーパーバイザーは，その特定の問題に関して訓練生を援助することにスーパービジョンを焦点付けることができる。

スーパービジョン同盟

スーパービジョン関係でスーパーバイジーが呈する脆弱性は，多くの点で，治療関係において患者が呈する脆弱性に似ている。したがって，われわれは治療同盟と大層共通したものとして**スーパービジョン同盟** supervisory alliance について話すことができる (Lomax et al. 2005)。スーパーバイザーは，スーパーバイジーを制止させかねない多重の責任を抱えている。彼らは患者が確実に的確な治療を受けられるようにする。彼らはまた，精神療法の基礎的スキルをスーパーバイジーに教える責任もある。加えて，たいていの訓練センターでは，彼らは訓練生の長所と短所とを評価して，訓練責任者に報告する責任がある。スーパーバイザーの仕事には，スーパーバイジーがセッションを報告する際に充分率直でいられるように安全な環境を創り出すということもある。この安全感を創り出すためには，訓練生の脆弱性に対する鋭い感受性が要求される。

ロマックスら (Lomax et al. 2005) は，治療で起こっていることを治療者が

隠し立てせずに打ち明けることができるだけの安全なスーパービジョン同盟を確立し，維持していくために，いくつかの提案をしている。スーパーバイザーは，スーパーバイズの過程に入る前に，スーパーバイジーが精神療法についてどの程度知っており，これまでどのような訓練を受けてきたのかを確かめるとよい。スーパーバイザーは，スーパーバイジーが以前の精神療法体験において困難に出くわしたのはどの辺りなのかについても知っておくとよい。スーパーバイジーがスーパーバイザーを選んだという訓練経験では，スーパーバイジーの期待やその特定のスーパーバイザーを選んだ理由を探索することに価値があるかもしれない。スーパーバイザーもスーパーバイジーも，自分がスーパービジョンをどのように概念化しており，どのように用いるのがもっとも効果的であるのかについて一切の隠し立てをしないほうがよい。スーパーバイザーは，どのような種類の情報があれば過程を最適に学ぶのが楽になると思われるのかを訓練中の治療者に伝えるのがよい。スーパービジョンの予約の再調整やキャンセルの取り扱いについて思うところがあれば，率直に議論されるべきである。患者とは関係のない話題が周期的に持ち込まれても大丈夫なように，スーパービジョンの枠は充分に柔軟性を備えておきたい。しかしながら，スーパーバイザーは，その会合の目的はなんであるのかというはっきりとした考えをも維持して，スーパーバイズの時間が目減りしてスーパーバイジーからよい学習体験が奪われることの決してないようにしなければならない。

　恐らくスーパービジョンのもっとも取り組み甲斐のある側面は，治療で起こることを何でもスーパーバイザーに開示できるかのように訓練生が感じる環境を促進することである。初心の精神療法家によくあることであるが，自分が何をしているのかが本当には分かっていないのに精神療法家らしく行動すべくその場凌ぎの努力をしている様を提示することになると，急激に自己愛が傷付くのを感じるものである。治療者自身が寄与する分はみないことにして，患者の発言や行動のみにほぼすべての焦点を絞ることでこの脆弱性を扱うものもいるかもしれない (Issacharoff 1984)。スーパーバイジーが精神科レジデントである場合，データの報告の仕方は，二者過程の一部としてというより標本として患者を取り扱う医療モデルの方がより心地よく感じられるかもしれない。精神療法を学んでいる訓練生は，肯定的な評価を受けるために自分をよくみせるものを提示するのか，それとも苦闘や困難を分かち合う——そうすれば，学習過程を最大限に生かすことになるかもしれないが，その分評価は伸び悩むことになりうる——のかという葛藤に直面する (Greenberg 1980, Wallace and

Alonzo 1994)。

　不幸なことに，スーパービジョンでは，スーパーバイザーの顔色を窺って批判を避けるため，素材を改竄したり，バツの悪い思いをした瞬間にフィルターをかけたり検閲したり，プロセスノートを意図的に歪曲したりということがしばしば行われていることがよく知られている（Betcher and Zinberg 1988; Chrzanowski 1984; Hantoot 2000）。評価がなされる状況では，好印象が得られるようにデータが幾分取捨選択されるのは，避けようがないであろう。しかしながら，スーパービジョンの開始時にスーパービジョン同盟を強固にすることに配慮していれば，恥をかくことに関する訓練生の懸念が最小限になるような環境が創り出せる。たとえば，スーパーバイザーは，自分が聞きたいのはスーパーバイジーの失敗や不確実性についてであって，なぜなら治療過程の中のこれらの要素を示すことによってのみ最大限の学習が可能となるからであるということをスーパーバイジーに強調するかもしれない。スーパーバイザーは，この可能性を高めるため，訓練のこの段階では訓練生が優秀な精神療法家であることなど期待されていないということを強調するかもしれない。さらに，評価の大部分は，完全であることを披露するというよりもむしろ，学生が率直に苦闘を分かち合い，スーパーバイザーとともにそれを処理する能力によってなされるということを強調するなら，過剰な期待などしていないというスーパーバイザーの価値観がより明らかになり，スーパーバイジーは安心するであろう。

　スーパーバイジーは，訓練を終えてから後もずっと同僚にコンサルテーションを受けながら，専門家としての人生を送っていくであろう。患者との間で経験している苦闘を率直に分かち合うことが，学習の過程を最大限に生かすことになる。それはまた，彼らが精神療法家の常套手段から逸脱したくなるときに，深刻な境界侵犯を予防する上でとても役立つ。この件に関して，初心の治療者は２つの基本公理を常に胸に刻み込んでおくとよい（Gabbard 1996）。

1. 患者との間で行っていることでスーパーバイザーやコンサルタントと分かち合うことのできないことが何かしらあるなら，境界侵犯という滑りやすい坂道を転がり始めているのかもしれない。
2. スーパービジョンで分かち合うことをもっとも避けたいと思うことこそが，恐らくスーパーバイザーと議論すべきもっとも重要な問題である。

　スーパーバイザーとスーパーバイジーとがスーパービジョンのパラメータに

ついて交渉しているときに，スーパーバイザーはスーパーバイジーに治療の枠組みを描写させるとよい。そのようにして，スーパーバイザーは，治療で生じている通常の専門的境界からの逸脱がどのような種類のものであるのか，そして治療者がそれらの逸脱をいかに合理化しているのかを知る (Gabbard 2000; Waldinger 1994)。45分か50分であるべきセッション時間を60分とか65分に延長しているスーパーバイジーは，なぜ自分がセッションを延長せざるを得ないと感じているのかを説明するかもしれない。患者に対して料金を課さない，あるいは支払いを強く求めない者も，なぜ自分がそうしているのかを説明するかもしれない。このようなアプローチによって，患者との適切な境界を設定するのを妨げているかもしれない逆転移性の懸念に関して彼らを手助けすることができる。

スーパービジョンにおける境界問題

　スーパーバイジーがスーパービジョンで何を開示するのかについて議論すると，スーパーバイザー・スーパーバイジー関係に内在するより広い意味での境界問題にまで話が及ぶことになる。その明白な境界は，信頼関係に関連するものである。たとえば，たいていの精神保健の専門機関では，スーパーバイザーとスーパーバイジーとの性的関係がはっきりと禁じられている。スーパーバイジーがスーパーバイザーに期待している特別なサービスは，スーパーバイザーの個人的利益に汚染されてはならない。しかしながら，より複雑な境界は，治療することと教えることとの接点にまつわるものである (Gabbard and Lester 2003)。自分について多くのことを分かち合うようスーパーバイジーに要請する二者心理学が強調される時代において，スーパーバイザーは，一線を越えて，教師あるいはスーパーバイザーから治療者になってしまわないように気を配らねばならない。スーパーバイジーが，患者の意識的気付きにとってはまだ身近な問題になっていないため意味をなさないうちに時期尚早な転移解釈をするというような，過ちを開示する場合，スーパーバイザーは，それは精神療法の指導上の問題であると単純に考えて，その過ちを指摘することができる。しかしながら，ことが明らかに逆転移の問題に由来する場合，スーパーバイザーは，スーパービジョンと一緒に治療まで引き受ける契約にはなっていないことを知っているので，患者に対する治療者の個人的な関わりを指摘するかすまいか苦悩するかもしれない。

逆転移をスーパービジョンの範囲内に含むことの有用性についての一般的な理解を，スーパーバイザーとスーパーバイジーとの間でよくよく協議して取り決めを結んでおくのがよい。それでもなお，逆転移の正確な境界を抽象的な意味で線引きすることは難しい。スーパーバイジーが転移‐逆転移のエナクトメントの真っ只中で苦闘しているときには，スーパービジョンと治療との境界は曖昧になるかもしれない。

　スーパーバイジーは，自分の個人的な問題やその幼少期の起源について多くを語ることをせずに，患者に対する「いま，ここで」の反応を分かち合うことで，教育と治療との適度な境界を維持しやすいよう手伝ってくれるかも知れない。治療者の過去が現在患者との間でどのように再現されているのかに焦点を当てるというよりも，患者が治療者に何を**引き起こしているのか**という広い意味での逆転移に焦点を当てることで，スーパーバイザーは境界を損なわずに済ますことが容易となる。いい換えると，スーパーバイザーは，治療者の逆転移における幼少期の起源を解釈しないのである (Gabbard and Lester 2003)。このように，スーパーバイザーは，患者が治療の外部で経験する対人関係上の問題の類を象徴するものとして逆転移を同定する。彼らは，治療者の個人的な葛藤が出現中の逆転移の主要な原因であるとはいわない。スーパービジョンの中で逆転移がいかに論じられることになるのかについてこのように理解しておくと，スーパーバイジーが患者への情緒的な反応を開示することをより快適かつ安全に感じるであろうという点で，スーパービジョン同盟の役に立つかもしれない。逆転移について，そしてそれがどこにでもあるものであり許容されているものであるということについて教育することは，スーパーバイジーの開示を促すうえで大きな役割を果たす。スーパーバイザーは，治療者の逆転移をあたかも徹底的に避けるべきものであるかのように「捉え」ることや，批判を仄めかすような物言いを一切避けた方がよい。過去においては，逆転移は単なる邪魔者，すなわち個人分析を徹底すれば排除されるべきものとみなされた。われわれはもはや，逆転移をそのようにはみていないのであって，侮蔑的な意味合いはスーパービジョンの会話から排除した方がよい。

　第8章（「逆転移を見定め，取り組む」）に記したように，逆転移はしばしば完全に無意識であり，いろいろな種類のエナクトメントを通してのみ見分けられる。スーパービジョンの過程それ自体が，隠れた逆転移が姿を現す沃野としての役を果たすかもしれない。スーパーバイジーは，治療の過程をスーパーバイザーに伝える際に，患者が彼らに関わるのと同じやり方でスーパー

バイザーに関わり始めるかもしれない。しばしばこの現象は，文献上で**平行過程** parallel process と呼ばれる（Doehrman 1976; Gabbard and Lester 2003; Gediman and Wolkenfeld 1980）。平行過程の機制は，エナクトメントの機制とそれほど異なってはいない。ちょうど患者が思い出すことに抵抗しているものを行為で繰り返すかもしれないように，スーパーバイジーも治療の何かを言語化するというよりもエナクトするかもしれない。これらのリエナクトメントを通して，治療者は無意識のうちに患者に同一化し，患者との転移の側面を反復する。そのうえ，患者が治療者を扱うようにスーパーバイジーがスーパーバイザーを扱い始めると，治療者のものとよく似た逆転移を経験し始めるかもしれない。ある臨床例がこの現象を例証する。

　　CC医師は，DD医師から受けているスーパービジョンに対して徐々に不満を募らせていた。彼女は，自分の患者に有用で効果のある治療的介入を行うことが非常に困難であると感じていた。毎週毎週，彼女は患者の描写を続け，彼女が彼を特定の葛藤に焦点付けようとすると，彼が解決を望んでいるはずであるにも関わらず，いかに逃げを打つかを指摘したものであった。患者は，自分の人生で起こしたい特定の変化について語るというよりも，抽象的で形而上学的な表現で話すことを好んだ。CC医師は，スーパーバイザーと共にその素材に焦点付けることを意図する多くの定式化を展開したが，どれをとっても患者の経験にそぐわないようであった。たとえば，CC医師はあるとき「あなたはどのような目標に対しても関心を向けることを嫌がっているという可能性はないでしょうか。というのも変化することを考えるとあなたは怖くなってしまうのではないでしょうか？」といった。患者は「いいえ，そうは思っていません。私はほとんどの時間をどうしようもなく惨めな気持ちでいるのです。ですから私は本当に事態を変化させたいのです」と答えた。

　　この路線での解釈が上手く行かなかったので，DD医師はCC医師に別の戦略を示唆した。すなわち，患者はCC医師を打ち負かすことに力を注いでいるという可能性はないのであろうか？　なぜならCC医師の援助を受けていると思うと不快な気分になるからである。CC医師が患者にこの戦略を試してみたが，彼の答えはまたもや否定的なものであった。彼は心底CC医師に助けて欲しいと思っており，彼女を打ち負かそうなどとは思ったこともないと強調した。

　　治療においてもスーパービジョンにおいても，示唆を与えるというこのパタンが繰り返し生じた。最終的に，DD医師は，CC医師がその治療においてどれほど寄る辺なさや無力さを感じているのかを理解し始めた。なぜなら，彼がスーパービジョンにおいてそのように感じたからである。彼はCC医師に寄る辺ない気持ちなのではないかと尋ねた。CC医師は追認して，自分が何をいっても患者は変わらない

ような気がして，自分が治療者として失格なのではないかと考えてしまうといった。DD医師は，彼女がしたものと全く同じものを自分がスーパービジョンの平行過程で経験しているということ——すなわち，自分がどのような示唆をしたところで治療に何の成果ももたらさないようであるので自分はスーパーバイザーとして失格であると経験しているということを告白した。それから彼はCC医師にいくつかの質問を提起した。患者の内的世界を反映するものが彼女を相手に再現されていたのであろうか？　患者にはCC医師に失敗感や寄る辺なさを引き起こしたい理由が何かあるのであろうか？　CC医師は患者に会いに戻ると，考えうる解釈や示唆を与える代わりに，過程について，そして自分の言葉が何の役にも立たないことを自分がどう感じているのかについて観察することに徹した。彼女は，これは何かの再現なのではないかと思った。すると患者は間髪を入れずに，母親がいつも彼に同じことばかりいっていたと述べた。こうして，治療者に母親転移を起こしているので，患者としては自分に不満を募らせるよう仕向けずにはおれないということが探索されるに至った。

　精神療法において，治療者は患者が投影する痛みを伴う情動状態を「解毒」しなければならない。スーパービジョンでは，何かしら相似したことが起きるのであり，ある種の情動がスーパーバイザーの中に喚起されるようなとき，それはスーパーバイジーが苦闘しているものに類似していることがある。DD医師はそれらの情動をコンテインして，スーパーバイジーがそれらを過程にとって生産的に用いることができるように援助する方法をみつけようとした（Gabbard and Lester 2003; Gabbard and Wilkinson 1994）。彼は自分が味わっている無力感や無能感を，スーパーバイジーが患者との過程を理解するのに有用な言葉へと変換しようとした。この状況でのスーパーバイザーの自己開示は，ちょうど治療者による患者への自己開示と同じような価値があるのかもしれない。

　このヴィネットはまた，ときにスーパーバイザーが，関連した情動と共に自己表象や対象表象をスーパーバイジーに投影するかもしれないということをも例証している。いい換えると，このヴィネットにはもう一つの理解の仕方があって，それはスーパーバイザーが過剰に「支配的に」なっていて，患者に何をすべきかをスーパーバイジーに指示し続けてきたというものである。その結果として，スーパーバイジーは，患者のことを，もっと自主的であるようにと奨励してやるべき人物としてではなく，何をすべきか指示してやらないといけない人物として扱ってきたのかもしれない。平行過程は両方向性に作動すること

があり得る。スーパーバイザーとスーパーバイジーとの間での過程をどのように理解しようとも，この議論から分かるもっとも重要な原則は，スーパーバイザーもスーパーバイジーも，起こっていることならどんなことであれ，勇気をもって吟味しなければならないということである。そうすることで治療上の困難について新たにみえてくるものがあるのである。

スーパービジョン同盟においてよい水準での信頼が確立されているなら，意図的にロールプレイをすることは，治療者の隠れた逆転移や盲点が姿を現しやすくなる優れた方法であるかもしれない。スーパーバイジーが患者役になり，スーパーバイザーが治療者役となるとき，スーパーバイジーには，患者が治療者に提示する問題をスーパーバイザーがどう処理するかを目の当たりにする機会が与えられることにもなる。また，スーパーバイジーは，患者を演じていると，援助しようと努力する治療者のことを患者がどのように経験するのかということにも非常に共感するようになるかもしれない。

スーパービジョンでよく目にする諸問題

おしゃべりなスーパーバイザー

訓練を担当するスーパーバイザーの多くは，自らの時間の多くを患者の問題に耳を傾けることに費やす臨床家である。彼らは，スーパーバイジーがオフィスに入ってくると，患者に基づく問題についてスーパーバイジーを援助するというよりも，おしゃべりする好機と捉えるかもしれない。彼らは，一日を傾聴することに費やさなければならないので，スーパーバイジーの到着をちょっとした社交の機会とみるかもしれない。この種の相互作用も数分ならば，スーパーバイジーをリラックスさせるということで許されるかもしれないし，むしろ快適でさえあるかもしれない。しかしながら，それがスーパーバイジーの学習過程を妨げるパタンになるようなら，何らかの行動を起こす必要があるかもしれない。

個人開業をしていて孤独を感じているので，スーパーバイジーとお互いの知り合いについて少しばかり噂話でもしたいと思うスーパーバイザーもいるかもしれない。彼らは，同僚の私生活やスーパーバイジーが所属する学科における最近の変化について情報を聞き出すかもしれない。日がな一日患者に会った後で会話に飢えているので，映画や，テレビ番組や，本について話したがる者もいるかもしれない。

単に室内に入るやいなや患者についての議論を開始することによって，この種のスーパーバイザーをマネジメントできるスーパーバイジーもいる。この「仕事限定」の態度により，スーパーバイジーがここに来ているのは患者の問題に関して援助してもらうためであるということがスーパーバイザーにも明確になる。スーパーバイザーがスーパーバイジーを遮っておしゃべりするせいでこの技法が上手く行かないのなら，「X先生，失礼をするつもりはないのですが，今日はこの患者についてどうしてもお力をお貸しいただきたいのです。ですから差し支えないようでしたら，素材に戻りたいのですが」と丁寧に直面化することが必要となるかもしれない。多くのスーパーバイジーは，スーパーバイザーに対してこの世界で自分を評価する権限を持った著名で権力を有する人物という転移を抱いているため，スーパービジョンを受けるという自分自身の権利を主張することを恐れている。しかしながら，たいていのスーパーバイザーはスーパーバイズするという自らの責務を認識しているので，そうした丁寧な直面化に対して即座に反応するかもしれない。もし彼らの行動が止まないなら，スーパーバイジーは訓練責任者にそのことを話してみる必要があるかもしれない。

眠たげなスーパーバイザー

精神療法の訓練生のスーパーバイザーは，患者のスケジュールに合わせて非常に長時間働いているかもしれない。それで，スーパービジョンの間は，患者と過ごすよりも圧力が少ないので，緊張の糸がうっかり切れてしまうかもしれない。彼らは，スーパーバイジーに耳を傾けているうちに，眠気に捉われてしまうことさえあるかもしれない。このよく目にする経験は，訓練中の治療者をまごつかせる。彼らは自分がスーパーバイザーを退屈させているのではないかということを恐れ，スーパーバイザーを眠らせてしまった責任が何かしら自分にはあると感じているかもしれない。実際には，スーパーバイジーにはスーパーバイザーを喜ばせる責務などないのである。そうはいうものの，二人の当事者で処理することが可能な何らかの種類の共同構成現象がスーパービジョンに存在しないかどうかは探索する価値がある。スーパーバイジーはスーパーバイザーに「眠そうにしていらっしゃいますね。私の提示の仕方に，先生の眠気を誘ってしまうようなところがあるのでしょうか。もっと活き活きとした形でスーパービジョンをやっていくためのよりよいモデルをご存知でしょうか？」というかもしれない。この申し出は，スーパーバイジーがスーパーバイザーの眠

気に寄与しているかもしれないという可能性を考慮に入れながら，スーパービジョンの別のあり様を考慮するという可能性をも切り開いている。スーパービジョンの間に一緒にコーヒーを飲むというようなちょっとしたことが有用な場合もあるかもしれない。

境界のないスーパーバイザー

　女性の訓練生が男性スーパーバイザーのオフィスに到着したところ，スーパーバイザーはカウチに自分と並んで座るようにと彼女にいった。彼女は「椅子の方が好きなので」と答えて，上手にそれをあしらった。境界のないスーパーバイザーに対して限界設定しようというこころもちが，すべての訓練生に備わっているわけではない。スーパーバイザーへの転移ゆえに恐れを抱いている者もいるかもしれない。彼らは，スーパーバイザーの思い付きに従う以外に選択肢はないと感じるかもしれない。境界のなさは，詮索好きという形でもたらされることもあるかもしれない。結婚しているのかどうか，異性愛者なのか同性愛者なのか，個人分析や治療を受けているのか，あるいは幼少期に何か特別な問題を抱えていたかといったことをスーパーバイジーに尋ねるスーパーバイザーもいるであろう。スーパーバイジーを抱擁したり，頬に軽くキスしたりするスーパーバイザーもいるかもしれない。こうした場合，スーパーバイジーは，遠慮することなく，スーパーバイザーが提示するあらゆる境界のない状況に対して，不快である旨を率直に表出することが必要である。「あまりいい気分ではありません」というだけで行動が止むことがしばしばある。もし止まないなら，スーパーバイジーは訓練責任者に苦情を訴える必要があるかもしれない。

権威主義のスーパーバイザー

　スーパービジョンのあらゆる状況でまさに正しい介入を知っているように思われるスーパーバイザーは，訓練生にとっては威圧的かもしれない。確信感は，実際のところ，スーパーバイジーにとっては並外れて魅力的かもしれない。というのも精神療法の実践においてはあまりに多くのことが不確実であるからである。スーパーバイザーの確信は，ある特定の理論モデルが「真理」の具現であるという信念に起因しているのかもしれない。それゆえ権威主義のスーパーバイザーは，全訓練生に必要なこととはスーパーバイザーのお気に入りの理論モデルを把握することであり，そうすれば治療上のジレンマすべてに答えを見出せると告げるかもしれない。

スーパーバイザーの確信は魅力的かもしれないが，多くのスーパーバイジーは，スーパーバイザーのお気に入りの理論に従えないときがあると，自分は教師の期待に達していないというように感じる。少なくとも，訓練生は，基礎をなす理論モデルの観点から助言の根拠について詳しく説明してくれるように，スーパーバイザーに遠慮することなく頼むべきである。たとえば，自己心理学に指向性のあるスーパーバイザーが，訓練生は患者の観点に強く共感することが必要であると主張するなら，訓練生は，共感的アプローチの合理性についてスーパーバイザーに尋ね，その次に，スーパーバイザーが他のアプローチの問題点であると理解しているものに関して話し合うことができる。

　訓練生は，スーパーバイザーの好みの理論に自分の患者を無理矢理当て嵌めなければならないなどと感じなくともよい。もし他の視座の方が患者に相応しいと思うなら，そのことをスーパーバイザーに明らかにして，その件に関する率直な対話を促すべきである。スーパーバイザーの権威主義的指示に従っているだけの治療者が患者に利することはめったにない。訓練中の治療者は，すべての治療者と同様に，治療状況では遠慮することなく柔軟かつ自発的であらねばならない。

スーパーバイザーやスーパーバイジーと離れられなくなること

　訓練の最終年には，さまざまな形式のスーパービジョンから恩恵を受けて，さまざまな精神療法の理論モデルに触れてみることができるように，たいていの訓練プログラムでは，学生に別のスーパーバイザーへ移ることを要求する。スーパーバイザーに多大な愛着を示すようになり，最終年度になってもスーパーバイザーとなかなか離れられないということに気付くスーパーバイジーもいるかもしれない。彼らはもう1年，同一のスーパーバイザーの下で継続したいと要求さえもするかもしれない。これはスーパーバイザーを喜ばせるかもしれないが，恐らくは，訓練期間中に精神療法についての多様な視座を学ぶことが，もっとも学生の利益に適うことである。ときに，スーパービジョン継続の要請がスーパーバイザーからなされることがある。スーパーバイザーがスーパービジョン関係を終わらせたくないと思うような陽性の経験を教え子との間に築いている場合である。そのような場合，そうしたいと切り出すことでスーパーバイザーの感情を傷付けてしまうとしても，スーパーバイジーは別のスーパーバイザーに移ることを遠慮しなくてよい。そのような問題が生じても，スーパービジョンの継続に制限を設けるという訓練プログラムの方針があれば，スーパ

ーバイジーはそれを頼みの綱にすることができるかもしれない。

スーパービジョンからコンサルテーションへ

　訓練中にスーパービジョンを効果的に用いることができるかどうかが，その後の職業人生を通してコンサルテーションを継続利用していく基調となる。治療者は，あらゆる問題を自分自身で解決する必要はないという姿勢を身につけるべきである。たとえ治療者に自分自身の個人治療経験——それは力動的治療には並外れて有用である——があるとしても，いまだに盲点はあるものなのである。転移‐逆転移の力動の真っ只中に埋没していないコンサルタントは，患者との間で行き詰って立ち往生している場合，その二者関係にとって非常に価値のある外部の視座をもたらす。

　一度訓練を終えると，コンサルテーションには別途費用がかかることを意味する。たいていの場合，コンサルタントにお金を払わねばならず，コンサルタントのオフィスを往復する間の診療時間をも失うことになる。それゆえ，治療者はしばしば，困難な状況にあっても数々の言い訳を思い付いては，同僚へのコンサルテーションを避けることを合理化する。自らの人生を精神療法家として過ごすことを選ぶ多くの人は，徹底的にプライバシーを覆い隠す形で守られた一対一の排他的な関係を続けていくことに対する無意識の要求がある（Gabbard 2000）。外部の第三者を排除した擬似近親姦的な配置は，部外者が立ち入ることのできない秘密の禁じられた活動という状況を創り出すかもしれない。境界侵犯は，治療者の人生に常に付きまとう危険である。それゆえ，第三者による監視は深刻な逸脱を防ぐために必要不可欠な要素である。その状況にコンサルタントが入ってくると，過程はもはや排他的な二人だけの秘密ではなくなり，擬似近親姦的な配置は観察者の存在によって砕け散る。コンサルタントは，治療状況の適切な境界について治療者が明瞭に考えて，それらの境界からのいろいろな逸脱を合理化することを避けることができるように手助けする一種の補助超自我としても機能するかもしれない。

　守秘義務に関する配慮が，コンサルテーションの障壁として用いられることがある。しかしコンサルテーションは守秘義務に関して治療者と同じ制約を受けているので，コンサルタントが外部の第三者に何かを洩らすことはありえない。守秘義務をさらに強固なものとするため，治療者は患者の名前や身元が分かる特定の情報を用いるのを避けるかもしれない。違う街に住むコンサルタン

トに電話で相談することを好む治療者もいる。そうすれば治療者は患者が特定される心配をせずに済むという訳である。

　コンサルタントと不完全な情報しか分かち合わなければ，コンサルテーションの過程を堕落させることはいつでも可能である。コンサルティが用いるもう一つのよくある戦略は，自分に同意してくれるであろうと分かっているコンサルタントを選ぶということである。精神療法の過程で疑問符が付けられる行動に携わっている場合，治療者は自分のしていることにコンサルタントが賛成してくれるような方法で症例を提示することが可能であるし，コンサルタントのいったことを通常の精神療法から自分が逸脱していることを支持するための証拠とできる。理想的なコンサルタントは，受容と寛容の雰囲気を創り出しているが，治療上問題を孕む発言や行動に関しては治療者に直面化することをも厭わない人物であるべきである。有用なコンサルテーションの第一歩は，コンサルタントの選択を慎重に行なうことである。スーパービジョンであれコンサルテーションであれ，徹底的で厳密な誠実さで患者の寄与と治療者の寄与との双方を報告することに取って代わるものは何もない。

要　約

　長期精神力動的精神療法の個人スーパービジョンは週に1回の形式で行なわれることが普通である。スーパービジョンのデータは，ビデオテープ，音声テープ，または詳細なプロセスノートにより得られる。いずれの手法にも利点と欠点とがある。スーパービジョンが始まると，スーパーバイザーとスーパーバイジーとは，治療者が治療過程で起こっていることを包み隠さず明らかにしても充分安全であると感じるようなスーパービジョン同盟を構築することに積極的に取り組むべきである。初心の治療者は，スーパービジョンで分かち合うことをもっとも避けたいと願うものこそが，恐らくはスーパーバイザーと話し合うべきもっとも重要な問題であるという公理を脳裏に留めて置くべきである。スーパーバイザーは，スーパービジョンの境界を維持しなければならない。すなわち逆転移を，スーパーバイジーの個人的な問題や幼少期の経験におけるその起源の反映というよりも，患者が治療者に引き起こしているものとみなすのである。しばしば平行過程が生じるが，そこでスーパーバイジーとスーパーバイザーとの間でエナクトされていることは，患者と治療者との間でエナクトされていることの反映である。スーパービジョンの関係にある二人は，これらの

展開に注意深く気を配るべきである。訓練プログラムが終了した後も，初心の治療者は，自らのスキルを向上させ，患者との境界逸脱を避けるための手段として，定期的にコンサルテーションを求めることを自らの実践の一部に含めるべきである。

文　献

Alpert M: Videotaping therapy. J Psychother Pract Res 5:93–105, 1996
Betcher RW, Zinberg NE: Supervision and privacy in psychotherapy training. Am J Psychiatry 147:796–803, 1988
Chrzanowski G: Can psychoanalysis be taught? in Clinical Perspectives on the Supervision of Psychoanalysis and Psychotherapy. Edited by Caligor L, Bromberg PM, Meltzer JD. New York, Plenum, 1984
Doehrman MJG: Parallel processes in supervision and psychotherapy. Bull Menninger Clin 40:3–104, 1976
Gabbard GO: Lessons to be learned from the study of sexual boundary violations. Am J Psychother 50:311–322, 1996
Gabbard GO: Consultation from the consultant's perspective. Psychoanalytic Dialogues 10:209–218, 2000
Gabbard GO, Lester EP: Boundaries and Boundary Violations in Psychoanalysis. Washington, DC, American Psychiatric Publishing, 2003（北村婦美・北村隆人訳：精神分析における境界侵犯．金剛出版，2011）
Gabbard GO, Wilkinson SM: Management of Countertransference With Borderline Patients. Washington, DC, American Psychiatric Press, 1994
Gediman HK, Wolkenfeld F: The parallelism phenomenon in psychoanalysis and supervision: its reconsideration as a triadic system. Psychoanal Q 49:234–255, 1980
Greben SE, Ruskin R: Introduction: significant aspects of the supervisor-supervisee relationship and interaction, in Clinical Perspectives on Psychotherapy Supervision. Edited by Greben SE, Ruskin R. Washington, DC, American Psychiatric Press, 1994, pp1–10
Greenberg L: Supervision from the perspective of the supervisee, in Psychotherapy Supervision: Theory, Research, and Practice. Edited by Hess AK. New York, Wiley, 1980
Hantoot MS: Lying in psychotherapy supervision. Acad Psychiatry 24:179–187, 2000
Issacharoff A: Countertransference in supervision: therapeutic consequences for the supervisee, in Clinical Perspectives on the Supervision of Psychoanalysis and Psychotherapy. Edited by Caligor L, Bromberg PM, Meltzer JD. New York, Plenum, 1984
Lomax J, Andrews LB, Burruss JW: Psychotherapy supervision, in Concise Oxford Textbook of Psychotherapy. Edited by Gabbard G, Beck J, Holmes JA. Oxford, UK, Oxford University Press, 2005, 495–506
Waldinger RJ: Boundary crossings and boundary violations: thoughts on navigating a slippery slope. Harv Rev Psychiatry 2:225–227, 1994
Wallace E, Alonso A: Privacy vs. disclosure in psychotherapy supervision, in Clinical Perspectives on Psychotherapy Supervision. Edited by Greben SE, Ruskin R. Washington, DC, American Psychiatric Press, 1994, pp211–230

第11章 長期精神力動的精神療法における中核能力を評価する

　精神療法家を評価することは，常になかなか大変である。まさにその性質ゆえに，精神療法はプライバシーを必要とする治療である。第 10 章（「スーパービジョンの使用」）に記したように，記録機器や第三者による観察を導入すると，設定が根本的に変わり，治療者も患者も行動が彼ら二人だけのときとは別のものとなるかもしれない。同様に，精神療法のセッションで起こることを伝えるためにノートに頼ることにすると，治療者は，セッションについて架空の要素を含んだ考えを構築するかもしれない。そうした架空の要素の多くは，治療者にとってより都合のよいものであるかもしれない。

　能力 competent が実際に何を意味するのかという定義の問題にも直面せねばならない。『新オックスフォード英語辞典簡縮版 New Shorter Oxford English Dictionary』（1993）による，一つの有用な定義は，「量や範囲や程度が充分または適正」であるということである（p.459）。この定義の利点は，あまりに多くを期待しすぎないことにある。能力を備えているというためには熟練家である必要はなく，適正でさえあればよい。一流の，尊敬に足る精神療法家は，一般に自分のことを，常に自分のスキルを向上させる術を学んでいる生涯にわたる学習者と考えている。経験を積んだ治療者にとってでさえ，本当の専門技能というものがどのようなものであるのかははっきりしない。われわれの大部分は，患者のコミュニケーションを読み違えたり，共感し損なったり，逆転移をエナクトメントしたりといったことと取っ組み合いながらも，上達しようと常に努力している。われわれにできる最善のことといえば，これらの至らなさに常に目を配り，それらのせいで入りかねない治療同盟に対するひびを修復することに取り組み続けることである。育児への期待について述べたウィニコットのいい回しを引用すると，われわれは「ほどよい」治療者でありたいのである。

　この文脈の中で，精神科レジデントやその他の精神保健専門職の訓練生は，

訓練と経験の度合いに応じて評価されることになる。能力は，訓練責任者やスーパーバイザーによって設けられた最低必要条件――それは訓練プログラムを卒業しつつある人物に対するほどほどの期待を反映している――ともっともつながりがあるといえるのかもしれない。この点で，卒業予定の訓練生は，治療を必要とするであろう患者と精神療法を行なっていくことができるべきであるが，教育，実践，そしてスーパービジョンやコンサルテーションを続けることで知識や腕前を向上させることが期待されている。

精神科レジデント審査委員会は，精神療法の能力は三領域に細分化することができると示唆している。すなわち，知識，スキルおよび態度である。米国精神科レジデント訓練監督協会は，ユージン・ベレシニとリサ・メルマンの指導の下，能力についての特別作業班を設置した。このグループは，これらの各領域をいろいろと測定することに取り組んできた。その他の教育者も，能力の測定法を発展させてきた（Bienenfeld et al. 2000; Beitman and Yue 1999; Weerasekera 2003）。理想と実践との間の隔たりと現場で格闘しながら，これらの貢献はいまなお進行中である。これらの同僚の作業やその他の人びととのあまたの会話によって，長期精神力動的精神療法の能力を獲得するために必要な知識，スキルそして態度に関する私の勧告を決定した。私が提案している基準は，本書のこれまでの章の素材から直接的に生じている。

精神療法の能力の諸領域

知　識

学生に対する長期精神力動的精神療法の訓練が終わる時点で，訓練生は以下の情報について基礎的理解を修得しているべきである。

1. 基本的精神力動的発達論と臨床実践にとってのその含蓄
2. 現代の神経科学や精神療法実践と関連するものとしての無意識の精神機能
3. 転移，抵抗および逆転移
4. 長期精神力動的精神療法への適性
5. パーソナリティの基本的構成要素
6. 防衛機制の階層
7. 自我構造における神経症レベルと境界レベルとの相違
8. メンタライゼーション／リフレクティヴ機能

9. 長期精神力動的精神療法の適応がある精神障害とそれに相当する患者の特徴
10. 長期精神力動的精神療法が禁忌である精神障害とそれに相当する患者の特徴
11. 治療的枠組みを作り上げる専門家としての境界の諸要素
12. 介入の表出的‐支持的連続体
13. 長期精神力動的精神療法の種々の目標
14. 長期精神力動的精神療法の治療作用の様式
15. 精神療法で出会う抵抗の諸形態とそれらの顕れ方
16. 夢における基本的な偽装の機制
17. 夢に取り組む際の治療技法の原則
18. 空想の心理的機能
19. 長期精神力動的精神療法の経過におけるやり通すことの過程
20. 行き詰まり現象と陰性治療反応
21. 諸種の終結とそのマネジメント
22. 患者を別の治療者に紹介する時期についての知識

スキル

　長期精神力動的精神療法の臨床経験を伴う訓練プログラムを終えるにあたり，訓練生は以下のスキルを修得しているべきである。

1. 患者の説明を共感的に聞く力
2. 患者に協働を求めて症状や問題を理解していく治療同盟を形成する力
3. 患者の非言語的コミュニケーションについての観察を査定や治療に取り入れる力
4. 防衛機制の同定
5. 長期精神力動的精神療法の適性を査定する力
6. 生物‐心理‐社会モデルの文脈内で精神力動的定式化をするそこそこのスキル
7. 必要なときには然るべき柔軟性を示しつつも，専門家としての境界を築き維持する力
8. 患者に洞察をもたらす解釈を定式化し伝える力
9. 精神療法に姿を現す転移と逆転移との同定

10. 患者との間に適切な治療目標を設定する力
11. 抵抗を同定し，解釈し，直面化する力
12. 夢を理解するに際し患者と協働する力
13. 空想を同定し，取り組む力
14. 患者の観点で共感的に没頭することと外部の観察者の視座との間を行き来する治療的スキル
15. さらなる患者理解と治療過程の理解のために逆転移を用いる力
16. 終結過程をマネジメントする力

態　度

態度を判定するのは特に大変なことである。しかし，一連の特有の態度が治療者の専門家としての役割を規定するのにことさら重要である。これらには以下のものが含まれる。

1. 共感と思いやり
2. 限界を設定し，治療的枠組みを固守する断固とした態度
3. 患者の内的体験や空想生活についての好奇心
4. 患者の考え，感情，行動に関する判断の自制
5. スーパービジョンに対する正直さと受容性
6. 性別の問題への感受性
7. 患者の性的指向性や性的行動にこころを開くこと
8. 異文化の問題への感受性
9. 幾多の抵抗に直面しようとも，理解することを追い求め続けること
10. 患者のニーズを自分自身のものより優先する倫理的責務
11. 患者により引き起こされた逆転移感情に対する受容性

最適な経験

　能力を有するといえるために求められる知識，スキル，そして態度を獲得するため，初心の治療者には教科書よりはるかに多くのものが必要である。長い時間をかけて患者と向き合い，学んだことを応用してみることに代えられるものはない。どの程度の経験を積むのが最適であるかを定義するのは難しい。なぜなら，飲み込みが早かったり，「生まれつきの才能」に恵まれていたりする

初心者もいれば，それとは異なる学習曲線を辿る者もいる。しかしながら，本当に長期の過程が進展していく機会を学生に与えるためには，訓練プログラムの比較的早期の段階で精神療法を経験し始める必要がある。

　レジデントが精神力動的精神療法の能力を伸ばしていけるよう，いかにして充分な臨床経験を提供していくのか，レジデントのプログラムは奮闘努力を続けている。レジデントの訓練に絶対欠かせないものとはなんであるのかについては，いまだに分かっていないことが多すぎる。それにより，精神療法のスキル，特に身につけるのに時間を要するものを修得することに使えていたかもしれない時間が不当に奪われている。多くのプログラムでは，卒後2年目の冒頭から，力動的治療との積極的な触れ合いを少しずつ進めさせていき，プログラムの教員の専門知識や患者との出会いやすさに応じて多少の差はあっても経験を積む機会を提供していく。たとえば，卒後2年目には，レジデントは2人の患者と精神力動的な個人精神療法を始めることが期待されている。訓練期間中は週2時間のスーパービジョンを受けることが，レジデント審査委員会の要求事項である。

　卒後3年目には，少なくとも1人以上の患者を長期精神力動的精神療法で治療すべきである。卒後2年目で始めた患者を3年目，4年目と続けていくのが望ましい。そうすれば，レジデントは過程の後半で出現してくる多くの難関に出会うことができる。しかしながら，ある時点を過ぎると続けていくことに関心を失う患者もいて，レジデントとしてもこの結末をやむを得ないものとして受け入れざるを得ないこともある。3年目のレジデントはまた，この間，毎週2人のスーパーバイザーと面談するであろう。加えて，卒後3年目の間に，子どもや青年期の患者，そして家族との経験を追加しておくことは有用である。最終的に成人の治療者になるとしても，子どもや青年期の患者と作業しておくことは，発達の問題を学ぶ上で素晴らしい方法である。

　卒後4年目には，事実上大部分が選択性なのであるが，精神療法に関心のあるレジデントは，力動的治療の症例の数をさらに増やすことができ，その一方で他の治療様式をも学ぶ。男性患者とも女性患者とも長期力動的治療を経験することが最適である。治療者と患者との性別の布置に応じて，異なる転移や逆転移が立ち現れてくる。訓練を受けているうちはスーパーバイザーの助けを借りながらこれらの難関に向き合っていくのが理想的である。

評価方法

　それによって中核能力が査定される知識，スキル，そして態度には，評価者が望む情報の種類に応じて，異なる評価方法が必要となるかもしれない。ある種の要素は，ある査定手段を用いた方が他のものを用いるより，容易に評価できる。考慮されるべき評価方法には，いくつか異なるものがある。そしてそれぞれの手法に，ある特定の能力領域に対する，利点と欠点とがある。

詳細な症例記録

　患者についての詳細な症例報告は，訓練生が修得してきた知識に関して非常に多くのことを明らかにする。報告を読んだ者は，訓練生が基本的発達論を理解しているのかどうかや，それらをどう臨床状況に適用すればよいかを知っているのかどうかについて判断を下すことができる。特にそれらの報告に実際の精神療法セッションからの過程の素材が含まれている場合は，転移や抵抗のような，基本的精神力動概念の理解についても，症例報告で見分けることができる。能力を有しているといえるために必須とされる態度については，詳細な症例記録から査定を下すのはより難しい。しかし，訓練生が文化や性別の差異に鋭敏であるかどうかや，患者に対する基本的好奇心を備えているかどうかについての何らかの理解は，書かれた素材からでも少しずつ集めることがしばしば可能である。生物 - 心理 - 社会的モデルの文脈で精神力動的定式化を書く能力のような，ある種のスキルは，詳細な症例記録から査定することが容易である。訓練生がいかにして治療同盟を築いているのかや，治療的介入の時期を選んでいるのかというような，その他のスキルに関しては，書かれた素材で査定するのは一層難しい。

症例検討会での口頭発表

　訓練生の知識，スキル，そして態度に関しては，症例検討会への臨床素材の提示の仕方からも多くのことを知ることができる。たいていの発表は書かれた症例報告に基づいているので，記録から評価可能な能力の諸要素はすべて，症例検討会での口頭発表の間でも査定可能である。そのうえ，訓練生の症例についての語り方や同僚からの質問に対する返答の仕方から，訓練生のスキルや態度についての追加情報が判明することがしばしばある。たとえば，非判断的態度を維持する力は，治療者が患者について語る様から容易に見分けられる。同

様に，患者により引き起こされた逆転移感情に対する受容性は，患者に反応してどのように感じるのかということを治療者が語るとき，一層容易に評価される。症例についてのこれらの側面は，症例報告を書く際に検閲されたり，大幅に手を加えられたりすることがしばしばある。詳細な症例記録と症例検討会での口頭発表とのもっとも重要な違いの一つは，後者には指導者や他の学生とやり取りする機会があるということである。能力領域の一つに疑問符がつく場合，教員や学生から質問が挙がることで，訓練生のその領域での習熟度が一層明らかとなるかもしれない。

筆記試験

教員も学生も，筆記試験は大層面倒であると思うことがしばしばであるが，それらには，基本的知識の点で他の訓練プログラムと比較ができるという利点がある。知識に関するほぼすべての素材が，〇×式の問題で評価可能である。加えて，もし詳細な症例ヴィネットが提供されるなら，防衛機制の同定といったいくつかの技能についても試験可能である。筆記試験で態度を評価するのはとても難しいし，多くのスキルも筆記試験では適切な査定はできない。

口頭試問

口頭試問は卒後教育の設定では子どもじみているとみられることがしばしばあるが，ある種のスキルだけでなく，訓練生の知識基盤を査定するためにも有効であることがある。口頭試問が患者の素材に基づいているなら，評価者は，訓練生が患者の病歴と精神科的診察とに基づいた定式化ができているかどうかを判定することができる。口頭試問はまた，知識基盤やスキルに疑問符が付いている領域を追求する機会をも試験官に与える。しかしながら，口頭試問方式の欠点の一つは，多くの訓練生が一種の自信欠乏症になってしまい，実際そうであるよりも知識やスキルが劣っているかのようにみえることがあるということである。

ビデオ録画と直接観察

精神療法セッションのビデオ録画や直接観察には，初心の治療者が実際のところ患者といかに相互作用しあっているのかが査定できるようになるという偉大な利点がある。評価者は，態度に関する能力について非常に多くの情報を得ることができる。ラポールを築き，治療同盟を形作る治療者の力もまた，これ

らの情報源を使えば容易に明らかとなる。加えて，評価を行なっている教員は，患者の非言語的コミュニケーションを直接的に観察することができる。これは，初心の治療者が上手にそうしたコミュニケーションを同定し，使用できているかどうかを査定する上で非常に有用である。そのうえ，直接的であれビデオを通してであれ，セッションを観終わった後に，試験官はセッションで実際に起こったことに関連した詳しい質問をすることができる。このように，知識，スキルそして態度という3つの全領域を同時に査定することが可能である。

第10章（「スーパービジョンの使用」）に記したように，このアプローチの主要な欠点には，治療を行なう二者のプライバシーが侵害されるということや，そのような環境では機密性が犯されていると患者が感じてしまう危険があるということがある。そのような状況で行なわれるインフォームド・コンセントが本当に自由意志によるものであるのかどうかには疑問符が付く。なぜなら，転移が強力すぎて嫌とはいえないのかもしれないからである。患者は，同意することを断れば治療者が腹を立てるであろうと確信しているかもしれない。たとえたいていの直接観察がマジックミラー越しに行なわれるとしても，みえざる観察者の存在はやはり患者を悩ませるかもしれない。そのうえ，誰か他の人がみたり聞いたりしていることを知ると，患者は自分のいうことに慎重にフィルターをかけるかもしれない。治療者も同じように守りを固めるかもしれず，治療において通常実践していることとは全く異なるような種類のことを行なってみせるかもしれない。

音声記録

精神療法セッションの録音は，大まかにいえばビデオ録画と同じ利点と欠点とを備えている。声の調子や，小休止，セッションの完全な言語的やり取りが録音されているのは非常に有用ではあるけれど，非言語的な情報が欠けているのが欠点の一つである。音声テープの使用は，初心の治療者のスキルの大部分と態度のいくつかとを査定するにはよい方法である。しかしながら，ビデオ録画や直接観察のときのように，治療の場への侵入が極めて問題となるのかもしれない。

スーパービジョン

治療者の能力を評価するのに間違いなく最も広く用いられている方法は，スーパービジョンである。このアプローチの大きな利点は，ゆっくり長い時間を

かけての査定を提供できることである。スーパーバイザーの役割につく教員は，スーパーバイジーの強みと弱みとを徹底的に知るようになる。なぜなら二人は何カ月もの期間にわたって毎週会うからである。スーパーバイザーがプロセスノートを用いようが，音声テープあるいはビデオテープを用いようが，やがては治療者の知識やスキル，そして態度が明らかになってくる。スーパーバイザーはまた，現在も進行中で発展中の，協働して取り組むべき課題を評価することもできる。そこではスーパーバイザーとスーパーバイジーとの双方が改善すべき領域を常に査定している。そのうえ，第10章（「スーパービジョンの使用」）で論じたように，スーパーバイザーは，スーパービジョンにおいて治療者が患者を提示するその仕方から，治療者の逆転移をしばしばじかに感じ取る。ロールプレイを実行することもまた，治療者が患者に共感する度合いを評価するスーパーバイザーの力を高める。6カ月間あるいは12カ月間の最後に，スーパーバイザーは，精神療法の能力を構成する知識，スキルそして態度のチェックリストを検討して，まあ基準を満たしているものとさらなる作業が必要なものとを査定することができる。

　表11-1に，いろいろな評価手段の利点と欠点とを要約してある。

表11-1　評価方式の利点と欠点

評価手段	知　識	スキル	態　度
詳細な症例記録	＋＋	±	－
症例検討会での口頭発表	＋＋	＋	±
筆記試験	＋＋＋	±	－
口頭試問	＋＋＋	±	－
ビデオ録画または直接観察	＋	＋＋	＋＋
音声記録	＋	＋＋	＋
スーパービジョン（長期）	＋＋＋	＋＋	＋＋

注記　＋＝有用；　＋＋＝とても有用；　＋＋＋＝非常に有用；　±＝有用な面もある；
　　　－＝あまり有用ではない

要　約

　長期精神力動的精神療法における能力の評価は，複雑な課題である。能力という発想が言及しているのは，あまりに多くを期待しすぎないということ，すなわち，訓練生はレジデント終了後になんとか実践をこなしていけるぐらいに，この様式の基本を修得しておくということである。能力の査定は，訓練や経験の水準に合わせてなされるべきである。知識，スキルそして態度という項目の下，一連の変数を多数の異なる手段を通じてリストアップし，評価しうる。査定方式の中には，1) 詳細な症例記録，2) 症例検討会での口頭発表，3) 筆記試験，4) 口頭試問，5) ビデオ録画または直接観察，6) 音声記録，そして7) スーパービジョンがある。これらの方式の中には，知識の評価により向いているものもあるし，その一方で，スキルや態度の評価に向いているものもある。スーパービジョンは中核となる評価手段である。なぜなら，スーパービジョンは，訓練生の治療者としての腕前について長期的な視座を供するからである。

文　献

Beitman BD, Yue D: Learning Psychotherapy. New York, WW Norton, 1999
Bienenfeld D, Klykylo W, Knapp V: Process and product: development of competency-based measures for psychiatric residency. Acad Psychiatry 24:68–76, 2000
New Shorter Oxford English Dictionary on Historical Principles, Vol 1. Edited by Brown L. Oxford, UK, Clarendon Press, 1993
Weerasekera P: Competency-based psychotherapy training: can we get there? Paper presented at the annual meeting of the American Association of Directors of Psychiatric Residency Training, San Juan, Puerto Rico, 2003

訳者あとがき

　本書は"Long-Term Psychodynamic Psychotherapy: A Basic Text, 2nd edition", by Glen O. Gabbard（American Psychiatric Publishing, 2010）の全訳である。著者であるギャバードについては，改めて説明するまでもなかろう。かつてはカンザス州トピカにあり，いまはテキサス州ヒューストンに居を移したメニンガー・クリニックを中心に活動する彼は，同時に，全米を代表する精神分析家でもある。彼の名が何故これほど広く知れ渡っているのかといえば，彼が米国の精神医学界に精神分析の意義を強くアピールし続けている分析家だからである。実際，直近の5年（2007年〜）をみても，最高水準の精神科専門誌である"The American Journal of Psychiatry"誌に，彼は5本の論文を載せている。
　生物学全盛の米国精神医学においてこれは破格の数である。もちろん，これを米国精神医学の懐の深さと捉えることも可能ではある。しかし，これだけの業績は，精神分析の立場から精神医学へ向けた発言を続けようという彼の強い意思と努力とを抜きにしては，到底実現しえないものであることは，1度でも英文誌に投稿したことのある読者には容易に推察できることではないかと思われる。
　そのように，精神分析の価値を内外に向かって提唱し続けている彼であるから，著書・論文の数は枚挙にいとまがない。本邦では，本書の姉妹篇ともいえる『精神力動的精神医学』（全3巻，岩崎学術出版社），およびレスターとの共著である『精神分析における境界侵犯』（金剛出版）が訳出されている。いずれかに目を通されて，既に馴染みの読者もいるのではなかろうか。
　本書は，いわば米国精神分析界の第一人者による精神力動的精神療法の基本テキストである。本来は，米国で精神科専門医を目指すレジデントのために企画された精神療法の入門書の中の1冊なのだが，著者自身が冒頭で記しているように，精神科医のみならず，心理職，ソーシャルワーカーから看護師まで，精神分析に方向付けられた精神療法を学び始めた，あるいはこれから学ぼうとしているすべての人にとって「最初に読むべき本」として機能することを願っ

て書かれた本である。

　本書を訳した立場として，一言述べれば，著者の願いは充分に達成されていると思う。精神力動的精神療法の基本概念，そして実際に患者と出会うところから治療を終結するまでの治療手順，さらには精神力動的精神療法の訓練および評価についての留意点に至るまで，臨床実践としての精神力動的精神療法の要点が実にコンパクトにまとめられた良書であると思う。

　もちろん，訳者である私が著者の意見すべてに賛成しているわけではない。本書の中には，私自身の治療実践とは明らかに異なる技法的主張もある。恐らく，ある程度の経験を積んだ実践家が目を通せば，多かれ少なかれ同意できない部分があるであろう。しかしながら，本書で解説される内容が，精神力動的精神療法のきわめて正統的な考え方であるということには，異論のある読者は少ないのではなかろうか。

　再三述べているように，本書は入門書であり，著者のオリジナルな思考を展開する類の本ではないので，特に内容に関して訳者がここで解説する必要もないように思う。それでも幾つか本書の特徴について述べておきたい。第1に，本書は教科書であり，初学者が冒頭から通読することを意図して作られている。しかしながら，第1章には，いきなり脳科学の最新知見や，認知科学の実証研究の話題などが登場するため，いささか面食らってしまう読者もいるかもしれない。そうした方は，そこで諦めて本を置いてしまうことをしないで，どうか第2章以降を先に読んでいただけたらと思う。そして最後まで通読したうえで，時間のあるときに改めて第1章に戻っていただければよい。

　第2に，本書には，著者であるギャバードと患者を演じる役者とによる臨床ヴィネットを収録したDVDが付属している。精神分析あるいは精神力動的精神療法の書物で，こうした視聴覚教材を備えているものは相当に珍しい（今後は増えるかもしれないが）。読者は，ベテランの臨床家の面接場面を，ほぼ実際に近い形で目にするという幸運を経験することができる。これは，本文中の豊富な臨床例と共に，読者の理解を助けるうえで大きな役割を果たすであろう。

　第3に，いささか我田引水の感がないでもないが，本書では「メンタライゼーション」の概念が，ほぼ当然のものとして登場してくる。メンタライゼーションについては，われわれのグループを中心に，日本への紹介を進めているが，なかなか思ったほどには普及していかないというのが個人的な実感でもある。本書を読めば了解いただけるであろうが，いまや米国の力動精神医学の世界において，メンタライゼーションは必要かつ不可欠な概念になっている。

拙訳『メンタライゼーション・ハンドブック』（岩崎学術出版社）の「監修者まえがき」に狩野が記している通り，メンタライゼーション理論とそれに基づく臨床とは「精神分析の現代的かつ最新の発展形」である。本書で興味をもたれた方には，ぜひメンタライゼーションについて学んで欲しいと思うし，既にメンタライゼーションを学んでいる方には，ぜひそれに基づく力動精神療法を描いた本書を紐解いていただきたいと思う。

＊　＊　＊

そもそも本書の翻訳を監訳者の狩野力八郎先生から勧められたのは，初版の出版された2004年のことであった。当時を振り返ってみるに，対象関係論ばかり勉強し，精神分析の全体的な見取り図がなかなか身に付かない私に対する「もっとしっかり勉強せい」という先生の指導の一環だったのかもしれない。

そんな訳で訳出を開始してみたものの，私の知識不足や語学力不足といった問題や，途中でメンタライゼーション関連の翻訳が割り込んできてしまったこともあって，翻訳作業は遅々として進まなかった。2009年にようやく訳出が終了し，校正も終え，後は「あとがき」を書くばかり，というところでエージェントから岩崎学術出版社宛に，第2版出版の準備が進んでいるという連絡が入った。まさに「青天の霹靂とはこのことか」と思わんばかりの衝撃であったが，編集部とも相談し，やはり読者には最新のものを届けるべきだという判断から，初版の出版は見送ることとした。

その後2010年，第2版として無事に手元に届いたのが本書の原書である。私にとって再訳出はなかなかに辛い作業であったが，この6年間で私自身の精神分析に関する知識や経験も多少増えたものとみえて，以前よりも随分と正確かつ読みやすい訳文で出版することができたのだから，多くの読者にとっては寧ろ喜ぶべきことであったのかもしれない。この間の私を支えてくださった，狩野力八郎先生を始めとする多くの先生方に感謝申し上げたい。

さらに私は，私の患者諸氏に感謝したい。本文中の臨床ヴィネットが多少なりとも活き活きと訳せているとするならば，それは私を治療者に選んでくれた患者諸氏との間で積み重ねてきた真摯なやり取りのおかげである。同様にスーパーバイジー諸氏にも感謝したい。過去，現在，そしてまだ顔を知らぬ未来のスーパーバイジー，そうした人たちの役に立てることを願いながら本書は訳出された。そしてもちろん，日々私を支えてくれる妻にも感謝している。

岩崎学術出版社の皆さんには毎度のことながらご迷惑をおかけした。出版直

前まで進んでいた仕事を一からやり直すというモチベーションを維持しにくいこの作業は，編集部の長谷川純氏の献身的なサポートなくしては文字通り成立しえなかった．初版の出版直前までお付き合いいただいた布施谷友美さん共々，こころから御礼申し上げたい．

　最後に，本書を母の墓前に捧げたい．本書初版の訳出を始めて間もない時期に，母は病の床に就いた．私は，自分にできる数少ない親孝行として，息子の名前が表紙に刷られた本を病床の母に届けたいと思って作業に当たったものの，結局，果たせなかった．あれから随分と月日が経った．本書の訳出は，私にとって喪の作業の意味ももっていた．こうして母に本書の完成を報告できるのは，やはり嬉しいことである．そして父には，いつの日か翻訳書ではなく私が一から書き上げたモノグラフを献じたい．どうかその日を楽しみに待っていて欲しい．

　2012 年 8 月　過去への感謝と未来への希望を胸に

池田　暁史

索　引

あ行

愛　65
愛他主義　36
愛着（アタッチメント）　13
　——関係　186
　——理論　3, 12, 37, 128, 181
アクティング・アウト　123
アクティング・イン　123, 164
圧縮　142
「アハ！」反応　109
暗示　111
怒り　175
行き詰まり　187, 223
意識　4
依託的　102
一次過程　143
一者心理学　158
一者的視座　184
逸脱　209, 218
偽りの自己　17, 97, 100
イド　5
「いま、ここで」　80, 122, 135, 168, 184, 210
陰性エディプス布置　11
陰性逆転移　195
陰性治療反応　189, 192, 223
陰性転移　79, 81, 87, 166
インフォームド・コンセント　204, 228
ウィニコット Winnicott, D.W.　12, 17, 65, 97, 165, 167, 221
打ち消し　35

うつ病性障害　42
英国独立学派　12
エディプス期　11
エナクトメント　63, 122, 164, 173, 205, 210, 211
黄金空想　150, 170, 183, 195
置き換え　35, 102, 143, 146
オグデン Ogden, T.　164
贈り物　67

か行

解釈　75, 76, 78, 95, 102, 106, 111, 166, 181, 223
解釈的表出的モード　131
外傷　149
外的現実　98
海馬　108
回避　113
解離　34
抱える環境　61, 84
学習　108
隔離　133
葛藤　6, 17, 97
可能性空間　93, 167
かのような　167
関係性　96, 109
観察　81, 107, 111, 181
間主体性　98
間主体的マトリックス　95
感情の隔離　35
願望　141, 142

希死念慮　200
逆抵抗　127
逆転移　15, 31, 52, 61, 64, 74, 158, 160, 165, 170, 205, 209, 210, 222, 229
　――空想　170
救済願望　170
救済空想　174, 195
急速眼球運動（REM）　141
境界　60, 215, 223
　――横断　61, 62
　――侵犯　61～63, 208, 217
境界パーソナリティ障害　37, 42, 131, 166, 175
境界問題　209
境界レベル　39, 222
共感　12, 61, 84, 224
共感的認証　83, 84
強迫性障害　43
強迫性パーソナリティ障害　133, 171
共謀　199
局所論的モデル　4
去勢不安　11
拒否　102
禁欲　73
　――主義　36
空想　33, 148, 153, 183, 223, 224
クライン Klein, M.　12, 159, 179
クライン派　14
訓練生　181
結婚歴　58
欠席　136, 200
検閲　142
限界設定　82, 125, 175, 200, 215
健康への逃避　136, 194
顕在内容　142, 147
現実検討　40
原始的防衛　34, 39
攻撃性　93, 189
構成主義モデル　14

構造論モデル　5
行動化　34
行動主体　102
行動療法　113
合理化　35, 102
試みの解釈　40
ごっこモード　38
コフート Kohut, H.　12, 84, 97, 114, 124, 158
コンサルテーション　175, 208, 217
コンテイン　160, 165, 212
コンテインメント　163, 165

さ行

催眠　111
査定　30
去り際の台詞　128, 131, 134, 145
三者的視座　184
C群パーソナリティ障害　42
自我　5
自我心理学　3, 12, 97
自我脆弱性　43
自我の強化　100
自我理想　5
時間枠　137
自己愛　128, 184
自己愛パーソナリティ障害　172
自己開示　111, 114, 167, 212
自己心理学　3, 12, 84, 97
自己対象　97
　――機能　12, 97
　――転移　14
自己同一性　83
自己表象　12, 103, 159, 184, 212
自己分析　99
自己リフレクション　20
自殺　154
支持的　78
　――アプローチ　43

——精神療法　84
　　——治療　101
　　——モード　131
自制　74
支払い　200, 209
終結　136, 192, 196
　　——期　192
自由連想　106, 111
主体　158, 187
　　——性　205
守秘義務　68, 217
昇華　36
賞賛　84
詳述の奨励　83
象徴表象　143, 147
情緒表出　185
症例検討会　226
症例報告　226
助言　84
除反応　5
新奇場面　13
神経科学　108, 222
神経症　120
神経症的防衛　35
神経症的レベル　39, 222
信仰　58
人種潜在連想テスト　7
身体化　34
身体化障害　42
心的決定論　16
心的等価モード　38
心理教育的介入　84
心理的資質　40
スーパービジョン　64, 175, 203, 205,
　　209, 224, 228
　　——同盟　206
スキゾイド　33
　　——空想　34
スターン Stern, D.　12

ストロロウ Stolorow, R.D.　14
性愛化　35, 152
性愛逆転移　173
性愛空想　151
性愛転移　78, 79, 88, 93
性格防衛　132
制止　17
成熟した防衛　36
精神科レジデント審査委員会　222
精神分析　2, 42, 67, 107, 141
精神力動的精神療法　42, 67, 97, 185
精神力動的定式化　44, 223, 226
精神療法　100, 144, 158, 187, 222
　　——のプロセスノート　64
性の刷り込み　151
性別の組合せ　87
摂食障害　42
是認　114
前意識　4
潜在内容　142, 147
前頭前野　141
羨望　101, 189
促進技法　114

た行

退屈感　171
退行　34
対象関係　12, 88, 97, 108, 181
　　——論　3, 12
　　——論者　14
対象希求　12
対象表象　103, 159, 184, 212
代替の視座　114
妥協形成　97
立ち往生　189
脱価値化　93, 189
脱錯覚　87
短期精神力動的精神療法　20
探求的姿勢　186

探索的　78
遅刻　136
知性化　35, 102, 133
中核葛藤テーマ　153, 182
中核自己　124
中断　193
中立性　72
長期精神力動的精神療法　2, 21, 79, 181, 222
長期増強　108
超自我　5, 110
　　──の修正　100
直接観察　227
直面化　82, 111, 112, 124, 181, 224
治療関係　102
治療作用　95, 101
治療的熱狂　191
治療同盟　53, 67, 83, 186, 221, 223, 227
治療の囚われ人　193, 200
陳述記憶　9, 108
沈黙　121
抵抗　16, 30, 79, 106, 119, 123, 128, 132, 137, 181, 189, 222
提喩　143, 147
手紙　201
適応　42
手続き記憶　9, 37, 108
転移　14, 31, 73, 76, 87, 107, 120, 123, 128, 160, 205, 222
　　──外解釈　81
　　──解釈　84, 107, 131
　　──・逆転移　52, 127, 187, 210
　　──空想　153, 170
　　──神経症　81
　　──抵抗　16
電話　138, 200
同一化　11, 35, 52, 111
同一性　38
投影　14, 34, 52, 212

投影同一化　14, 34, 61, 159, 160, 164
洞察　75, 85, 95, 96, 102, 109, 150, 184, 189
　　──の三角形　182
匿名性　73
取り入れ　35, 61, 101

な行

内観　104
内在化　109, 184, 203
内省　99
内的作業モデル　13
内的対象　159
内的対象関係　32, 87, 120, 132, 163, 181, 187
内的表象　12, 98, 186, 203
憎しみ　65
二次加工　143
二者心理学　158, 190
二重意識　163
日中残滓　143, 146
ニュー・オブジェクト　14, 181
認知行動療法　88
認知療法　22, 112
眠気　171, 214
能力　221

は行

パーソナリティ　31
パーソナリティ構造　38
白昼夢　148, 151
暴露　109, 111, 113
発達論　11, 222
反芻　104
反動形成　35, 102, 133
反復　31
反復的相互作用構造　102
B群パーソナリティ障害　123
非言語的コミュニケーション　204, 228

否認　　34, 102, 128
評価　　221
表出的　　78
　――‐支持的連続体　　74, 85
表象　　114, 159
不安　　17, 105
不安障害　　42
不安信号　　6
フェアバン Fairbairn, W.R.D.　　12
フォナギー Fonagy, P.　　22, 37, 108, 114
復讐空想　　155, 190
物質関連障害　　42
フロイト Freud, S.　　2, 4, 5, 6, 11, 12, 14
　～16, 31, 54, 55, 71, 111, 113, 119, 120,
　122, 138, 141～143, 158, 181, 189
プロセスノート　　204, 205
分割　　33, 34, 47, 131, 199
分割排除　　131
分析空間　　167
分離不安　　131
平行過程　　211
ベイトマン Bateman, A.　　22
ペニス羨望　　11
弁証法　　98
防衛　　17, 78, 106, 119, 132, 181
防衛機制　　5, 16, 33, 222, 227
ボウルビィ Bowlby, J.　　12, 13
補足型逆転移　　163
本当の自己　　17, 97

ま行

まっさらなスクリーン　　2
ミラーリング　　97
無意識　　4, 31, 120
無時間性　　141
明確化　　82, 181
明示的　　9, 112

メニンガー財団精神療法調査研究プロ
　ジェクト　　85, 105, 193
メンタライジング　　22
メンタライジング能力　　154
メンタライズ　　13, 80, 131
メンタライズ能力　　197
メンタライゼーション　　13, 22, 37, 98,
　114, 136, 178, 185, 186, 222
黙示的　　9, 112
　――関係知　　110
もの想い　　148
喪の過程　　170

や行

やり通すこと　　181, 183, 184, 186, 223
ユーモア　　36, 135
融和型逆転移　　162
夢　　141, 142, 148, 224
夢解釈　　144
陽性転移　　81
予期　　36
抑圧　　4, 35, 102
抑制　　36

ら・わ行

ラポール　　227
リエナクトメント　　211
理想化　　34, 52, 97
理想化転移　　86
リビドー　　11
リフレクティヴ機能　　37, 98, 222
料金　　65
ル・グウィン Le Guin, U.K.　　148
ルボルスキー Luborsky, L.　　153, 182
連想　　103
ロールプレイ　　213, 229
悪い対象　　182

監訳者略歴

狩野力八郎（かの　りきはちろう）
1945年　満州に生れる
1971年　慶應義塾大学医学部卒業
　　　　慶應義塾大学医学部精神神経科教室入室
1975年　東海大学医学部精神科学教室
1981年～83年　メニンガー・クリニックおよびトピカ精神分析研究所に留学
1987年　国際精神分析学会正会員
2001年　東京国際大学大学院臨床心理学研究科教授
専　攻　精神医学，精神分析学
現　職　東京国際大学大学院臨床心理学研究科教授
著訳書　性格の障害（異常心理学講座，みすず書房）
　　　　青年期のひきこもり（共編著，岩崎学術出版社）
　　　　重症人格障害の臨床研究――パーソナリティの病理と治療技法（金剛出版）
　　　　こころのマトリックス（監訳，岩崎学術出版社）
　　　　メンタライゼーションと境界パーソナリティ障害（監訳，岩崎学術出版社）
　　　　方法としての治療構造論（金剛出版）
　　　　メンタライゼーション・ハンドブック（監修，岩崎学術出版社）他

訳者略歴

池田暁史（いけだ　あきふみ）
1972年　山形県に生まれ，天然の山菜やキノコを満喫して育つ
1999年　東京大学医学部卒業，東京大学医学部精神神経科入局
2003年　杏林大学医学部精神神経科学教室助教
2011年　文教大学人間科学部臨床心理学科准教授
専　攻　精神分析，力動精神医学
現　職　文教大学人間科学部臨床心理学科教授
著訳書　自我心理学の新展開（分担執筆．ぎょうせい）
　　　　患者理解のための心理学用語（分担執筆，SMS）
　　　　米国クライン派の臨床（共訳，岩崎学術出版社）
　　　　メンタライゼーション・ハンドブック（訳，岩崎学術出版社）他

精神力動的精神療法
―基本テキスト―
ISBN978-4-7533-1048-7

監訳者
狩野 力八郎

2012 年 9 月 15 日　第 1 刷発行
2021 年 4 月 14 日　第 4 刷発行

印刷　(株)新協　／　製本　(株)若林製本工場

発行所　(株)岩崎学術出版社　〒101-0062　東京都千代田区神田駿河台 3-6-1
発行者　杉田 啓三
電話 03(5577)6817　FAX 03(5577)6837
©2012　岩崎学術出版社
乱丁・落丁本はおとりかえいたします　検印省略

メンタライゼーション・ハンドブック──MBTの基礎と臨床
J・G・アレン／P・フォナギー編　狩野力八郎監修　池田暁史訳
周辺諸理論まで包含し多面的かつエビデンスに基づく治療理論　　本体5000円

メンタライゼーションと境界パーソナリティ障害
A・ベイトマン／P・フォナギー著　狩野力八郎／白波瀬丈一郎監訳
MBTが拓く精神分析的精神療法の新たな展開　　　　　　　　　本体5300円

解釈を越えて──サイコセラピーにおける治療的変化プロセス
ボストン変化プロセス研究会著　丸田俊彦訳
精神分析的治療はいかにして変化をもたらすか　　　　　　　　本体4000円

臨床家のための精神分析入門──今日の理論と実践
A・ベイトマン／J・ホームズ著　舘直彦監訳
実践家に向けた現代精神分析の世界を俯瞰し歩くためのガイド　　本体3300円

米国クライン派の臨床──自分自身のこころ
R・ケイパー著　松木邦裕監訳
明晰かつ率直な形式で書かれた卓越した分析　　　　　　　　　本体3800円

実践入門 解離の心理療法──初回面接からフォローアップまで
細澤仁著
目の前の臨床のヒントになる実践のエッセンス　　　　　　　　本体2200円

関係精神分析入門──治療体験のリアリティを求めて
岡野憲一郎・吾妻壮・富樫公一・横井公一著
治療者・患者の現実の二者関係に焦点を当てる　　　　　　　　本体3200円

初回面接入門──心理力動フォーミュレーション
妙木浩之著
心理療法の場でのよりよい出会いのために　　　　　　　　　　本体2500円

精神分析という語らい
藤山直樹著
精神分析家であるとはどういうことか　　　　　　　　　　　　本体3300円

この本体価格に消費税が加算されます。定価は変わることがあります。